中医调气论治

主　编　郑洪新　杨　硕　赵云清　张秋英
副主编　王艳艳　刘海丽　郭雪峰
编　委　（按姓氏笔画排序）

王　红　王艳艳　史玉红　生　生
刘海丽　齐冬雪　孙　莹　杨　硕
张　威　张秋英　周珂铌　郑洪新
赵云清　高　璐　郭　蕊　郭雪峰
鲁英杰

科　学　出　版　社
北　京

内 容 简 介

　　调气论治肇基于中医学理论体系，是临床实践取得疗效的主要治则、治法。本书内容主要分为总论与调气论治医案两部分：总论部分，由郑洪新教授多年发表的专著、论文汇集修改完善而成，包括基于中国古代哲学探讨中医气的理论、《黄帝内经》论气与调气、气的运行径路、以气为中心的气血精神整体观、肝气郁论治、气的病机证候与调气论治等内容。调气论治医案部分，包括益气健脾和胃、益气和胃抗癌、益气健脾止泻、益气健脾除热、益气健脾养心、益气抗敏通窍等以益气、行气、降气为主的，治疗重大、疑难病症的治法 34 则，临床病案 40 余例，为郑洪新教授师承人员及学生随师诊疗的病案，加以心得体会而作。

　　本书可供中医药学临床工作者、科研工作者，以及热爱中医药学人员阅读。

图书在版编目（CIP）数据

中医调气论治 / 郑洪新主编. —北京：科学出版社，2020.4
ISBN　978-7-03-064383-4

Ⅰ．①中…　Ⅱ．①郑…　Ⅲ．①理气-研究　Ⅳ.R242

中国版本图书馆 CIP 数据核字（2020）第 011481 号

责任编辑：郭海燕　国晶晶 / 责任校对：王晓茜
责任印制：徐晓晨 / 封面设计：蓝正设计

版权所有，违者必究。未经本社许可，数字图书馆不得使用

科 学 出 版 社 出版
北京东黄城根北街 16 号
邮政编码：100717
http://www.sciencep.com

北京凌奇印刷有限责任公司 印刷
科学出版社发行　各地新华书店经销
*

2020 年 4 月第 一 版　开本：787×1092　1/16
2020 年 4 月第一次印刷　印张：9 1/2
字数：249 000
POD定价：58.00元
（如有印装质量问题，我社负责调换）

致　　谢

全国老中医药专家学术经验继承工作项目的支持

辽宁省名老中医药专家传承工作室建设项目的支持

辽宁中医药大学附属第四医院名老中医师承项目的支持

编写说明

为贯彻落实《中医药发展战略规划纲要（2016—2030 年）》《中医药发展"十三五"规划》《中医药人才发展"十三五"规划》，根据《中医药传承与创新"百千万"人才工程（岐黄工程）实施方案》（国中医药人教发〔2017〕9 号），国家中医药管理局组织开展了第六批全国老中医药专家学术经验继承工作，辽宁省中医药管理局组织开展了名老中医药专家传承工作室建设及辽宁中医药大学附属第四医院名老中医师承项目，对进一步强化中医药师承工作，培养中医药优秀骨干人才，起到非常重要的指导和支撑作用。

郑洪新教授提出，调气论治基于中医学理论体系，是临床实践取得疗效的主要治则治法。调气理论，源自《黄帝内经》，作为人体生理功能的自我调节、疾病治疗的法则、具体处方用药及针刺、推拿、按摩等的治疗措施，在中医理论体系中有翔实的论述，在临床实践中有丰富的经验，在后世医家的理论传承和临床实践中，不断加以发扬光大。因此，应当努力发掘，传承发展，加以提高，为中医药学事业做出应有的贡献！

本书作为老中医药专家学术经验继承工作的成果之一，在指导教师郑洪新教授带领下，由全体师承人员参加撰写。总论部分由郑洪新教授多年先后发表的专著、论文汇集修改完善而成。医案部分，为郑洪新教授师承人员及学生随师诊疗的病案加心得体会。

参加编写的人员及其所在单位：郑洪新、杨硕、赵云清、张秋英、王艳艳、刘海丽、鲁英杰、齐冬雪、张威、周珂铌、王红、史玉红、郭蕊（以上为辽宁中医药大学附属第四医院），郭雪峰（沈阳市骨科医院），高璐（中国医科大学），孙莹（辽宁中医药大学），生生（91566部队医院）。

本书编撰宗旨在于发扬中医药学理论体系，为提高人民群众的健康水平提供理论支撑和实践经验，果能实现此愿，则编者万幸！拙作草成，如有不妥之处，敬请各位同仁多提宝贵意见！

编委会
2019 年 8 月

目　录

总　　论

调气论治医案

学医不倦，行医精研——郑洪新教授个人经历

郑洪新，女，1952 年生，籍贯辽宁省沈阳市。1968 年为辽阳下乡知识青年，后随父母到建平。1970 年 7 月～1972 年 1 月在建平县 "626" 赤脚医生学习班学习，初步掌握了中医药学理论并能用针灸等治疗疾病。1972 年 2 月被选送至辽宁中医学院（现辽宁中医药大学）医疗系学习，1975 年 11 月大学毕业，被分配在建平县医院工作，从事中医科、内科临床医师工作，期间承担建平县 "626" 中医班教学工作。1978 年 10 月考取国家首批中医药学硕士研究生，就读辽宁中医学院内经专业，师从卢玉起教授、孟宪民教授，1981 年获得硕士学位并留校任教，在内经教研室工作。1987 年 10 月考取辽宁中医学院中医基础理论专业博士研究生，师从孟宪民教授，在校期间（1988～1989 年）考取世界卫生组织（WHO）奖学金，赴日本东京都老人综合研究所免疫病理学部研修，1990 年获得医学博士学位。1983 年晋升讲师，1990 年晋升副教授，1995 年破格晋升教授。1994 年起担任硕士生导师，1998 年起担任博士生导师，2003 年起担任博士后合作导师。历任内经教研室主任、中医基础理论教研室主任、基础部副主任、科技处处长、基础医学院院长。

一、学术渊源

（一）攻读领悟经典著作

郑教授学术源于《黄帝内经》《伤寒杂病论》。作为内经专业硕士研究生，其基本功便是精读《素问》《灵枢》162 篇，且得导师耳提面命，必须将各篇重点、难点、疑点一一作笔记并专研。《黄帝内经》博大精深，内含中国文化之深厚底蕴，广及疾病理法、诊断辨证、治则治法。读书方知所困，读经不精，则又寻医经流派各书以解析，尤其喜好《黄帝内经太素》《类经》及《类经图翼》之类分诠释，它们哲理、文理、医理透彻清晰，被时时置之书案，从中获益匪浅。主攻重点则为《黄帝内经》论气，各篇论及气和、气病、调气、养气的内容全部记于卡片上，总之为八十余种，读到好处，究得真谛，竟拍案叫绝、手舞足蹈。第一本处女作，名之曰《内经气学概论》，导师卢玉起教授亲笔撰写前言，出版于 1984 年辽宁科学技术出版社。此本小书，传到日本。1989 年，被日本掘池信夫等翻译为《中国医学之气》，于谷口书店公开发行（但此书未经作者同意，有侵及著作权之嫌）。

由于时代所限，《黄帝内经》仅有十三方，多数病证则有论无方；《伤寒论》《金匮要略》之经方实补《黄帝内经》之不逮。《伤寒论》课程得胡炳文教授之传道，课余则如饥似渴研习，自觉麻黄汤、桂枝汤、小柴胡汤、四逆汤等经方，可以贯穿汇总常用处方用药，写得读书笔记，便兴冲冲去请教胡先生，对日后理论研究及临床实践应用颇有影响。

（二）融通弘扬中国文化

说来遗憾，由于历史原因，郑教授中学未读完，1968 年 9 月，其作为知识青年上山下乡，接受贫下中农再教育。三年农民生活，吃苦耐劳，勤奋耕耘，锻炼所成的坚强意志和毅力，亦是人生重要资本。1972 年 2 月其进入大学，十分珍惜学习机会，学习成绩也非常优秀。

硕士研究生阶段，郑教授的中国传统文化素养，特别是中国古代哲学理论得以提高。1979年初其被安排于辽宁大学中文系学习古代汉语、古代文学，从而引发郑教授学习中国文化的极大兴趣，其同时旁听了中国古代哲学、中国通史、音韵训诂等课程，一年下来，阅读了《四书五经》《二十二子》等国学著作，尤其喜欢老庄之学，虽非专门研究，但受"无为""自然"等思想影响至深，个人经世、做人之道深受影响。同时，更得以领会儒释道文化及其哲学思想之内涵，更加深刻理解中医学理论体系乃至临床实践的精髓所在。

中医学的原创思维来自中国传统文化。因此，2005年，郑教授率先为辽宁中医药大学七年制本硕连读学生系统开设中医药文化基础（时称中医学导论）课程。进而，2011年主编普通高等教育"十一五"国家级规划教材《中医药文化基础》（由中国中医药出版社出版）得到主审北京中医药大学钱超尘教授学术指导和高度评价。因于中医学专业开设中医文化课程的改革与实践，获得辽宁省教学成果二等奖。以一己之学，启发中医学子，也是为中医药学发展的尽力之举。

（三）潜心深研中医学术流派

中医学术流派为深入理解中医药学精髓之必需。研究历代医家的学术源流、学术思想，发掘原创性的中医药学理论和学说，对于中医药学理论体系的传承和自主创新具有重要的现实意义；同时，总结、提炼中医流派独特的临床经验与特色诊疗方法，对于提高临床疗效，具有重要的应用价值。

在诸学派中，对易水学派之脏腑病机辨证、标本寒热虚实用药式，以及温补学派之肾与命门的理论及其处方用药，情有独钟。个人有所心得，并著之于书。1999年主持编撰《周学海医学全书》（由中国中医药出版社出版），尤其深研《读医随笔》之"气血精神论""升降出入论""虚实补泻论"等部分。2007年主持编撰《张元素医学全书》，受张元素以《医学启源》教导李杲（东垣）而使其医学大成之启迪，致力于张元素学术思想研究，其发扬脏腑辨证理论，重视五运六气病机证治，首创中药引经报使理论，规范脏腑虚实标本用药式，阐发命门水火即寒热虚实用药之创见等，无不影响个人的素养及临床实践。对于温补学派，个人尤其欣赏赵献可之《医贯》和张景岳之《景岳全书》，例如，命门"譬之元宵之鳌山走马灯""论肾与脾胃，水土原是一气……若水谷在釜中，非釜底有火则不熟"及"天之大宝，只此一丸红日；人之大宝，只此一息真阳"等论述，对于指导个人临床辨证论治，重视脾肾，影响深刻。

二、理论应用

（一）治病之道，贵在调气

气是人体生命活动最重要的物质、能量与信息，其运动变化称之为气化，其聚散、升降、出入称之为气机。历代医家言必称气，临床实践每论及气，故气为生命活动之本。

1. 中医学的气

《黄帝内经》所论之气，其基本思想在于：其一，气是物质。《素问·气交变大论》："善言气者，必彰于物。"气与物质是统一的整体。古人所谓的气"无形"，并不是说气不存在，只不过是极其细微，肉眼难见罢了。其二，气是生命的本原，是构成人体生命的基本物质，《素问·宝命全形论》："天地合气，命之曰人。"《灵枢·天年》："人之始生，何气筑为基？何立而为楯？……以母为基，以父为楯。"人的生命是父母之精气所产生，依赖呼吸之气、水谷之精气所充养。其三，《黄帝内经》试图用气这个共同的物质基础，统一说明自然现象、生命活动、精神意识、病机变化、临床诊断、针药治疗等，从而说明了气是人体生命活动的总根源。

气的特征为和与通。气的平衡状态为和，气的运行无阻曰通。《素问·六节藏象论》说："气和而生，津液相成，神乃自生。"气的平衡和谐是保证人体生命活动最基本的条件。气之帅血贯脉、温煦肌肤、抵御外邪、生精化血和固摄有权等作用，皆有赖于气之通。《灵枢·脉度》："五脏不和则七窍不通，六腑不和则留结为痈。"故气和、气通则平，气偏、气阻则病。

气的运动概括为"升降、出入、聚散、转化、循环"五个方面。"升降出入，无器不有"；气聚则有形，散则无形；气化则为精血津液；气的循行路径为"气街"，既可一昼夜五十度周于全身，亦可散行表里内外。

2. 百病生于气

气生百病，变化万千。气的有余与不足是气不和的表现；气滞、气逆是气不通的征象。气不通既可导致气不和，气不和亦可引起气不通，升降出入异常，如怒则气上、恐则气下、炅则气泄、寒则气收等。气的聚散失常，聚则郁结闭塞，散则外脱消亡。气化失常，则精血津液代谢障碍；气的循行失常，则营卫乖戾，血行异常。

邪气与正气相对，《黄帝内经》常用正邪、真邪对举。中医学重视人体正气，认为正气旺盛，邪气就难以侵入，人体便不发生疾病，即"正气存内，邪不可干"；若正气虚弱，不足以抵抗外邪时，邪气才能乘虚而入，即所谓"邪之所凑，其气必虚"。疾病的过程，就是正气与邪气双方相互斗争的过程。正气不足为虚证，邪气亢盛者为实证；邪胜于正则病进，正胜于邪则病退。

3. 治病求本在于调气

《素问·疏五过论》说："治病之道，气内为宝。"治病求本，本义在于阴阳，而其引申义则以调气为要。正治、反治、同治、异治之目的皆为"疏气令调""使其气和"。解表、养血、燥湿、化痰、攻下等治法皆需调气，卫和则表解，营足则血旺，脾气健运则湿祛，肺气肃降则痰消，泻有余之火在于行气，气机通畅则燥实自下，诸法之中，调气一也，俾阴阳气平，则诸证悉愈。故治病大法不外扶正祛邪，扶正即扶佐正气，有助抗御驱逐病邪；而祛邪则是排除邪气，有利于正气的恢复。

《内经》论及药物，详述"寒、热、温、凉"四气及辛、苦、甘、酸、咸五味。对此，明代李梴说："草木昆虫，尽皆得气之先，所以虽干枯陈朽，亦可以调脏腑而治疾病，其气同也。"中医运用各种药物所具有的不同的性能，调节脏腑气血，以消除阴阳之气偏胜偏衰的病机失调，即所谓"必审五脏之病形，以知其气之虚实，谨而调之也"（《灵枢·本神》）。足见气在治疗中所具有的重要位置。

针刺治疗，遵循"凡刺之道，气调而止"（《灵枢·终始》）。针刺必候气至，以"得气"为度。通过针刺"行气"，以激发经络之气，疏通经脉，调整气血，而达到治病目的。

（二）以肾立论，论治疑难

1. 肾藏精藏象系统

中医学的精，广义是指气、血、津液及水谷精微等一切有形的精微物质。肾藏精，是指肾对精具有贮存、封藏、闭藏的功能，调控精在人体中的作用，主持先天胚胎形成和后天生长、发育、生殖，并防止精的无故妄泄和消耗。

肾藏精藏象系统的核心是肾（命门）-精气阴阳-骨髓-脑髓一体观，肾与命门相通，肾中精气可分为肾阴、肾阳两个方面：肾阴，又称元阴、真阴、命门之水，对各脏腑具有滋润、成形、抑制作用；肾阳，又称元阳、真阳、命门之火，对各脏腑具有推动、温煦、兴奋作用。肾阴、肾阳调控机体代谢，为各脏腑之根本。肾精生髓，髓充于骨，濡养骨骼；髓聚于脑，谓之髓海，元神之府。命门与肾为元气之根，肾主纳气，肾对精的封藏作用在呼吸运动中的具体体现为摄纳吸入的清气，维持吸气深度，防止呼吸表浅。此外，肾精生髓，化生血液，濡养全身；所化之气，其蒸腾气化作用对津液代谢具有主持和调控作用。肾藏精的系统联系，包括精舍志，精承为唾，精华于齿，精荣耳窍，下主二阴。肾与自然界相通应于冬气。

2. 肾藏精藏象系统的临床应用

肾藏精的病机变化，以虚为主，分为肾精亏虚、肾气不足、肾阴虚、肾阳虚；又有虚中夹实，如肾虚血瘀、肾虚水泛等。

肾精亏虚证，多由于先天禀赋不足，或久病伤肾，或房劳过度等因素所致，以脑髓、骨骼、齿、发、官窍失养，小儿生长发育迟缓，成人生殖功能减退，或早衰为主要病机，以藏精功能减退与肾虚症状并见为辨证依据。

肾气不足证，多由于年幼肾气未充，或老年肾气亏虚，或房劳过度，耗伤肾精，或久病耗伤肾精等原因所致，以肾的功能减退，气化失权为主要病机，以气虚功能减退与肾虚症状并见为辨证依据。

肾阳虚证，多由于素体阳虚，或年高肾虚，或久病损伤肾阳，或房劳过度，损伤肾阳等原因所致，以温煦失职，气化无权，阴寒内盛，虚寒内生，水液代谢障碍，性及生殖功能减退为主要病机，以性及生殖功能减退、或水液代谢障碍与虚寒症状并见为辨证依据。

肾阴虚证，多由于久病耗伤肾阴，或过服温燥伤阴之品，或房劳过度，耗伤肾阴，或情志内伤，暗耗精血等原因所致，以肾阴不足，阴液亏损，肾失滋养，虚热内扰为主要病机，以虚热内生与肾虚症状并见为辨证依据，进一步可表现为阴虚火旺证。

肾虚血瘀证，多由于久病及肾，劳伤肾虚，或老年精亏等所致，以肾气、肾阳不足，推动、温煦、气化功能减退，可致血液运行不畅、脉络瘀阻不畅为主要病机，以血行不畅与肾虚症状并见为辨证依据。病变复杂，缠绵难愈。

肾虚水泛证，多由于素体虚弱，久病及肾，或房劳伤肾，肾阳亏耗所致，以肾阳不足，气化失司，水邪泛滥肌肤为主要病机，以水肿，腰以下肿，小便不利，并见肾阳虚为辨证依据。进一步发展，可出现水气上逆，凌心射肺证候。

肾藏精功能失常，临床涉及多个系统、多种疾病。利用高频主题词共词聚类分析，多见于不孕不育、更年期综合征、月经病、阳痿、前列腺炎等妇科疾病、男科疾病；腰痛、骨质疏松等肌肉骨骼疾病；哮喘等呼吸道疾病；痴呆等神经系统疾病；肾炎、慢性肾衰竭等肾脏疾病；糖尿病等内分泌代谢疾病；高血压、中风等心血管系统疾病。

因此，"从肾论治"对临床重大、疑难及常见慢性疾病的中医药辨证论治具有重要应用价值，对健康保健、养生康复具有重要指导意义。

（三）毒邪内涵，审因论治

1. 毒邪病因

中医的"毒"是指致病广泛、危害较大、损伤脏腑经络气血的多因素复杂性病因，导致机体错综复杂的病机变化和证候表现。

"毒"有阳毒、阴毒的不同，阳毒多兼热、瘀；阴毒多兼寒、痰。"毒"的来源主要有外来之毒、内生之毒等。"毒"的致病特点包括多发性、损正性、暴烈性、顽固性、迁延性、兼邪性、特异性、危重性等。

外来之毒，来自自然界，多见于六淫过甚蕴结为毒、疫毒、时气化毒；特殊致病物质，如毒气、水毒、虫兽毒、漆毒等；近年又多见于环境之毒，如雾霾等空气污染、工业废水及农药化肥等造成的水源污染和海洋污染、工业及交通等造成的噪声污染、动植物及微生物造成的生物污染、电磁过强造成的辐射污染等，当"避之有时，如避矢石"。

内生之毒，来自机体脏腑功能失调，或情志内伤，或内生五邪，"邪气蕴蓄不解"而成，具有内伤病邪和病理性产物的特点，如痰毒、瘀毒、脏毒、癌毒、浊毒等。

2. "以痈论治"毒热证候

2006年立项的国家"973"计划课题，根据周学文教授多年的临床经验和科学发现提出"以痈论治"胃溃疡活动期的毒热病因创新研究，科研成果卓著。

郑教授更是从中获益匪浅，不仅获得国家教育部科学技术进步奖二等奖、辽宁省科学技术进步奖二等奖等奖励，在临床应用方面，"举一反三"，除课题研究的胃溃疡活动期之外，凡属"毒热"证候表现为局部红、肿、热、痛等，如糜烂性胃炎、溃疡性结肠炎、复发性口腔溃疡、白塞病等皆可"以痈论治"，临床实践至今，经历"审证求因""审因论治""以效证因"，颇有良效，为提高中医防治慢病优势病种的治疗水平，开辟了新的途径。

三、临床经验

（一）骨痿痹（骨质疏松症）

骨质疏松症以骨痛（腰背痛最多见）、驼背、变矮、骨折为其临床表现，属中医"骨痹""骨痿""骨极""骨缩病"等范畴，但中医病名尚不统一，有以"骨枯髓减"而名之曰"骨痿"，有以"腰背痛"而命之曰"骨痹"，郑教授认为，骨质疏松症的正名，当以"骨痿痹"为宜，既突出其病机特点，又体现临床主要症状。

骨痿痹的病因病机，其一，以肾虚精亏、髓减骨枯为首要。多由先天禀赋不足、久病伤肾、药邪伤肾、年老肾精亏虚所致。其二，脾胃虚弱、精微不足。多由后天饮食失养，或饮食劳倦伤脾所致。其三，肝血不足、肝肾亏虚。多由久病伤及肝肾精血所致。其四，瘀血阻滞、精微不布。在肾虚、脾虚或肝血不足等基础上，气虚无力行血、阳虚寒凝不能温养血脉、阴虚煎熬津液，血稠、痰饮停聚阻碍气血运行等，皆可形成瘀血。瘀血不去，新血不生，血不化精，肾精不充，髓减骨枯，则加重已形成的骨质疏松。

骨痿痹的临床表现，早期为"未病""欲病"状态，病生于渐，多无明显症状，但"髓减骨枯"病机过程悄然进行。初期以腰酸背痛为主要症状，以脏腑精气不足为本，精亏不荣则痛；骨小梁微折，瘀阻络脉则痛。中期以骨折骨痛为主要症状，则本虚标实，以瘀血阻滞为主。后期以驼背变矮、腰脊不举、骨短缩等为主要症状，则虚实错杂，或虚中夹实，或实中夹虚，因人而异。

中药治疗，当以补肾填精贯穿全程。早期重在补肾，未病先防，或因人体质之异，兼以滋阴助阳。初期重在补肾益髓，佐以活血通络。中期重在益气活血，佐以补益肝肾。后期补肾活血，视虚实盛衰，因人制宜。补肾益髓基本方以鹿茸粉 2g、淫羊藿 10g（免煎颗粒）、牡蛎粉 20g 为主。以鹿茸为君，有"生精补髓、养血益阳、强筋健骨"（《本草纲目》）之功，或以鹿角胶 10g 代替；淫羊藿为臣，助君药"能益精气"（《本草纲目》）、"坚筋骨"（《名医别录》）；牡蛎为佐使，"主男子遗精，虚劳乏损，补肾正气"（《海药本草》）、"久服强骨节"（《神农本草经》），并益阴潜阳，以制君臣之药太过。每日一次，冲服。益气生精可用黄芪、人参或太子参等；活血通络可用鸡血藤、穿山龙等；活血化瘀止痛可用元胡（延胡索）、红花、川芎等；骨折、骨痛加制乳香、制没药等，加减化裁，可获良效。

（二）尪痹（类风湿关节炎）

类风湿关节炎，中医学称之为"尪痹"。《素问·痹论》有风、寒、湿"三痹"，筋、骨、肌、皮、脉"五体痹"，心、肺、肝、脾、肾、胞、肠"脏腑痹"之分，又有"食饮居处，为其病本""营卫之气，亦令人痹""经络时疏，留连筋骨""体质阴阳，两气相感"之论，《金匮要略》称"历节风"，立桂枝芍药知母汤、乌头汤之处方以治之。

尪痹的形成因素，与先天禀赋薄弱有一定关系，如《灵枢·寿夭刚柔》："人之生也，有刚有柔，有弱有强。"后天因素，责之肝脾肾。肝脾肾亏虚，根本不固，骨骼、软骨、关节、滑膜则为恃虚之所，复感风寒湿邪而成痹。

尪痹辨证要点，以肾虚为本，常见腰膝酸软、疲乏无力、易感外邪；又常脾虚，常见食少便溏、脘腹胀满；或兼肝血不足，可见筋肉拘挛等症状。以风、寒、湿、热、瘀为标，风胜者，关节窜痛，汗出恶风；寒胜者，关节冷痛，遇寒加重；湿胜者，关节肿痛，肢体僵重；热胜者，关节红肿，伴有发热；瘀血者，关节刺痛，青紫苍白。肾肝同源，故常影响眼部，出现虹膜炎，且春季多发。

尪痹的治疗大法是"从肾论治、兼顾脾肝"，处方多以《千金方》独活寄生汤为基础方，每加黄芪 30～50g，续断 20g，则为三痹汤；风气胜者，多以蠲痹汤；湿热胜者，则以羌活胜湿汤。补肾为本，多用熟地、寄生、续断、狗脊；补肾气加黄芪、山药、白术；补肾阳加杜仲、淫羊藿、补骨脂；补肾精加鹿茸、山茱萸、鹿角胶；补肾阴加女贞子、黄精、枸杞。兼顾脾胃，必用黄芪、党参、茯苓、白术。兼顾肝血，多用当归、川芎、白芍等。

病性用药：风胜加独活、羌活、防风、海风藤；寒胜加川乌、草乌、细辛、桂枝；湿胜加苍术、薏苡仁、茯苓、络石藤；热胜加秦艽、桑枝、忍冬藤；瘀痛加元胡、红花、乳香、没药等。

病位用药：上肢加羌活、桑枝、桂枝；下肢加牛膝、木瓜、穿山龙；肩背痛加威灵仙、海桐皮、片姜黄；腰脊痛加狗脊、续断、巴戟天；拘挛僵直加伸筋草、鸡血藤、地龙。

内外同治：常嘱患者中药汤剂可二用，前二煎混合口服，后一煎外用洗浴手足，可内外同治、经济实用、疗效增加。

（三）胃痞（慢性胃炎、功能性消化不良等）

慢性胃炎、功能性消化不良、胃神经官能症、胃下垂、十二指肠壅积症、糖尿病合并胃轻瘫等，皆属中医"胃痞"范畴。西医认为，此病多与胃肠动力不足有关。中医学则需辨证论治，《黄帝内经》提出痞、满、痞塞的基本概念，《伤寒论》以脾胃升降失调、正虚邪陷、寒热错杂为基本病机，立寒热并用、辛开苦降之治疗大法，所创"半夏泻心汤"等五泻心汤乃治痞满之祖方，至今仍为临床常用。

胃痞，以胃脘痞塞，胀满不舒，但按之柔软，压之不痛为主要症状。胃痞辨证要点为寒、热、虚、实：饮食寒凉，或脾胃虚寒，则多兼遇寒则甚，得热则舒，苔白，脉沉或沉缓；酒食停滞化热，或偏嗜肥甘厚味，则多兼胃脘灼热，口苦便秘，苔黄，脉滑或数；素体脾胃虚弱，或久病伤及脾胃，则多兼食少，食后痞甚，倦怠乏力，大便溏薄；七情内伤，肝失疏泄，横逆脾胃，则嗳气频作，按之满甚或硬，能食便秘。又常见肝郁脾虚、寒热错杂等错综复杂的证候。

胃痞，以调畅气机、调和脾胃为治疗大法，辨清证候，分别兼以温中、清热、虚补、实消。郑教授个人以张元素"枳术丸"为治痞、消食、强胃之基本方，脾胃升降重在肝气疏泄，故喜用柴胡、香附以调畅气机，酌用黄芪、升麻以益脾升清，用半夏、厚朴以降逆下气，用良姜、小茴香以温中理气，用砂仁、白蔻仁以燥脾化湿，用神曲、内金以消食除胀。慢性萎缩性胃炎见于胃痞者，久病多瘀，久病入络，则多用三七活血祛瘀，荔枝核行气散结。

四、学术团体任职

郑洪新教授任中国老年学学会骨质疏松分会（OSCG）中医药专家委员会名誉主任委员；世界中医药学会联合会五运六气专业委员会副会长，世界中医药学会联合会教育指导委员会理事；中华中医药学会中医基础理论分会副主任委员，中华中医药学会精准医学分会副主任委员，中华中医药学会名医学术研究分会常委；辽宁省中医药学会中医基础理论分会主任委员；国家自然科学基金委员会生命科学部、医学科学部中医中药学科组专家；中华中医药学会科技进步奖评审专家；辽宁省人民政府学位委员会医学组评审专家；《世界科学技术—中医药现代化》《中华中医药杂志》《中国中医基础医学杂志》《中国骨质疏松杂志》等常务编委、评审专家等。

五、教学成果

国家精品课程、国家精品视频公开课程《中医基础理论》课程负责人，国家教学团队中医基础理论团队带头人。

主编全国中医药行业高等教育"十三五"规划教材《中医基础理论》（2016 年出版第二版），"十二五"规划教材《中医基础理论》（2012 年出版第一版），中国中医药出版社。

主编全国中医药行业高等教育"十三五"规划教材《中医基础理论专论》，中国中医药出版社，2016 年出版。

主编普通高等教育"十一五"国家级规划教材《中医学基础》（2007 年出版第一版，2017 年出版第二版），科学出版社。

主编高等中医药院校成人教育规划教材（专升本）《中医学基础》，湖南科学技术出版社，2012 年出版。

主编普通高等教育"十一五"国家级规划教材《中医药文化基础》，中国中医药出版社，2011 年出版。

获得辽宁省教学成果奖一等奖 1 项、二等奖 2 项、三等奖 1 项等。

六、科研成果

1996 年，获得辽宁省教委科技进步一等奖：老年人肝气虚血瘀证免疫病理改变的研究（第 1 名）。

1997 年，获得辽宁省医药科技进步一等奖：《黄帝内经要览》（日文版）（第 1 名）。

2000 年，获得辽宁省科技进步二等奖：慢性胃病肝郁脾虚证病理机制研究（第 1 名）。

2004 年，获得辽宁省自然科学学术成果三等奖：益气补肾治法对骨质疏松症细胞信息传递作用机制的研究（第 1 名）。

2006 年，获得辽宁省科技进步三等奖：冻干鹿茸蛋白组分研究与产品开发（第 2 名）。

2008 年获得中华人民共和国国家质量监督检验检疫总局、中国国家标准化管理委员会颁发"中国标准创新贡献"奖：GB/T 20348-2006 中医基础理论术语（第 2 名）。

2010 年，获得沈阳市科技进步奖：基于"以痈论治"胃癌前状态性疾病（活动期）'毒热'病因创新研究（第 2 名）；获得辽宁省科技进步三等奖及沈阳市科技进步二等奖：从 UPP-Smad 蛋白信号网络调节机制对肾虚骨质疏松症证候病机研究（第 1 名）；获得辽宁省自然科学学术成果二等奖（著作类）：《中医基础理论专题研究》（第 1 名）。

2011 年，获得国家教育部科技进步二等奖：基于"以痈论治"胃癌前状态性疾病（活动期）"毒热"病因创新研究（第 2 名）。

2015 年，获得辽宁省科技进步一等奖："肾藏精主骨"理论科学内涵与"从肾论治"骨及关节疾病疗效机制研究（第 1 名）；获得沈阳市科技进步二等奖："从肾论治"骨质疏松症及退行性骨关节疾病疗效及机制研究（第 1 名）；获得 2015 年度沈阳市十大优秀自然科学学术成果一等奖（著作类）：《肾藏精藏象理论研究》（第 1 名）。

2016 年，获得中华医学会中华医学科技二等奖："肾精亏虚型慢性病"共同病理基础与疗效机制（第 5 名）。

2017 年，获得上海市科技进步一等奖："肾精亏虚型慢性病"共性防治规律和推广应用（第 5 名）。

七、学术荣誉

郑教授荣获全国首届中医药高等学校教学名师（2016 年）、第六批全国老中医药专家学术经验继承工作指导老师（2017 年）、国务院政府特殊津贴获得者（1999 年）、辽宁省先进工作者暨劳动模范（2017 年）、辽宁杰出科技工作者（2017 年）、辽宁省优秀专家（2013 年）、辽宁省教育系统优秀共产党员（2011 年）、辽宁省教学名师（2006 年）、辽宁省五一劳动奖章（2004 年）、沈阳市劳动模范（2002 年）、全国优秀教师（1995 年）、中国百名杰出青年中医（1995 年）等称号。

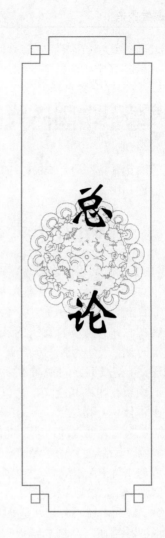

总论

基于中国古代哲学探讨中医气的理论

中医气的理论是中医理论体系中的重要组成部分，渊源于中国古代哲学，在医疗实践中形成和发展，日趋完善。

一、中国古代哲学思想是中医气的理论的基石

"气"字早在甲骨文中就已出现，最初是表示具体事物的概念。《说文解字》说："气，云气也，象形。""气"指云气，是一种可见的客观实在。古人通过对自然界的云气、雾气、风气、冷暖之气，生活中的烟气、蒸气、水气和人体的呼吸之气等客观现象的观察与思考，逐渐产生了气是一种客观存在、万物皆有气的认识。

春秋战国时期，气作为哲学概念逐渐形成。中国古代哲学关于气的基本概念：气是一种极其细微的物质，是构成世界的物质本原。气作为中国古代哲学的最高范畴，其本义，是客观的、具有运动性的物质存在；其泛义，是世界的一切事物或现象，包括精神现象均可称之为气。

气是宇宙本体和万物之原，人们用气来解释各种现象。精或精气是极其精微的、能够运动变化的气。气充塞于天地之间，是化生自然万物的基本物质，人的形体及精神智慧也是精气的产物，如《周易·系辞上》中"精气为物，游魂为变"，表明精气化生和构成万物的观点。庄子提出万物皆为一气之变化，提出"通天下一气耳"，并以气之聚散说明人的生死，"人之生，气之聚也，聚则为生，散则为死"（《庄子·知北游》）。气在这里成为万物统一的基础，万物的存亡、生命的起源和本质不外乎气之聚散。先秦儒家孟子提出"浩然之气"的概念，认为"气"兼有生命与道德、物质与精神的特点。

气的哲学理论，其形成和发展大体分为三个阶段：第一阶段，精气学说。精的概念，首见于《老子》："道之为物……窈兮冥兮，其中有精；其精甚真，其中有信。"所谓道，即气，气是物质，精是气的精华。精、精气、气的内涵基本相同。如《老子》："道生一，一生二，二生三，三生万物。万物负阴而抱阳，冲气以为和。"以宋、尹为代表的稷下学派发展了老子的观点，提出了"精气"是构成万物本原的学说。《管子》认为"精"是极其精微的气，故称"精气"。如《管子·心术下》："一气能变曰精。"《管子·内业》："精也者，气之精者也。"精气学说以气（精气）为世界万物的本原，是宇宙万物生成的共同物质基础。气无形而生有形，是构成万物之本原，无处不在，无所不有，充满整个空间。宇宙间包括生命在内的天地万物都由气生成，"其大无外，其小无内"，大至整个宇宙，也可以是最微小的物质。在天成为列星，在地生成五谷，天地之精气合而为人。《周易·系辞上》《吕氏春秋》《淮南子》及《论衡》也有精或精气的记叙。成书于这一时期的中医学经典著作《黄帝内经》，正是精气学说风靡社会科学、自然科学时代的产物，因此，中医学理论体系至今仍然或多或少地保留着精气学说的思想。

第二阶段，元气学说。两汉时期，"元气"为万物本原的思想兴起，精气学说逐渐为元气学说所同化。如东汉时期著名哲学家王充的"元气学说"，将化生天地万物本原的气称之为"元气"，认为"元气未分，混沌为一""天地，合气之自然也"（《论衡·谈天》）；"天地合气，万

物自生"(《论衡·自然》)。同时代的中医学著作《难经》受到古代哲学的影响，第一次使用"原（元）气"的概念，以此为人之生命的根本。

第三阶段，气一元论，或气本体论。后世关于气的学说得到进一步发展，形成气一元论。如宋代张载《正蒙》等著作，提出"太虚即气"的学说，肯定气是构成万物的实体，气的聚散变化，形成各种事物和现象。明清之际，方以智、顾炎武、王夫之和戴震等思想家发展了气一元论，使气成为中国古代哲学的最高范畴。

古代哲学家所处时期不同，学派各异，但都同样认定：气是物质世界的本原即始基。这就是说，一切生物都由气构成，最初都从其中产生，最后又复归为气。在他们看来，世界是由形形色色、多种多样的物质构成的，而这众多物质的本原是气，由于气的运动变化派生出宇宙万物。

中国古代哲学思想是中医气的理论的基石。马王堆三号汉墓出土的古医书中，关于"气"的记载有十余处，包括天地之气、寒气、人体生理之气与中药的性能等许多内容。可以推测，当时医学就已经承袭了气的哲学思想，并在医疗实践中加以具体应用了。中医经典著作《黄帝内经》更是系统地运用哲学观点广泛地、深刻地对气进行了阐述。书中谈到八十余种气，试图把自然现象、生理活动、精神意识、病机变化、临床诊断、针药治疗都统一于气这个共同的物质基础中，从而证明了气是生命内外环境物质的总根源。《难经》引用了汉代思想家的"元气"学说，作为人体生命活动的原始的基本的物质。后世医家如李东垣之论"胃气"；汪机之论"营卫之气"；孙一奎之论"宗气"；喻昌之论"大气"；张景岳之论"先后天气"；吴又可之论"杂气"等，都从各自不同的角度进行了专题发挥，大大地丰富了中医气学理论的内容。

由此可见，中医气学理论的形成，是在传统的哲学思想基础上，将医疗实践经验及各方面的诸如天文、地理、气象等有关知识联系起来综合而成，具有中医理论体系的一大特色。

二、气的物质性

气是世界万物的基础，那么，气自然也是物质。在哲学上，物质与物质结构、物质形态的概念是不同的。物质范畴是标志客观实在性的哲学问题，物质结构是物质的物理的或化学的结构，物质形态是物质的具体状态，是自然科学问题。

气以不同物质形式存在。气处于弥散而运动的状态，充塞于无垠的宇宙空间，至精无形，细不易察，故称其"无形"；气处于凝聚而静止的状态，形成各种事物，有着具体性状，即《素问·六节藏象论》所谓"气合而有形"。有形和无形是气的聚合和弥散的不同状态，无形之气凝聚而成有质之形，形消质散又复归于无形之气。以气为本原，自然界"无形之物"与"有形之体"之间处于不断的转化之中。

古代哲学家们认为气是"无定形的""气变而有形，形变而有生"(《庄子·至乐》)。气虽然肉眼观察不到，但绝不是凭空想象出来的、超感觉的。气是客观存在的，医学上也是如此。古代医者受历史条件的限制，不可能直接地观察到与人体生理活动相关的微观世界，而只能从医疗实践中推论气的生成、作用、变化来证明它们的存在和生命的物质性。例如，营卫脏腑之气，尽管不能耳闻目睹，不论我们的主观意识如何，这些气总是存在于机体之中，发挥着它们应有的作用。故王夫之曰"天下之用，皆其有者，吾从其用而知其体之有，岂待疑哉"(《周易外传》)。

物质有三种存在形式：物质、能量和信息。气从属于物质范畴，气和物是统一的。因此，气同样也具有这三种存在形式。

《黄帝内经》认为"善言气者，必彰于物"（《素问·气交变大论》）。人们直接感知的气，如呼吸之气，水谷之气；由气派生出来的精、血、津液等有形物质及人们不能直接感知的许多气，都是以物质形式存在的。机体的许多致病因素即所谓"邪气"，也是物质。吸入之气，水谷之气，精、血、津液等都是人类生命活动所必需的物质。元气、宗气、营气、卫气各具功能，但也都有其物质形式。从分子生物学角度来看，这些气的物质基础包括两方面，一是人体内完成慢速调节和快速调节的物质基础，前者是 DNA，后者主要是激素和神经介质等物质；二是进行生命活动的能源，主要是 ATP 等高能化合物。气的物质形式必将随着现代科学技术的进展逐渐被阐明。

气的功能可概括为推动、温煦、防御、固摄、气化等作用。其中，推动作用主要是以动能，温煦作用主要是以热能，气化作用主要是以化学能、渗透能、电能等能量形式表现出来，这些能量的释放、转移与利用，直接形成了脏腑组织的功能活动。上海的实验结果表明：损及肾中精气的肾虚组，红细胞 ATP 含量明显降低，而补肾药物有改善机体红细胞代谢的作用，可见能量代谢与肾中精气的盛衰存在着较密切的关系。有人认为，中医所谓的气分郁滞，从生物能力学来看，可能是一种能量的利用障碍。而行气药的化学物可能以π⁻电子来吸收一些能量，从而消除能量的蓄积，使组织的活性得到恢复。近年来，国内外许多学者利用辐射场摄影对气进行了研究，大多数学者认为，辐射场显示的是气与活体生命过程直接联系的能量场的表现。

信息则是气普遍存在的形式。春、夏、秋、冬四气是自然信息；风、寒、暑、湿、燥、火及其症候群是外感信息；喜、怒、忧、思、悲、恐、惊是内伤信息；某些中药的"气"即药性并无相应的直接的生化性能，但却能作为信息进入机体；针灸向经络输入的气，也是信息。中医的四诊、八纲、八法，就是识别信息、利用信息和处理信息。

信息是客观世界中一切过程发生变化的内在联系，是物质系统互相联系、互相作用的组织化形式。高度组织化正是人体生命系统的特点，人体的生命活动是建立在体内各系统、器官有条不紊、协调配合的基础上的，从而使机体成为一个有机的整体。另一方面，机体还不断地从外界环境中获得各种信息，产生相应的变化，保持内外环境的相对平衡状态。

物质、能量、信息是密切相关的。物质与能量间可以相互转化，一切生物机体与它们生存的环境之间不断地进行物质与能量交换，是生命得以存在的根本因素。信息是不能孤立存在的，它必须寄托在各种形式的物质与能量上。作为信息的药物是以物质为载体进入人体的，而针灸则是以各种形式的能量（机械能、热能等）为载体的。

中医气的理论的内容非常广泛，由于分布部位及作用的不同，各种气虽有各自不同的存在形式和个性，然而，都有一个共同的特性，就是物质的客观性。

三、气的运动性

世界是物质的，物质的固有属性是运动，物质和运动是不可分割的。古代学者把气看成物质，是通过其运动形式推断出来的。他们往往首先认识了某种特定的功能运动状态，便以此命名，至于具体的物质主体，还需要进一步认识才能完成，在当时的科学水平条件下，这是完全可以理解的。

人类生命现象是极其复杂的高级运动形式，这种高级运动形式是在低级运动形式的基础上发展起来的。中医气的理论把气的运动形式概括为升降、出入、聚散、转化、循环。"出入废则神机化灭，升降息则气立孤危。……升降出入，无器不有"（《素问·六微旨大论》）；"气聚则形成，气散则形亡"（《医门法律》）；"味归形，形归气，气归精，精归化，精食气，形食味，化生精，气生形，味伤形，气伤精，精化为气，气伤于味"（《素问·阴阳应象大论》）；"气之不得无行也，如水之流，如日月之行不休……如环之无端，莫知其纪，终而复始"（《灵枢·脉度》）。这些都是关于气的运动形式最精辟的论述。

气的运动，称为气机。运动不息，流行不止，变化无穷，是气的基本特性之一。升、降、出、入、聚、散是气运动的基本形式。升与降、出与入、聚与散，既相互对立，又保持着协调平衡关系。如《素问·六微旨大论》说："升降出入，无器不有""出入废则神机化灭；升降息则气立孤危。故非出入，则无以生、长、壮、老、已；非升降，则无以生、长、化、收、藏。"聚与散也是气的运动形式，宋代张载在《正蒙·太和》中说："太虚不能无气，气不能不聚为万物，万物不能不散而为太虚。"古人以气的聚散运动说明天地的形成，万物的变化，人的生死也是气聚散运动的结果。

气的变化，称为气化。气的运动是宇宙产生各种变化的动力。万物以气为本原，万物的生长衰亡、形态变化、盈亏虚实，皆是气化的结果。张载在《正蒙·太和》中曰："由太虚，有天之名；由气化，有道之名。"太虚即气，道即气化。气化其小无内，其大无外，天地万物的变化及其规律皆由气化。与"气化"相对，有"形化"，指气化而生万物之后，各物种的形体遗传。《二程遗书·第五》说："万物之始皆气化；既形然后以形相禅，有形化。"世界万物所发生的一切变化都是气化的结果，由气化产生形体，形体又可复归于气。

中医学早在《内经》已提出"气化"概念，说明天地之气化生万物的过程，"在天为气，在地成形，形气相感而化生万物矣"（《素问·天元纪大论》）。对于人的生命活动而言，气化是生命活动的基本形式，人体内精气血津液等物质的转化，以及人的生长壮老已，也是气运动产生的气化过程。

气的运动特点是"和"与"通"。气的动态平衡曰和，运动无阻曰通。气和才能通，而气通方能和。"五脏不和则七窍不通，六腑不和则留结为痈"（《灵枢·脉度》）。"气喜宣通，气伤则壅闭不通故痛"（《内经知要》）。气的有余与不足是气不和的表现，气滞、气逆是气不通的证候。

气从物质结构、形态的角度上来说，是不断地发生变化的，变化也是气的一种运动状态。中医学气的理论将气的运动变化规律总结为"气化学说"，气化学说主要是物质与能量的新陈代谢，基本上包括脏腑功能活动及其关系、精血津液等物质的相互转化等方面的内容。《素问要旨论》论述"物生谓之化，物极谓之变"。这种渐变到质变阶段，以及可能出现的突变等运动变化，与辩证唯物主义的质量互变规律基本相同。此书中还指出了事物变化的动力来自阴阳二气的相互作用，即物质世界的内部，也符合恩格斯所论述的"运动本身就是矛盾"（《反杜林论》）这一理论。

运动是物质的根本属性和存在形式。但是，运动着的事物也具有相对静止的一面，运动是绝对的，静止是相对的。章虚谷说："太极动而生阳，则阳进阴退，动极则静，太极静而生阴，则阴进阳退，静极则复动，循环无间也。"太极即气，阴阳二气经常处于阴消阳长、阳消阴长的消长变化之中，阴主静、阳主动，"阴平阳秘，精神乃治"（《素问·生气通天论》）。物体相对静止的可能性，暂时的平衡状态的可能性，是物质分化的条件，因而也是生命的根本条件（《自然辩证法》）。绝对的静止、无条件的平衡是不存在的，但本身含有变动的相对静止是有一定意义的，它能够在这种相对的平衡条件下体现物质的偏性，然而最终还是要发生变化的。

气的运行还具有时间、空间的特征，这已为现代科学的"时间生物学"（生物钟）所肯定。例如，营卫之气有特定的经络循行路线，营行脉内，卫行脉外，一日一夜五十周于身，大会于手太阴；子午流注即每条经络每天有将近两小时表现出最明显的活动性和敏感性。因此，在一定时间里针刺一定的穴位，治疗效果较好。

《素问·六微旨大论》提出："成败倚伏生乎动，动而不已，则变作矣。"运动是永恒的，没有运动便没有生命，没有不运动的物质，也不存在没有物质的运动。对气的认识，不能离开物质与运动两个方面，把物质及其运动割裂开来进行分析，是不符合唯物主义哲学思想的，同样，也不符合长期以来的医学理论与实践的客观实际。

综上所述，可以得出这样的结论：中医学的气是基于中国古代哲学思想而形成的独特理论。气的概念同时具有生命物质和功能的双重含义。气是人体生命物质的本原。

《黄帝内经》论气与调气

《黄帝内经》(以下简称《内经》)包括《素问》《灵枢》两部,共 162 篇,一般认为成书于战国时期至西汉初年,个别篇章为后世补入,故非一人一时之手笔,乃古代医学家对中医理论体系研究的精华荟萃。这部中医经典著作,详尽地记述了气学理论的基本内容,对气学理论的发展起到了奠基的作用。全书论述了八十余种气,几乎囊括了中医气学理论中所有的气,其名称之多,含义之复杂,是现存的中医书籍中所未有的。

第一部分　《内经》对气的认识

一、《内经》关于气的命名与分类

(一)气的命名

《内经》把气作为人体内外环境的物质基础,将自然界以至人体所具有的一切物质及其动力皆命之曰气。具体的命名方法主要有"以名命气"(即"因变以正名")和"以气命处"(即"得脏而有名")两种形式。

1. 以名命气

(1)原有名称命名法:此法是用事物的固有名词来命名的,如天地之气、六淫之气等。

(2)功能作用命名法:此法是将气的功能作用、含义,取象比类加以形象化而命名的,如宗气、营气、卫气等。

2. 以气命处

此法是用气所存在的具体部位来命名的,如心气、肺气、血脉之气等。

《内经》中气的命名具有相对性的特征。如阴阳之气、清浊之气、正邪之气、天地之气、营卫之气等。这些气具有相对存在的意义,它们之间有相互资生、相互制约、相互依存的关系。

(二)气的分类

《内经》中论述了八十余种气,上及天文,下穷地理,中至人事,内容非常广泛。但如由博返约,归纳综合,大致可分为自然界之气、人体生理之气、病邪之气、药物之气四类。

自然界之气指与人体生命活动相关的外界环境的物质及其运动规律;人体生理之气指与人体生理活动相关的物质及其功能;病邪之气指与人体病机变化相关的致病因素;药物之气指药物的性能。

《内经》以气为总纲,根据其分布部位、作用的不同,命名了八十余种气,广泛深入地论述了这些气在人体中的重要作用,对后世影响极大。

《内经》中没有明确提出"元气"。"元气"首先是由汉代哲学家提出来的,如王充关于"元气"的见解很明显地受到《内经》气学理论的影响。宋代张载以"太虚"（太虚即气）为万物之源，也是受了《素问·天元纪大论》"太虚寥廓，肇基化元"思想的启发。医学著作中，第一次提及"元气"的书籍是《难经》。根据《伤寒杂病论》序文中曾记载八十一难的名称，一般认为其成书年代当在东汉。《难经》继承了《内经》的气学理论，并有所补充和发展。可以推测，《难经》所论"元气"显然与汉代哲学家倡"元气"之说有关。

二、气的生理与病变

1. 气的生理特点为和与通

人禀气于父母，纳天气而呼吸，摄谷气而充养，人一刻无呼吸则死，七日绝谷则亡，故《类经》曰："人之有生，全赖此气。"

气的生理特点为和与通。气的平衡状态为和，气的运行无阻曰通。《素问·六节藏象论》说："气和而生，津液相成，神乃自生。"气的平衡状态是保证人体生命活动最基本的条件。但是，气对于正常的个体来说也略有不同。一般说来，体壮、妇人气盛；老人、体弱和婴儿气少；重阳之人，心肺脏气有余；阴气多者，其气沉。这是由于各种体质类型、年龄、性别而造成的生理上的差异，不过在一定条件下，体质也可以成为某些疾病的内在因素。

气之帅血贯脉、温煦肌肤、抵御外邪、生精化血和固摄有权等作用皆有赖于气之通。气的运动形式可以概括为"升降、出入、转化和循环"四个方面。气的运动是机体各系统、各组织器官协同合作的结果，如果其中某一部分发生异常，则势必影响整体气的运动，导致疾病的发生。

2. 气的病变特点为气不和与气不通

《素问·举痛论》说："百病生于气也。"气生百病，变化万千，总而言之，可归纳为气不和与气不通两大类。气的有余不及即气盛与气虚、气脱、气陷是气不和的表现；气郁、气滞、气逆、气闭是气不通的征象。气不通即可导致气不和，气不和亦可引起气不通，所以有"五脏不和则七窍不通，六腑不和则留结为痈"（《灵枢·脉度》）之说。故气和、气通则平，气偏、气阻则病。

三、气的诊断学意义

气在中医诊断方面应用非常广泛，"望、闻、问、切"四诊无一不与气有关。

望诊重在"神色形态"。神又称"神气"，《素问·阴阳应象大论》说"人有五脏化五气，以生喜怒悲忧恐"，说明了精神活动对物质的依赖关系。反过来，神气的存亡又是生命活动的重要标志，故曰"得神者昌，失神者亡"（《素问·脉要精微论》）。察色就是从表现于外的面、目、舌、身（肤）等颜色中，了解人体内脏的盛衰、气血的虚实、邪气的深浅。《内经》还论述了"形"与"气"、"阴"与"阳"的转化关系，《素问·阴阳应象大论》所谓"阳化气，阴成形""形归气，气生形"，就是说明形、气、阴、阳依存转化的关系，故形与气的病变也直接相关。这些都为诊断疾病、分析病情、判断预后提供了理论依据。

闻诊主要为听声音、嗅气味。人类发音，是由喉、唇、舌、颀颊、横骨等协同动作产生的，人的声音高低，言语强弱，皆取决于气。言而微，终日复言为夺气之兆；神昏谵语、声高有力为气实之征。"九窍为水注之气"（《素问·阴阳应象大论》），故嗅九窍之分泌物、排泄物的气味亦可用来辨别病情的寒热虚实。如鼻流浊涕，有腥臭味的为脑热鼻渊；无腥臭味的为外感风寒；大便酸臭为肠有积热；大便有腥气为肠寒等。

属于问诊范畴的寒、热、汗、渴、饮食、二便等皆与气的虚实盛衰有关。"气实者，热也，气虚者，寒也"（《素问·刺志论》）。汗多则伤气，津气不能上承故渴。"上气不足，脑为之不满，耳为之苦鸣，头为之苦倾，目为之眩；中气不足，溲便为之变，肠为之苦鸣；下气不足，则乃为痿厥心悗"（《灵枢·口问》）。气之为患，百病因生，由此可以概见。

切脉之部位称"寸口"，亦曰"气口"。"寸口"所反映的主要是气的变化，包括脏腑之气、经气、血气等。按候虚里，亦可了解心气的盛衰。

古人云："行医不识气，治病从何据？"气是人体生命活动的基础，诊病先视气之盛衰则五脏之虚实自可得之，可谓"知其要者，一言而终，不知其要，流散无穷"（《灵枢·九针十二原》）。

四、调气治则之应用

治病法则要在"调气"。出于《灵枢·卫气失常》："夫病变化，浮沉深浅，不可胜穷，各在其处，病间者浅之，甚者深之，间者小之，甚者众之，随变而调气，故曰上工。"故调气论治疾病，谓之"治病之道"。如《素问·疏五过论》："治病之道，气内为宝，循求其理，求之不得，过在表里。"《素问·至真要大论》："逆之从之，逆而从之，从而逆之，疏气令调，则其道也。"《灵枢·官能》："是故上工之取气，乃救其萌芽；下工守其已成，因败其形。"

正治、反治、同治、异治之目的皆为"疏气令调"使其气和。解表、养血、燥湿、化痰、攻下等治法皆需调气，卫和则表解；营足则血旺；脾气健运则湿祛；肺气肃降则痰消；泻有余之火在于行气，气机通畅则燥实自下，故诸法之中，调气一也，使阴阳气平，则诸证悉愈。

"凡刺之道，气调而止"（《灵枢·终始》）。针刺必候气至，以"得气"为度。通过针刺能够激发经络之气，疏通经脉，调整气血，而达到治病目的。《内经》中对药物方面，亦初步论述了"寒、热、温、凉"四气及辛、苦、甘、酸、咸五味。李梴说："草木昆虫，尽皆得气之先，所以虽干枯陈朽，亦可以调脏腑而治疾病，其气同也。"中医运用各种药物所具有的不同的性能，调节脏腑气血，以消除阴阳之气偏盛偏衰的病变现象，即所谓"必审五脏之病形，以知其气之虚实，谨而调之也"（《灵枢·本神》）。足见调气在治疗中所具有的重要位置。

综上所述，《内经》以气论天人相应、人体形神，以调气论治人体疾病证候，从而开创后世调气论治之先河，为中医基础理论体系做出了重大贡献。

第二部分　论《内经》之气

本书摘取《内经》关于气的理论及调气论治之原文，分类列出，以飨读者。所列《素问》《灵枢》书证页码，底本为人民卫生出版社1963年版本。

一、自然界之气

自然界之气指与人体生命活动相关的外界环境的物质及其运动规律，包括天地之气、四时之气、五行之气等。

　　天地之气、四时之气是人们为了说明宇宙的变化和各季节的属性而命名的。五行之气则是古代医家运用比类取象的方法，将人类生活的自然界事物，与人体的脏腑组织、生理病理现象等作了广泛的联系和研究推演出来的概念性术语。天地、四时、五行之气的运动变化规律，揭示了人体与外在环境之间相互联系的统一性，具体地应用于解释人体生理活动、病理机制，并指导着临床诊断与治疗。

　　人类生活在自然界，自然界存在着人类赖以生存的必要条件，故《素问·宝命全形论》说："人以天地之气生，四时之法成。"自然界的运动变化直接或间接地影响人体，而人体对这些影响也必然相应地反映出各种不同的生理活动或病理变化。这种人和自然相参相应的认识，对于今天指导临床实践，仍具有一定的现实意义。

（一）天地之气（天气、地气）

　　天气，清净光明者也，藏德不止，故不下也。天明则日月不明，邪害空窍，阳气者闭塞，地气者冒明，云雾不精，则上应白露不下（《素问·四气调神大论》第12页）。

　　故清阳为天，浊阴为地；地气上为云，天气下为雨；雨出地气，云出天气（《素问·阴阳应象大论》第32页）。

　　升已而降，降者谓天；降已而升，升者谓地。天气下降，气流于地；地气上升，气腾于天。故高下相召，升降相因，而变作矣（《素问·六微旨大论》第398页）。

　　阳者，天气也，主外；阴者，地气也，主内（《素问·太阴阳明论》第179页）。

　　故在天为气，在地成形，形气相感而化生万物矣。……寒暑燥湿风火，天之阴阳也，三阴三阳上奉之。木火土金水火，地之阴阳也，生长化收藏下应之。天以阳生阴长，地以阳杀阴藏（《素问·天元纪大论》第362页）。

　　本乎天者，天之气也，本乎地者，地之气也，天地合气，六节分而万物化生矣（《素问·至真要大论》第506页）。

　　春者，天气始开，地气始泄，冻解冰释，水行经通，故人气在脉。夏者，经满气溢，入孙络受血，皮肤充实。长夏者，经络皆盛，内溢肌中。秋者，天气始收，腠理闭塞，皮肤引急。冬者盖藏，血气在中，内著骨髓，通于五脏（《素问·四时刺逆从论》第353页）。

　　天地之间，六合之内，其气九州、九窍、五脏、十二节，皆通乎天气。其生五，其气三，数犯此者，则邪气伤人，此寿命之本也。苍天之气，清净则志意治，顺之则阳气固，虽有贼邪，弗能害也，此因时之序。故圣人传精神，服天气，而通神明（《素问·生气通天论》第14页）。

　　天复地载，万物悉备，莫贵于人，人以天地之气生，四时之法成。……人生于地，悬命于天，天地合气，命之曰人（《素问·宝命全形论》第158页）。

　　天气通于肺，地气通于嗌（《素问·阴阳应象大论》第45页）。

　　喉主天气，咽主地气（《素问·太阴阳明论》第180页）。

　　脑、髓、骨、脉、胆、女子胞，此六者地气之所生也，皆藏于阴而象于地，故藏而不泻，名曰奇恒之府。夫胃、大肠、小肠、三焦、膀胱，此五者，天气之所生也，其气象天，故泻而不藏，此受五脏浊气，名曰传化之腑，此不能久留，输泻者也（《素问·五脏别论》第77页）。

　　身半以上，其气三矣，天之分也，天气主之。身半以下，其气三矣，地之分也，地气主之（《素问·至真要大论》第523页）。

　　至阴虚，天气绝；至阳盛，地气不足。阴阳并交，至人之所行（《素问·方盛衰论》第570页）。

　　按语　天地是自然界的基本结构。"元者，气也，无形以起，有形以分，造取天地，天地之始也。"气是构成天地的原始物质。《内经》对于天地的论述，综合了古代盖天说、浑天说、宣夜说等天文学的思想。盖天说认为，天圆地方；浑天说则认为天地皆圆，天在外，像鸡蛋壳，地在内，像鸡蛋黄；宣夜派认为天体为气构成。如《素问·五运行大论》说："地者，所以载生成之形类也，虚者，所以列应天之精气也。……地为人之下，太虚之中者也。帝曰：冯乎？岐伯曰：大气举之也。"这在科学水平尚不发达的当时，显然是非常先进的。

　　天为阳，包括阳光、空气等；地为阴，包括温度、湿度等。昼日日煦风动，夜晚日入风静，此天之异；西北之地高寒且燥，东南之地常温而润，此地之异。然天地相须相成，阳光下降，水分上蒸，空气流通，温度适宜，有利于动植物生长发育。以四季言，春夏为阳，天气主之。秋冬为阴，地气主之。阴阳有序，四时有节则万物生长化收藏，周而复始；人体生长壮老已，生生不息。

　　人禀天地之气以生，与自然界相参相应。《内经》采用取类比象的方法，将人体结构、功能活动等比拟天地：身半以上类似天气，身半以下类似地气；与呼吸有关的肺、喉通于天气，与饮食有关的嗌、咽通于地气；内脏主藏而不泻象乎地，主泻而不藏象乎天等。并且告诫人们要顺应天地，预防疾病，才能保持健康，延年益寿，这种思想与现代医学气象学是颇相吻合的。

（二）四时之气（春气、夏气、秋气、冬气、生气、雷气、雨气）

　　春三月，此谓发陈，天地俱生，万物以荣，夜卧早起，广步于庭，被发缓形，以使志生，生而勿杀，予而勿夺，赏而勿罚，此春气之应，养生之道也。逆之则伤肝，夏为寒变，奉长者少（《素问·四气调神大论》第8页）。

　　春气在经脉……春者，天气始开，地气始泄，冻解冰释，水行经通，故人气在脉（《素问·四时刺逆从论》第353页）。

　　春气在毛（《灵枢·终始》第27页）。

　　肝者，罢极之本，魂之居也，其华在爪，其充在筋，以生血气，其味酸，其色苍，此为阳中之少阳，通于春气（《素问·六节藏象论》第68页）。

　　逆春气，则少阳不生，肝气内变（《素问·四气调神大论》第13页）。

　　东风生于春，病在肝，俞在颈项；……故春气者病在头……春善病鼽衄。

　　冬不按蹻，春不鼽衄……故藏于精者，春不病温（《素问·金匮真言论》第23～24页）。

　　春伤于风，邪气留连，乃为洞泄（《素问·生气通天论》第21页）。

　　万物不失，生气不竭（《素问·四气调神大论》第13页）。

　　夏三月，此谓蕃秀，天地气交，万物华实，夜卧早起，无厌于日，使志无怒，使华英成秀，使气得泄，若所爱在外，此夏气之应，养长之道也。逆之则伤心，秋为痎疟，奉收少，冬至重病（《素问·四气调神大论》第9页）。

　　夏气在孙络……夏者，经满气溢，入孙络受血，皮肤充实（《素问·四时刺逆从论》第353页）。

　　夏气在皮肤（《灵枢·终始》第27页）。

　　心者，生之本，神之变也，其华在面，其充在血脉，为阳中之太阳，通于夏气（《素问·六节藏象论》第67页）。

　　逆夏气，则太阳不长，心气内洞（《素问·四气调神大论》第13页）。

　　南风生于夏，病在心。……夏气者，病在脏……仲夏善病胸胁……夏暑汗不出者，秋成风疟（《素问·金匮真言论》第23页）。

夏伤于暑，秋为痎疟（《素问·生气通天论》第21页）。

长夏气在肌肉……长夏者，经络皆盛，内溢肌中（《素问·四时刺逆从论》第353页）。

长夏善病洞泄寒中（《素问·金匮真言论》第23页）。

雷气通于心……雨气通于肾（《素问·阴阳应象大论》第45页）。

秋三月，此谓容平，天气以急，地气以明，早卧早起，与鸡俱兴，使志安宁，以缓秋刑，收敛神气，使秋气平，无外其志，使肺气清，此秋气之应，养收之道也，逆之则伤肺，冬为飧泄，奉藏者少（《素问·四气调神大论》第10页）。

秋气在皮肤……秋者，天气始收，腠理闭塞，皮肤引急（《素问·四时刺逆从论》第354页）。

秋气在分肉（《灵枢·终始》第27页）。

肺者，气之本，魄之处也，其华在毛，其充在皮，为阳中之太阴，通于秋气（《素问·六节藏象论》第67页）。

逆秋气，则太阴不收，肺气焦满（《素问·四气调神大论》第13页）。

西风生于秋，病在肺，俞在肩背；……秋气者病在肩背……秋善病风疟（《素问·金匮真言论》第23页）。

秋伤于湿，上逆而咳，发为痿厥（《素问·生气通天论》第21页）。

冬三月，此谓闭藏，水冰地坼，无扰乎阳，早卧晚起，必待日光，使志若伏若匿，若有私意，若已有得，去寒就温，无泄皮肤，使气亟夺，此冬气之应，养藏之道也。逆之则伤肾，春为痿厥，奉生者少（《素问·四气调神大论》第11页）。

冬气在骨髓中。……冬者盖藏，血气在中，内著骨髓，通于五脏（《素问·四时刺逆从论》第354页）。

冬气在筋骨（《灵枢·终始》第27页）。

至高之地，冬气常在（《素问·六元正纪大论》第68页）。

肾者，主蛰。封藏之本，精之处也，其华在发，其充在骨，为阴中之少阴，通于冬气（《素问·六节藏象论》第68页）。

逆冬气，则少阴不藏，肾气独沉（《素问·四气调神大论》第13页）。

北风生于冬，病在肾，俞在腰股；……冬气者病在四支。……冬善病痹厥（《素问·金匮真言论》第23页）。

冬伤于寒，春必温病（《素问·生气通天论》第21页）。

夫四时阴阳者，万物之根本也，所以圣人春夏养阳，秋冬养阴，以从其根，故与万物沉浮于生长之门。逆其根，则伐其本，坏其真矣。故阴阳四时者，万物之终始也，死生之本也，逆之则灾害生，从之则苛疾不起，是谓得道（《素问·四气调神大论》第13页）。

按语　自西周后期，古人把一年分为春、夏、秋、冬四季。《内经》则将四季与五行之数相应，由夏季分出长夏，但仍称"四时"。四时之气配合五脏，肝主升发，合于春气；心主火，合于夏气；肺主清肃，合于秋气；肾主蛰藏，合于冬气；长夏之时多湿，且为万物化生旺盛之时，故与水谷之化源脾脏相合。《内经》有"脾不主时，寄旺于四时之末各十八天"的说法，历代医家皆有发挥，如张仲景所谓"四季脾王不受邪"。

《内经》以四时之气喻人体结构功能，从表里来看，《素问》是以冬、春、夏、秋为序，由筋骨、经脉、孙络至肌肉、皮肤，即由里达表，而《灵枢》则是从春始至冬终，由毫毛、皮肤至肌肉、筋骨，即由表及里。以上下分，则春季多风与肝相应，病头；夏季多热与心相应，病脏与胸胁；秋季多燥与肺相应，病肩背；冬季多寒与肾相应，病骨骼。可见，四时气候与人体脏腑、体表组织及发病关系相当密切。

生气为生升之气，与春俱兴。万物得此生气，则草木荣，禽兽生；失此生气，则草木凋，禽兽亡。人体有此生气，则气血平和，生机旺盛；生气倾危，则邪气外侵，五脏内伤；生气去，则生命难以保全。是故务须谨养生气，保全天真，谓之养生之道。

雷气、雨气，与夏俱盛，雷气象火有声，故通于心；肾主水，故雨气通于肾。《内经》对此记载很少，义不重出，实用价值也不大。

二、生理之气

生理之气指与人体生理活动有关的物质及其功能活动，包括精气、神气、真气、正气、宗气、中气、营气、卫气、血气、大气、脏腑之气、经络之气等。

气流行全身，内五脏六腑，外而皮毛肌腠，无处不到。由于人体的气分布于不同的部位，有不同的来源与功能特点，因而就有不同的名称。例如，人气区别于天地之气而得名，是人体生理之气的总称；气有阴阳之分，谓之阴气、阳气；清者为阳，浊者为阴，故又称清气、浊气。真气是人体最重要、最基本的气，为诸气之本，气可生精，精又可再化为气，所以谓之精气；神必须依附于气才能存在，故谓之神气。由肺吸入的自然界清气曰大气；摄入饮食化生水谷之精微曰谷气；大气与谷气相合，聚于胸中曰宗气；宗气贯于心脉，其行于脉中者曰营气，行于脉外者曰卫气。气分布于头身官窍者，分别称为头身之气、耳目之气、血脉之气、胸气、胫气等；分布于中焦者称为中气；分布于脏腑者称为心气、肺气、脾气等；分布于经络者称为经气、络气、俞气；分布于血脉之中者称为血气。

气在人体中具有重要的作用。凡血液的运行、津液的输注、饮食的消化、营养的吸收、筋骨的濡润、皮肤的温和、毛发的光泽、精血的化生、脏腑的灌溉、外邪的抵御等，无不依靠气的作用，所以说气是人体最宝贵的要素。

（一）精气

生之来，谓之精（《灵枢·本神》第23页）。

人始生，先成精，精成而脑髓生，骨为干，脉为营，筋为刚，肉为墙，皮肤坚而毛发长，谷入于胃，脉道以通，血气乃行（《灵枢·经脉》第30页）。

两神相搏，合而成形，常先身生，是谓精（《灵枢·决气》第71页）。

丈夫八岁，肾气实，发长齿更。二八，肾气盛，天癸至，精气溢泻，阴阳和，故能有子。……男不过尽八八，女不过尽七七，而天地之精气皆竭矣。

余闻上古有真人者，提挈天地，把握阴阳，呼吸精气，独立守神，肌肉若一，故能寿敝天地，无有终时，此其道生（《素问·上古天真论》第6页）。

五脏者，藏精气而不泻也，故满而不能实（《素问·五脏别论》第78页）。

肾者主水，受五脏六腑之精而藏之，故五脏盛，乃能泻（《素问·上古天真论》第6页）。

夫精者，身之本也。故藏于精者，春不病温（《素问·金匮真言论》第24页）。

五脏六腑之精气，皆上注于目而为之精。精之窠为眼，骨之精为瞳子，筋之精为黑眼，血之精为络，其窠气之精为白眼，肌肉之精为约束裹撷。筋骨血气之精而与脉并为系，上属于脑，后出于项中（《灵枢·大惑论》第151页）。

五脏者，所以藏精神魂魄者也。六腑者，所以受水谷而行化物者也。……其精气之行于经者，为营气（《灵枢·卫气》第 100 页）。

水谷皆入于胃，其精气上注于肺，浊溜于肠胃（《灵枢·小针解》第 9 页）。

人有精气津液，四肢九窍，五脏十六部，三百六十五节，乃生百病，百病之生，皆有虚实（《素问·调经论》第 334 页）。

荣者，水谷之精气也，和调于五脏，洒陈于六腑，乃能入于脉也，故循脉上下，贯五脏，络六腑也（《素问·痹论》第 245 页）。

人所以汗出者，皆生于谷，谷生于精，今邪气交争于骨肉而得汗者，是邪却而精胜也，精胜则当能食而不复热。复热者，邪气也，汗者精气也，今汗出而辄复热者，是邪胜也，不能食者，精无俾也，病而留者，其寿可立而倾也（《素问·评热病论》第 194 页）。

营卫者精气也，血者神气也，故血之与气，异名同类焉。故夺血者无汗，夺汗者无血，故人生有两死，而无两生（《灵枢·营卫生会》第 52 页）。

按语　精气的含义有二：广义之精气，包括机体所有的生命物质。中医学受到古代哲学精气学说的影响，认为机体所有的生命物质，皆可谓之精气。如《灵枢·决气》说："余闻人有精、气、津、液、血、脉，余意以为一气耳。"故李中梓认为："精气即正气，乃谷气所化之精微。"狭义之精气，即繁衍生殖的物质。此精有形，徐灵胎称之为"肾中之脂膏"，因其为气所化生，且收敛固摄亦有赖于气，故《内经》亦命之为"精气"。

精气是生命的基础。人体生长、发育、生殖、衰老与精气的盛衰有密切关系。精气充足则生命力旺盛，若精气不足则生命力减弱，容易感受外邪导致疾病。

（二）神气

两精相搏谓之神（《灵枢·本神》第 23 页）。

阴阳不测谓之神（《素问·天元纪大论》第 361 页）。

气得上下，五脏安定，血脉和利，精神乃居，故神者，水谷之精气也（《灵枢·平人绝谷》第 72 页）。

神者，正气也（《灵枢·小针解》第 8 页）。

营卫者精气也，血者神气也，故血之与气，异名同类焉（《灵枢·营卫生会》第 93 页）。

何者为神？岐伯曰：血气已和，荣卫已通，五脏已成，神气舍心，魂魄毕具，乃成为人（《灵枢·天年》第 102 页）。

失神者死，得神者生也（《灵枢·天年》第 102 页）。

五味入口，藏于肠胃，味有所藏，以养五气，气和而生，津液相成，神乃自生（《素问·六节脏象论》第 67 页）。

五脏者，合神气魂魄而藏之（《灵枢·经水》第 41 页）。

所言节者，神气之所游行出入也，非皮肉筋骨也（《灵枢·九针十二原》第 3 页）。

横骨者，神气所使，主发舌者也（《灵枢·忧恚无言》第 125 页）。

目者，五脏六腑之精也，营卫魂魄之所常营也，神气之所生也（《灵枢·大惑论》第 151 页）。

百岁，五脏皆虚，神气皆去，形骸独居而终矣（《灵枢·天年》第 103 页）。

秋三月，此谓容平，天气以急，地气以明，早卧早起，与鸡俱兴，使志安宁，以缓秋刑，收敛神气，使秋气平，无外其志，使肺气清，此秋气之应，养收之道也（《素问·四气调神大论》第 10 页）。

揆度者，度病之浅深也。奇恒者，言奇病也。……揆度奇恒，道在于一。神转不回，回则不转（《素问·玉版论要》第 89 页）。

得神者昌，失神者亡（《素问·移精变气论》第 86 页）。

是故怵惕思虑者则伤神，神伤则恐惧流淫而不止。……喜乐者，神惮散而不藏。……恐惧者，神荡惮而不收。

心怵惕思虑则伤神，神伤则恐惧自失，破䐃脱肉，毛悴色夭，死于冬。……（《灵枢·本神》第 24 页）。

心藏脉，脉舍神，心气虚则悲，实则笑不休。

神有余则笑不休，神不足则悲。血气未并，五藏安定，邪客于形，洒淅起于毫毛，未入于经络也，故命曰神之微（《素问·调经论》第 335 页）。

因于寒，欲如运枢，起居如惊，神气乃浮（《素问·生气通天论》第 16 页）。

凡刺之法，先必本于神（《灵枢·本神》第 23 页）。

必正其神者，欲瞻病人目制其神，令气易行也（《素问·针解》第 283 页）。

何谓神不使？岐伯曰：针石，道也。精神不进，志意不治，故病不可愈。今精坏神去，荣卫不可复收。何者？嗜欲无穷，而忧患不止，精气弛坏，荣泣卫除，故神去之而病不愈也（《素问·汤液醪醴论》第 87 页）。

按语 神气即神，最早属于古代唯物主义哲学概念的范畴。古代唯物主义哲学所谓"神"，主要包括世界万物的细微变化与精神思维活动两方面内容。宋尹学派认为："一物能化谓之神。"《易传》又进一步指出："神也者，妙万物而为言也。"张载谓之："气之性本虚而神，则神与性乃气所固有。"可见，神不过是万物微妙变化的代称。

对人体来说，神是以"气"作为物质基础，必依附于形体而存在，神是气的本性，是变化着的气。故宋尹学派提出："气道乃生，生乃思，思乃知，知乃止矣。"王廷相则直接指出："心者，栖神之舍，神者，知识之本，神识之妙用也。"范缜把感觉痛痒的知觉与判断是非的思维都作为精神现象的组成部分，他说"手等有痛痒之知，而无是非之虑""是非之虑以心为主"。这些哲学家们明确地说明了精神活动也是由气派生出来的，并且阐发了精神对形体的依赖关系。

《内经》引用了《易传》的原文"阴阳不测谓之神"，高度地概括了自然界万物运动变化的规律及其人体的生命活动。就人体的生命活动而言，神气的意义十分广泛。抵御外邪，抗病防病；营养濡润机体；经络通畅；舌肌运动自如；发音能力、目睛视物；针药发挥效应等，无一不是神气所发挥的作用。精神思维更是生命活动的重要表现形式。《内经》将精神活动归纳为"魂、魄、意、志、思、虑、智"，并将其外在表现分为"喜、怒、忧、思、悲、恐、惊"七情，且为五脏分司，张景岳释"魄"为"能动、能做、痛痒由之而觉"，可见，精神活动也是包括感觉、运动功能在内的。

正因为如此，中医学非常重视神气的存亡。通过人体神志、目睛等状态观察生命活动的情况，谓之"望神""得神者昌，失神者亡"。从脉搏中了解气血运行、五脏盛衰情况，谓之"脉贵有神"。在临床治疗中，神的变化还是判定疗效的依据。总之，神气是人体生命活动的集中体现，也是临床诊断、辨证施治的关键。

（三）真气

真气者，所受于天，与谷气并而充身也（《灵枢·刺节真邪》第 138 页）。

真气者，经气也，经气太虚，故曰其来不可逢，此之谓也。故曰候邪不审，大气已过，泻之则真气脱，脱则不复，邪气复至，而病益蓄，故曰其往不可追，此之谓也（《素问·离合真邪论》第 172 页）。

虚邪贼风，避之有时，恬惔虚无，真气从之，精神内守，病安从来（《素问·上古天真论》第 3 页）。

凡此八虚者，皆机关之室，真气之所过，血络之所游（《灵枢·邪客》第 129 页）。

正风者，其中人也浅，合而自去，其气来柔弱，不能胜真气，故自去。……

阴胜者则为寒，寒则真气去，去则虚，虚则寒。……虚邪偏容客于身半，其入深，内居荣卫，荣卫稍衰，则真气去，邪气独留，发为偏枯（《灵枢·刺节真邪》第 137 页）。

真气上逆，故口苦舌干，卧不得正偃，正偃则咳出清水也（《素问·评热病论》第 197 页）。

此内不在脏，而外未发于皮，独居分肉之间，真气不能周，故命曰周痹（《灵枢·周痹》第 65 页）。

诛罚无过，命曰大惑，反乱大经，真不可复，用实为虚，以邪为真，用针无义，反为气贼，夺人正气，以从为逆，荣卫散乱，真气已失，邪独内著，绝人长命，予人夭殃，不知三部九候，故不能久长（《素问·离合真邪论》第 173 页）。

按摩勿释，出针视之，曰我将深之，适人必革，精气自伏，邪气散乱，无所休息，气泄腠理，真气乃相得（《素问·调经论》第 337 页）。

泻欲端以正，补必闭肤，辅针导气，邪得淫泆，真气得居（《灵枢·邪客》第 128 页）。

补必用方，外引其皮，令当其门，左引其枢，右推其肤，微旋而徐推之，必端以正，安以静，坚心无解，欲微以留，气下而疾出之，推其皮，盖其外门，真气乃存（《灵枢·官能》第 132 页）。

按语 真气是生命活动的物质基础及其功用的总称，可概括机体所有的气。真气与人气、正气的意义相近。人气是针对天气、地气而言，正气是针对邪气而言。"气合而有形，因变以正名"。由于真气在人体的分布部位、功能作用及其来源不同，它们的名称因之而异。故张景岳说："真气，即元气也。……钟于未生之初者，曰先天之气，成于已生之后者，曰后天之气。气在阳分即阳气，在阴即阴气，在表曰卫气，在里曰营气，在脾曰充气，在胃曰胃气，在上焦曰宗气，在中焦曰中气，在下焦曰元阴元阳之气，皆无非其别名耳。"

真气与生俱来，存在于机体之中，不断地为吸入之清气与水谷之精气所补充，其循环于经脉之中，温煦营养五脏六腑、四肢百骸，防御外邪侵入，生精化血，为人体新陈代谢之源。真气充足则精神充沛，血气调和，身体健康；真气耗损则精神萎靡，血气乖乱，身体衰弱，故预防疾病，重在保存真气；治疗疾病，重在恢复真气。中医学独特之"气功"术，就是采用特定的方法，导引真气，以达到增强体质、预防疾病之目的。

（四）阳气、阴气

阳气者，若天与日，失其所，则折寿而不彰，故天运当以日光明。是故阳因而上，卫外者也。……阳气者，精则养神，柔则养筋。……

阳气者，一日而主外，平旦人气生，日中而阳气隆，日西而阳气已虚，气门乃闭。……

阴者，藏精而起亟也；阳者，卫外而为固也。……

凡阴阳之要，阳密乃固。……

阴平阳秘，精神乃治，阴阳离决，精气乃绝（《素问·生气通天论》第 15 页）。

阴阳者，天地之道也，万物之纲纪，变化之父母，生杀之本始，神明之府也。治病必求其本。故积阳为天，积阴为地，阴静阳躁，阳生阴长，阳杀阴藏。阳化气，阴成形。……

阳为气，阴为味。……阴味出下窍，阳气出上窍。……

气味，辛甘发散为阳，酸苦涌泄为阴。……

阴在内，阳之守也；阳在外，阴之使也（《素问·阴阳应象大论》第 31 页）。

阳中有阴，阴中有阳。……阴阳相错，而变由生也（《素问·天元纪大论》第 367 页）。

阴者主脏，阳者主腑；阳受气于四末，阴受气于五脏（《灵枢·终始》第 25 页）。

阳受气于上焦，以温皮肤分肉之间（《素问·调经论》第 341 页）。

阳气起于足五指之表，阴脉者集于足下而聚于足心……阴气起于五指之里，集于膝下而聚于膝上（《素问·厥论》第 250 页）。

丈夫……六八，阳气衰竭于上，面焦，发鬓颁白（《素问·上古天真论》第 5 页）。

能知七损八益，则二者可调，不知用此，则早衰之节也。年四十，而阴气自半也，起居衰矣（《素问·阴阳应象大论》第 43 页）。

阳蓄积病死，而阳气当隔，隔者当泻，不亟正治，粗乃败之。……

阴不胜其阳，则脉流薄疾，并乃狂。阳不胜其阴，则五脏气争，九窍不通……阳强不能密，阴气乃绝（《素问·生气通天论》第 20 页）。

阴胜则阳病，阳胜则阴病。阳胜则热，阴胜则寒。……

暴怒伤阴，暴喜伤阳。……

重阴必阳，重阳必阴（《素问·阴阳应象大论》第 33 页）。

阳虚则外寒，阴虚则内热，阳盛则外热，阴盛则内寒（《素问·调经论》第 341 页）。

阴气者，静则神藏，躁则消亡（《素问·痹论》第 242 页）。

阳气者，烦劳则张，精绝，辟积于夏，使人煎厥。目盲不可以视，耳闭不可以听，溃溃乎若坏都，汨汨乎不可止。阳气者，大怒则形气绝，而血菀于上，使人薄厥。有伤于筋，纵，其若不容（《素问·生气通天论》第 16 页）。

阳气衰于下，则为寒厥；阴气衰于下，则为热厥（《素问·厥论》第 250 页）。

阳气者，因暴折而难决，故善怒也，病名曰阳厥（《素问·病能论》第 257 页）。

所谓少气善怒者，阳气不治，阳气不治则阳气不得出，肝气当治而未得，故善怒，善怒者名曰煎厥（《素问·脉解》第 272 页）。

人厥则阳气并于上，阴气并于下。阳并于上，则火独光也；阴并于下，则足寒，足寒则胀也（《素问·解精微论》第 574 页）。

阴气少而阳气胜，故热而烦满也。……是人多痹气也，阳气少，阴气多，故身寒如从水中出。……是人者阴气虚，阳气盛，四支者阳也，两阳相得而阴气虚少，少水不能灭盛火，而阳独治，独治者不能生长也，独胜而止耳，逢风而如炙如火者，是人当肉烁也（《素问·逆调论》第 197 页）。

疟之始发也，先起于毫毛，伸欠乃作，寒栗鼓颔，腰脊俱痛，寒去则内外皆热，头痛如破，渴欲冷饮。帝曰：何气使然？愿闻其道。岐伯曰：阴阳上下交争，虚实更作，阴阳相移也。阳并于阴，则阴实而阳虚，阳明虚则寒栗鼓颔也；巨阳虚则腰背头项痛；三阳俱虚则阴气胜，阴气胜则骨寒而痛；寒生于内，故中外皆寒；阳盛则外热，阴虚则内热，外内皆热则喘而渴，故欲冷饮也。……

寒者阴气也，风者阳气也，先伤于寒而后伤于风，故先寒而后热也，病以时作，名曰寒疟。帝曰：先热而后寒者何也？岐伯曰：此先伤于风而后伤于寒，故先热而后寒也，亦以时作，名曰温疟。其但热而不寒者，阴气先绝，阳气独发，则少气烦冤。手足热而欲呕，名曰瘅疟。……

疟气者，并于阳则阳胜，并于阴则阴胜，阴胜则寒，阳胜则热（《素问·疟论》第200～204页）。

其寒者，阳气少，阴气多，与病相益，故寒也。其热者，阳气多，阴气少，病气胜，阳遭阴，故为痹热。其多汗而濡者，此其逢湿甚也，阳气少，阴气盛，两气相感，故汗出而濡也（《素问·痹论》第245页）。

有所远行劳倦，逢大热而渴，渴则阳气内伐，内伐则热舍于肾，肾者水脏也，今水不胜火，则骨枯而髓虚，故足不任身，发为骨痿（《素问·痿论》第248页）。

阳气有余而阴气不足，阴气不足则内热，阳气有余则外热，内热相搏，热于怀炭，外畏绵帛近，不可近身，又不可近席，腠理闭塞则汗不出，舌焦唇槁，腊干嗌燥，饮食不让美恶（《灵枢·刺节真邪》第136页）。

邪在脾胃，则病肌肉痛。阳气有余，阴气不足，则热中善饥；阳气不足，阴气有余，则寒中肠鸣腹痛。阴阳俱有余，若俱不足，则有寒有热。皆调于三里（《灵枢·五邪》第55页）。

寒气客于皮肤，阴气盛，阳气虚，故为振寒寒栗（《灵枢·口问》第67页）。

悲哀太甚，则胞络绝，胞络绝则阳气内动，发则心下崩，数溲血也（《素问·痿论》第247页）。

喜怒不节则阴气上逆，上逆则下虚，下虚则阳气走之，故曰实矣（《素问·调经论》第340页）。

病之生时，有喜怒不测，饮食不节，阴气不足，阳气有余，营气不行，乃发为痈疽（《灵枢·玉版》第191页）。

因于气，为肿，四维相代，阳气乃竭（《素问·生气通天论》第16页）。

阴气盛于上则下虚，下虚则腹胀满，阳气盛于上则下气重上而邪气逆，逆则阳气乱，阳气乱则不知人也（《素问·厥论》第251页）。

所谓强上引背者，阳气大上而争，故强上也。所谓耳鸣者，阳气万物盛上而跃，故耳鸣也。

所谓甚则狂巅疾者，阳尽在上而阴气从下，下虚上实，故狂巅疾也。

所谓不可反侧者，阴气藏物也，物藏则不动，故不可反侧也。

所谓上喘而为水者，阴气下而复上，上则邪客于脏腑间，故为水也。

所谓胸痛少气者，水气在脏腑也，水者阴气也，阴气在中，故胸痛少气也。……

所谓呕咳上气喘者。阴气在下，阳气在上，诸阳气浮，无所依从，故呕咳上气喘也（《素问·脉解》第269～271页）。

阴气太盛，则阳气不能荣也，故曰关。阳气太盛，则阴气弗能荣也，故曰格。阴阳俱盛，不得相荣，故曰关格。关格者，不得尽期而死也（《灵枢·脉度》第50页）。

阳气和利，满于心，出于鼻，故为嚏（《灵枢·口问》第67页）。

阴气积于下，阳气未尽，阳引而上，阴引而下，阴阳相引，故数欠。

阳气尽，阴气盛，则目瞑；阴气尽而阳气盛，则寤矣。……

阴气盛而阳气虚，阴气疾而阳气徐，阴气盛而阳气绝，故为唏（《灵枢·口问》第67页）。

善诊者，察色按脉，先别阴阳（《素问·阴阳应象大论》第46页）。

诊法常以平旦，阴气未动，阳气未散，饮食未进，经脉未盛，络脉调匀，气血未乱，故乃可诊有过之脉。……

涩者阳气有余也，滑者阴气有余也（《素问·脉要精微论》第98页）。

审其阴阳，以别柔刚，阳病治阴，阴病治阳（《素问·阴阳应象大论》第48页）。

按语 气是构成世界的最基本物质，而有阴阳之分。古代哲学家王充认为："人所以生者，阴阳气也，阴气主为骨肉，阳气主为精神。"张载也认为气有阴阳两体，天地间一切变化都不外阴阳二气的作用。阴阳二气的运动变化是人体生命活动的来源。医家张景岳说："天地之道，以阴阳二气而造化万物，人生之理，以阴阳二气而长养百骸。"王安道指出："人之借以生者，气也。气者何？阴阳是也。"中医的阴阳二气学说是渊源于古代唯物主义哲学思想的。

阴阳二气是从各种具体的气的属性中抽象出来的，因此，具有多方面的意义。以天地四时言，天为阳气，地为阴气；春夏多阳气，秋冬多阴气；以人体言，清气为阳，浊气为阴；大气为阳，血气为阴；卫气为阳，营气为阴；神气为阳，精气为阴；心肺之气为阳，肝脾肾之气为阴；以邪气言，风、暑、火、燥邪为阳，寒、湿、水为阴。然而阴阳二气并非绝对，亦可相互蕴涵，表现为阴中有阳，阳中有阴。例如，清气为阳，清中之浊者为阴，浊气为阴，浊中之清者为阳；五脏之气，也各分阴阳，心为阳，又可分为心阴、心阳等；营卫之气，"以气质言，卫气为阳，形质为阴，以内外言，卫气护卫于外为阳，营气营养于内为阴，细而分之营中亦自有阴阳焉"。如此不难看出，阴阳二气深刻地反映着事物的矛盾对立和相互关联。因此，人体的生理活动、病理变化、辨证施治都可以用阴阳二气概括说明。

阴阳二气之对立互根、消长变化规律是人体生命活动的基本规律。阴阳相对平衡是维持生命活动的基本条件，发病原因、症状、病机皆可用阴阳二气失调加以说明，因而，中医学强调"阴平阳秘，精神乃治""阴阳离决，精气乃决"。临床上也相应地采用"阴病治阳，阳病治阴"之治则，"谨察阴阳所在而调之，以平为期"。

总之，阴阳二气贯穿于中医理论体系的各个方面，广泛地用于说明人体的生理功能、疾病的发生发展转化，并指导临床诊断与治疗，故《素问·宝命全形论》说："人生有形，不离阴阳。"

（五）五行之气

东方生风，风生木，木生酸，酸生肝，肝生筋，筋生心，肝主目。……南方生热，热生火，火生苦，苦生心，心生血，血生脾，心主舌。……中央生湿，湿生土，土生甘，甘生脾，脾生肉，肉生肺，脾主口。……西方生燥，燥生金，金生辛，辛生肺，肺生皮毛，皮毛生肾，肺生鼻。……北方生寒，寒生水，水生咸，咸生肾，肾生骨髓，髓生肝，肾主耳（《素问·阴阳应象大论》第36页）。

脾、胃、大肠、小肠、三焦、膀胱者，仓廪之本，营之居也，名曰器，能化糟粕，转味而入出者也，其华在唇四白，其充在肌，其味甘，其色黄，此至阴之类，通于土气（《素问·六节藏象论》第96页）。

按语 水、木、火、土、金之气是五类物质不同属性的抽象概括。殷商时期，人们在生活、生产实践中用此来说明各种事物及各事物之间的客观联系。《内经》将五行理论应用于医学，借以说明人体生理、病理及其内外环境的相互关系，并指导临床诊断与治疗。

《内经》根据生理功能将五脏分属五行，肝属木，心属火，脾属土，肺属金，肾属水。章太炎在"论五脏附五行不定说"一文中指出："古尚书说：脾木也，肺火也，心土也，肝金也，肾水也。……郑注云：五气，五脏所出气也，肺气热，心气次之，肝气凉，脾气温，肾气寒……愚尝推求郑义，盖肺为火故热，心为土故次之，肝为金故凉，脾为木故温，肾为水故寒，此与古尚书说仍无大异。"由此可见，五脏分属五行之说是经过了反复运用加以改进后逐渐形成的理论。

五行之气的重要意义在于"生克制化"的整体观。水生木，木生火，火生土，土生金，金生水；木克土，土克水，水克火，火克金，金克木。五脏的生理活动以此方式有机地结合成为一体。肾精养肝，肝血济心，心火温脾，脾升于肺，肺气助肾；肺降抑肝亢，肝气疏脾郁，脾土遏肾水，肾水制心火，心阳束肺金，五脏相互资生，相互制约，维持了人体的正常生命活动。

王安道认为："造化之常，不能以无亢，亦不能以无制。"这就是说，五行之气各有偏性，五脏也各有特征，此不足为害，但亢而过极则害，必克胜以平之，方能生化不息。他的见解是有独到之处的。

刘完素运用"亢害承制"理论精确地解释了某些病处，他说："病湿过极则为痉，反兼风化制之也；风病过极则反燥，筋脉劲急，反兼金化制之也，病燥过极则烦渴，反兼火化制之也；病热过极而反出五液，或为战慄恶寒，反兼水化制之也……然而兼化者，乃天地造化，抑高之道。"这样，他就恰如其分地把"木极似金，金极似火，火极似水，水极似土，土极似木"的抽象概念生动地、具体地表现出来了。他创造性地运用五运六气作为疾病的分类纲领，系统性较强，且便于临床掌握。

此外，五行的"生克乘侮、母病及子、子病犯母"等规律，也广泛地应用于说明病处变化，指导临床辨证施治。

（六）人气

通于人气之变化者，人事也（《素问•气交变大论》第 403 页）。

正月二月，天气始方，地气始发，人气在肝。三月、四月，天气正方，地气定发，人气在脾。五月、六月，天气盛，地气高，人气在头。七月、八月，阴气始杀，人气在肺。九月、十月，阴气始冰，地气始闭，人气在心。十一月、十二月，冰复，地气合，人气在肾（《素问•诊要经终论》第 91 页）。

正月、二月、三月，人气在左，无刺左足之阳；四月、五月、六月，人气在右，无刺右足之阳；七月、八月、九月，人气在右，无刺右足之阴；十月、十一月、十二月，人气在左，无刺左足之阴（《灵枢•阴阳系日月》第 83 页）。

阳气者，一日而主外，平旦人气生，日中而阳气隆，日西而阳气已虚，气门乃闭（《素问•生气通天论》第 19 页）。

朝则人气始生，病气衰，故旦慧；日中人气长，长则胜邪，故安；夕则人气始衰，邪气始生，故加；夜半人气入脏，邪气独居于身，故甚也（《灵枢•顺气一日分为四时》第 85 页）。

水下一刻，人气在太阳；水下二刻，人气在少阳；水下三刻，人气在阳明；水下四刻，人气在阴分。……一日一夜水下百刻而尽矣（《灵枢•卫气行》第 141 页）。

阴阳者，寒暑也，热则滋雨而在上，根荄少汁。人气在外，皮肤缓，腠理开，血气减，汗大泄，皮淖泽。寒则地冻水冰，人气在中，皮肤致，腠理闭，汗不出，血气强，肉坚涩（《灵枢•刺节真邪论》第 137 页）。

按语　《周易·系辞下》曰："有天道焉，有人道焉，有地道焉，兼三才而两之。"三才，古指天、地、人三者。《内经》运用三才说，将万物生长繁育的物质基础——气概括地分为天气、地气、人气三方面，谓之"人生于地，悬命于天，天地合气，命之曰人"，说明了人与天地自然的密切关系。

人气是构成人体的基本物质，可包括阴阳两个方面，它们互相依存、互相制约，不断地运动变化，没有成形阶段（即气化阶段），人们无法看到它的形迹，便称为无形的阳气；发展到成形阶段（即转化统一阶段），便可构成人体各种物质，于是就称为有形的阴气。可见阴阳二气永无休止的运动变化，是构成人体生命活动的动力与源泉。

人体内阴阳二气是和外界环境保持平衡统一的，随着外界环境的阴阳消长而变化。阴阳二气在一年、一月、一日中都有相应的规律性变化，这与现代的"生物钟"理论十分吻合，于是，疾病的形成也就关系到人与自然两个方面，出现了季节病、地方病及旦慧、昼安、夕加、夜甚的病理状态。因此，医生倘能因时、因地、因人制宜，掌握疾病的发生发展转化规律，对预防、诊断、治疗疾病具有非常重要的意义。

（七）正气（附：巨气）

"神"者，正气也。"客"者，邪气也。"在门"者，邪循正气之所出入也（《灵枢·小针解》第8页）。

正气者，正风也，从一方来，非实风，又非虚风也。又邪气者，虚风之贼伤人也，其中人也深，不能自去。正风者，其中人也浅，合而自去，其气来柔弱，不能胜真气，故自去（《灵枢·刺节真邪论》第138页）。

余闻五疫之至，皆相染易，无问大小，病状相似，不施救疗，如何可得不相移易者？岐伯曰：不相染者，正气存内，邪不可干，避其毒气（《素问·刺法论》第581页）。

刺不知四时之经，病之所生，以从为逆，正气内乱，与精相薄，必审九候，正气不乱，精气不转（《素问·四时刺逆从论》第355页）。

诛罚无过，命曰大惑，反乱大经，真不可复，用实为虚，以邪为真，用针无义，反为气贼，夺人正气，以从为逆，荣卫散乱，真气已失，邪独内著，绝人长命，予人夭殃，不知三部九候，故不能久长（《素问·离合真邪论》第173页）。

开鬼门，洁净府，精以时服，五阳已布，疏涤五脏，故精自生，形自盛，骨肉相保，巨气乃平（《素问·汤液醪醴论》第88页）。

按语　正气是人体对于致病因素的抵御能力。正与邪相对，正气即真气。《内经》常用正邪、真邪对举，且正气与真气可以互相替换使用。正风有时亦称正气，用来与实风、虚风相区别。正风是自然界既非太过又无不及之气，故谓之正气。

《内经》重视人体的正气，认为正气旺盛，邪气就难以侵入，人体便不发生疾病，即"正气存内，邪不可干"；若正气虚弱，不足以抵抗外邪时，邪气才能乘虚而入，即所谓"邪之所凑，其气必虚"。

人体正气的强弱，与机体的素质、精神状态、生活环境、营养、锻炼等情况有关。

疾病的过程，就是正气与邪气双方相互斗争的过程。正气不足者为虚证，邪气亢盛者为实证；邪胜于正则病进，正胜于邪则病退。因此，治疗疾病，扶正祛邪是一条重要原则。

（八）大气

 原文

地为人之下，太虚之中者也。帝曰：冯乎？岐伯曰：大气举之也（《素问·五运行大论》第373页）。

谷始入于胃，其精微者，先出于胃之两焦，以溉五脏，别出两行，营卫之道。其大气之抟而不行者，积于胸中，命曰气海，出于肺，循喉咽，故呼则出，吸则入（《灵枢·五味》第104页）。

肉之大会为谷，肉之小会为溪，肉分之间，溪谷之会，以行荣卫，以会大气（《素问·气穴论》第302页）。

大气入于脏腑者不病而卒死矣（《灵枢·五色》第97页）。

泻实者气盛乃内针，针与气俱内，以开其门，如利其户，针与气俱出，精气不伤，邪气乃下，外门不闭，以出其疾，摇大其道，如利其路，是谓大泻，必切而出，大气乃屈（《素问·调经论》第342页）。

吸则内针，无令气忤，静以久留，无令邪布，吸则转针，以得气为故，候呼引针，呼尽乃去，大气皆出，故命曰泻。……候吸引针，气不得出，各在其处，推阖其门，令神气存，大气留止，故命曰补（《素问·离合真邪论》第171页）。

振埃者，阳气大逆，上满于胸中，愤瞋肩息，大气逆上，喘喝坐伏，病恶埃烟，饲不得息（《灵枢·刺节真邪论》第135页）。

九曰大针，取法于锋针，其锋微员，长四寸，主取大气不出关节者也（《灵枢·九针论》第146页）。

按语　大气，是指空气与体内宗气而言。大气积于胸中，出入肺系，主司呼吸；布于溪谷之会，营养四肢百骸，化血生精。宇宙凭借大气，运行不息；人身依赖大气，生化无穷。然而，大气升降出入失常则反可作为致病因素，使人发病，甚至卒死。

后世医家阐发"大气"者很多。喻昌认为人体之中，气有多种，然"统摄营卫脏腑经络，而令充周无间，环流不息，通体节节皆灵者，全赖胸中大气为之主持"。他以自然界大气比类取象，说明胸中大气"空洞无著，无可名象"，包举于肺的周围，即非臣使之官的膻中，亦非有隧运行之宗气。他论述大气之诊，"于右寸主气之天部"，且引用《金匮要略》"大气一转，其结乃散"之文，以枳术汤、薤白白酒汤治之，足见他所谓的"大气"即"胸阳之气"。

孙一奎所论大气即宗气。孙氏重申马玄台《难经正义》之旨，认为人身之气有宗气、营气、卫气、原气之别，宗气"当与营卫并称，以见三焦，上中下皆此气而为之统宗耳"。营卫之气必有此气才能循于经隧，行呼吸而温分肉，原气必赖此气供养，才能正常地发挥作用。他在其著述的《赤水玄珠》杂证治疗中，非常注意大气的调养，思想即根源于此。

张锡纯认为："为其实用能斡旋全身，故曰大气，为其为后天生命之宗主，故又曰宗气。"他把大气理解为现代医学的内呼吸，谓之"大气者，内气也。呼吸之气，外气也"，并且指出大气与心肺关系最密切，"知肺叶之翕辟，固为大气所司，而心机之跳动，亦为大气所司也"。他创立治疗大气陷下的"升陷汤"等方，从实践中对大气虚极下陷之证进行了观察治疗。

（九）宗气

胃之大络，名曰虚里，贯膈络肺，出于左乳下，其动应衣，脉宗气也。盛喘数绝者，则病在中；结而横，有积矣；绝不至曰死。乳之下其动应衣，宗气泄也（《素问·平人气象论》第111页）。

宗气上出于鼻而为臭（《灵枢·邪气脏腑病形》第11页）。

五谷入于胃也，其糟粕、津液、宗气分为三隧，故宗气积于胸中，出于喉咙，以贯心脉肺而行呼吸焉（《灵枢·邪客》第126页）。

宗气留于海，其下者注于气街，其上者走于息道。故厥在于足，宗气不下，脉中之血，凝而留止，弗之火调，弗能取之。

有所结，中于肉，宗气归之，邪留而不去，有热则化而为脓，无热则为肉疽（《灵枢·刺节真邪》第137～139页）。

按语　宗气亦称大气，出于上焦，积于胸中，乃呼吸之气与水谷之精气结合而成。平人绝谷，七日而死，一刻无气，殒命身亡。故宗者，尊也，主也，为人身诸气之主。

宗气上出喉咙，以司呼吸，下贯心脉，以推动血液循环。呼吸语言声音的强弱，肢体的寒温及运动力等都与宗气有关。《内经》称膻中为气海，膻中者，宗气聚集之所。宗气与心肺之气关系密切，心主血脉，肺朝百脉，心主血，肺主气，心肺对于血脉的作用，通过宗气相联系。宗气又与胃气、肾气有关。胃为水谷之海，气血生化之源；肾为气之根，主纳气，故胃肾的病变，亦可影响宗气。

宗气的强弱盛衰见于左乳下的心尖搏动，亦见于呼吸言语等方面。

（十）血气

人之血气精神者，所以奉生而周于性命者也。经脉者，所以行血气而营阴阳，濡筋骨，利关节者也。……五脏者，所以藏精神血气魂魄者也（《灵枢·本脏》第89页）。

中焦受气取汁，变化而赤，是谓血（《灵枢·决气》第71页）。

中焦出气如露，上注溪谷，而渗孙脉，津液和调，变化而赤为血，血和则孙脉先满溢，乃注于络脉，皆盈，乃注于经脉。……血气已调，形气乃持（《灵枢·痈疽》第153页）。

中焦亦并胃中口，出上焦之后，此所受气者，泌糟粕，蒸津液，化其精微，上注于肺脉，乃化而为血，以奉生身，莫贵于此，故独得行于经隧，命曰营气。黄帝曰：夫血之与气，异名同类，何谓也？岐伯答曰：营卫者精气也，血者神气也，故血之与气，异名同类焉（《灵枢·营卫生会》第52页）。

血气已和，荣卫已通，五脏已成，神气舍心，魂魄毕具，乃成为人。……人生十岁，五脏始定，血气已通，其气在下，故好走。二十岁，血气始盛，肌肉方长，故好趋。三十岁，五脏大定，肌肉坚固，血脉盛满，故好步。四十岁，五脏六腑十二经脉，皆大盛以平定，腠理始疏，荣华颓落，发颇斑白，平盛不摇，故好坐。五十岁，肝气始衰，肝叶始薄，胆汁始灭，目始不明。六十岁，心气始衰，若忧悲，血气懈惰，故好卧……（《灵枢·天年》第103页）。

血气俱盛而阴气多者，其血滑，刺之则射；阳气畜积，久留而不泻者，其血黑以浊，故不能射。新饮而液渗于络，而未合和于血也，故血出而汁别焉（《灵枢·血络论》第80页）。

血气者，喜温而恶寒，寒则泣不能流，温则消而去之（《素问·调经论》第339页）。

血气者，人之神，不可不谨养（《素问·八正神明论》第168页）。

人始生，先成精，精成而脑髓生，骨为干，脉为营，筋为刚，肉为墙，皮肤坚而毛发长，谷入于胃，脉道以通，血气乃行（《灵枢·经脉》第30页）。

十二经脉，三百六十五络，其血气皆上于面而走空窍（《灵枢·邪气脏腑病形》第11页）。

年质壮大，血气充盈，肤革坚固，因加以邪，刺此者，深而留之。此肥人也。广肩腋，项肉薄，厚皮而黑色，唇临临然，其血黑以浊，其气涩以迟。……瘦人者，皮薄色少，肉廉廉然，薄唇轻言，其血清气滑、易脱于气，易损于血。……其端正敦厚者，其血气和调……婴儿者，其肉脆，血少气弱，刺此者，以豪刺毫针，浅刺而疾发针，日再可也（《灵枢·逆顺肥瘦》第79页）。

血气盛则充肤热肉，血独盛则澹渗皮肤，生毫毛。今妇人之生，有余于气，不足于血，以其数脱血也，冲任之脉，不荣口唇，故须不生焉（《灵枢·五音五味》第120页）。

足阳明之上，血气盛则髯美长；血少气多则髯短；故气少血多则髯少；血气皆少则无髯，两吻多画（《灵枢·阴阳二十五人》第117页）。

气之逆顺者，所以应天地、阴阳、四时、五行也。脉之盛衰者，所以候血气之虚实有余不足（《灵枢·逆顺》第103页）。

阴阳者，血气之男女也（《素问·阴阳应象大论》第42页）。

天温日月，则人血淖液而卫气浮，故血易泻，气易行；天寒日阴，则人血凝泣而卫气沉。月始生，则血气始精，卫气始行；月廓满，则血气实，肌肉坚；月廓空，则肌肉减，经络虚，卫气去，形独居。是以因天时而调血气也（《素问·八正神明论》第164页）。

审其阴阳，以别柔刚，阳病治阴，阴病治阳，定其血气，各守其乡，血实宜决之，气虚宜掣引之（《素问·阴阳应象大论》第48页）。

百病之始生也，皆生于风雨寒暑，阴阳喜怒，饮食居处，大惊卒恐，则血气分离，阴阳破败，经络厥决绝，脉道不通，阴阳相逆，卫气稽留，经脉虚空，血气不次，乃失其常（《灵枢·口问》第66页）。

营气濡然者，病在血气。……血气有输……血气之输，输于诸络，气血留居，则盛而起（《灵枢·卫气失常》第108页）。

咸走血，多食之，令人渴；……咸入于胃，其气上走中焦，注于脉，则血气走之，血与咸相得则凝，凝则胃中汁注之，注之则胃中竭，竭则咽路焦，故舌本干而善渴。血脉者，中焦之道也，故咸入而走血矣（《灵枢·五味论》第113页）。

营卫气稽留于经脉之中，则血泣而不行，不行则卫气从之而不通，壅遏而不得行，故热。大热不止，热胜则肉腐，肉腐则为脓。然不能陷，骨髓不为燋枯，五脏不为伤，故命曰痈。……

热气淳盛，下陷肌肤，筋髓枯，内连五脏，血气竭，当其痈下，筋骨良肉皆无余，故命曰疽（《灵枢·痈疽》第155页）。

人之所有者，血与气耳。今夫子乃言血并为虚，气并为虚，是无实乎？岐伯曰：有者为实，无者为虚，故气并则无血，血并则无气，今血与气相失，故为虚焉。络之与孙脉俱输于经，血与气并，则为实焉。血之与气并走于上，则为大厥，厥则暴死，气复反则生，不反则死（《素问·调经论》第339页）。

离绝菀结，忧恐喜怒，五脏空虚，血气离守，工不能知，何术之语（《素问·疏五过论》第556页）。

卒然喜怒不节，饮食不适，寒温不时，腠理闭而不通。其开而遇风寒，则血气凝结，与故邪相袭，则为寒痹（《灵枢·贼风》第 107 页）。

余欲勿使被毒药，无用砭石，欲微针通其经脉，调其血气，营其逆顺出入之会（《灵枢·九针十二原》第 1 页）。

用针之理，必知形气之所在，左右上下，阴阳表里，血气多少，行之逆顺，出入之合，谋伐有过（《灵枢·官能》第 131 页）。

阴阳和调而血气淖泽滑利，故针入而气出，疾而相逢也（《灵枢·行针》第 123 页）。

春刺络脉，血气外溢，令人少气；春刺肌肉，血气环逆，令人上气；春刺筋骨，血气内著，令人腹胀（《素问·四时刺逆从论》第 354 页）。

按语 血来源于气，流动于脉内，故称"血气"。血气是构成机体的重要物质。气能生血、行血、摄血，故曰"气者血之母"（《医经溯洄集》），"气者血之帅"（《仁斋直指方论》），"血之所统者气也"（《薛氏医案》）。气亦须依附血液，循环于全身，故曰"血为气之守"（《血证论》），"血能藏气"（《读医随笔》）。气血密切相关，然惟以气为主，即所谓"阳统乎阴，气统乎血"。大失血患者，血脱气无所附，因之外越，"有形之血不能速生，无形之气所当急固"，临床上对血脱患者常常使用益气之法治之，即是此理。

《内经》记载了血气之于人身，血气俱盛者滑，阳气蓄积者浊，血出清半为汁，与现代医学的动脉血、静脉血、血浆成分很相似。

血气与日月星辰、天地四时息息相应，体现了人体内外环境统一的整体观念。

血气是人体生命活动的物质基础。目之视、足之步、掌之握、指之摄及皮肤寒温痛痒感觉、精神意识思维活动等，无不需要血气的营养。如果血气不足，则可引起健忘、失眠、目盲、麻木、瘫痪等，甚可致昏迷以至死亡。

（十一）中气

五脏者，中之守也。中盛藏满，气胜伤恐者，声如从室中言，是中气之湿也（《素问·脉要精微论》第 99 页）。

瘅疟者，肺素有热，气盛于身，厥逆上冲，中气实而不外泄，因有所用力，腠理开，风寒舍于皮肤之内、分肉之间而发，发则阳气盛，阳气盛而不衰则病矣（《素问·疟论》第 206 页）。

肠澼者，数饮而出不得，中气喘争，时发飧泄（《素问·痹论》第 242 页）。

中气不足，溲便为之变，肠为之苦鸣（《灵枢·口问》第 68 页）。

补曰随之，随之意，若妄之，若行若按，如蚊虻止，如留如还，去如弦绝，令左属右，其气故止，外门已闭，中气乃实，必无留血，急取诛之（《灵枢·九针十二原》第 2 页）。

少阳之人，多阳少阴，经小而络大，血在中而气在外，实阴而虚阳，独泻其络脉则强，气脱而疾，中气不足，病不起也（《灵枢·通天》第 130 页）。

何谓初中？岐伯曰：初凡三十度而有奇。中气同法。……初者地气也，中者天气也（《素问·六微旨大论》第 397 页）。

百病之起，有生于本者，有生于标者，有生于中气者，有取本而得者，有取标而得者，有取中气而得者，有取标本而得者，有逆取而得者，有从取而得者。逆，正顺也。若顺，逆也（《素问·至真要大论》第 533 页）。

　　按语　《内经》之论中气含义有四。

　　（1）中气为中焦之气，通常是指脾胃之气而言，有时也单指脾气，后世医家所论中气多指此意。

　　（2）与体表组织皮肤、分肉相对而言的内脏之气。中即内、里之意。

　　（3）中气即天气。

　　（4）介于标本之间者曰中气。五运六气术语。

　　清代黄元御以中气立论，谓："中气者，阴阳之枢轴，所谓土也""分而言之，则曰阴阳，合而言之，不过中气"。黄氏认为中气为一身之主，生命之源。五脏之中，"中气者，和济水火之机，升降金木之轴"。精血神气"实一物也，悉由于中气之变化耳"。因此，立黄芽汤为调治中气的主方，强调"医家之药，首在中气""却病延年之法，莫妙于此"。

（十二）营气、卫气

　　荣者，水谷之精气也，和调于五脏，洒陈于六腑，乃能入于脉也，故循脉上下，贯五脏，络六腑也。卫者，水谷之悍气也，其气慓疾滑利，不能入于脉也，故循皮肤之中，分肉之间，熏于肓膜，散于胸腹（《素问·痹论》第245页）。

　　人受气于谷，谷入于胃，以传于肺，五脏六腑，皆以受气，其清者为营，浊者为卫，营在脉中，卫在脉外，营周不休，五十而复大会。阴阳相贯，如环无端。……

　　营出于中焦，卫出于下焦。

　　营卫者，精气也（《灵枢·营卫生会》第52页）。

　　五脏者，所以藏精神魂魄者也；六腑者，所以受水谷而行化物者也。其气内于五脏，而外络肢节。其浮气之不循经者，为卫气；其精气之行于经者，为营气（《灵枢·卫气》第100页）。

　　营气者，泌其津液，注之于脉，化以为血，以荣四末，内注五脏六腑，以应刻数焉。卫气者，出其悍气之慓疾，而先行于四末、分肉、皮肤之间，而不休者也（《灵枢·邪客》第126页）。

　　卫气者，所以温分肉，充皮肤，肥腠理，司开合者也。……卫气和则分肉解利，皮肤调柔，腠理致密矣（《灵枢·本脏》第89页）。

　　营气之道，纳谷为宝。谷入于胃，乃气传之肺，流溢于中，布散于外，精专者行于经隧，常营无已，终而复始，是谓天地之纪（《灵枢·营气》第49页）。

　　壅遏营气，令无所避，是谓脉（《灵枢·决气》第71页）。

　　中焦亦并胃中口，出上焦之后，此所受气者，泌糟粕，蒸津液，化其精微，上注于肺脉，乃化而为血，以奉生身，莫贵于此，故独得行于经隧，命曰营气（《灵枢·营卫生会》第52页）。

　　此皆得之夏伤于暑，热气盛，藏于皮肤之内，肠胃之外，此荣气之所舍也（《素问·疟论》第201页）。

　　人有大谷十二分，小溪三百五十四名，少十二俞，此皆卫气之所留止，邪气之所客也，针石缘而去之（《素问·五脏生成》第73页）。

　　卫气之在身也，常然并脉循分肉，行有逆顺，阴阳相随，乃得天和，五脏更始，四时循序，五谷乃化（《灵枢·胀论》第76页）。

　　故气从太阴出，注手阳明，上行至面，注足阳阴，下行至跗上，注大趾间，与太阴合，上行抵髀脾。从脾注心中，循手少阴出腋下臂，注小指之端，合手太阳，上行乘腋出颜内，注目内眦，上巅下项，合足太阳，循脊下尻，下行注小趾之端，循足心注足少阴，上行注肾。从肾注心，外散于胸中，循心主脉出腋下臂，出两筋之间，入掌中，出中指之端，还注小指次指之端，合手少阳，上行注膻中，散于三焦，从三焦注胆，出胁，注足少阳，下行至跗上，复从跗注大趾间，合足厥阴，上行至肝，从肝上注肺，上循喉咙，入颃颡之窍，究于畜门。其支别者，上额循巅下项中，循脊入骶，是督脉也。络阴器，上过毛中，入脐中，上循腹里，入缺盆，下注肺中，复出太阴。此营气之所行也，逆顺之常也（《灵枢·营气》第 49 页）。

故卫气之行，一日一夜五十周于身，昼日行于阳二十五周，夜行于阴二十五周，周于五脏（《灵枢·卫气行》第 139 页）。

天温日月，则人血淖液而卫气浮，故血易泻，气易行；天寒日阴，则人血凝泣而卫气沉。月始生，则血气始精，卫气始行；月廓满，则血气实，肌肉坚；月廓空，则肌肉减，经络虚，卫气去，形独居（《素问·八正神明论》第 164 页）。

故圣人传精神，服天气，而通神明。失之则内闭九窍，外壅肌肉，卫气散解，此谓自伤，气之削也（《素问·生气通天论》第 15 页）。

荣气虚则不仁，卫气虚则不用，荣卫俱虚，则不仁且不用，肉如故也（《素问·逆调论》第 198 页）。

风气与太阳俱入，行诸脉俞，散于分肉之间，与卫气相干，其道不利，故使肌肉愤䐜而有疡，卫气有所凝而不行，故其肉有不仁也（《素问·风论》第 237 页）。

卫气不行，则为不仁。虚邪偏客于身半，其入深，内居荣卫，荣卫稍衰，则真气去，邪气独留，发为偏枯（《灵枢·刺节真邪》第 139 页）。

饮酒者，卫气先行皮肤，先充络脉，络脉先盛，故卫气已平，营气乃满，而经脉大盛（《灵枢·经脉》第 37 页）。

寒湿之伤人奈何？岐伯曰：寒湿之中人也，皮肤不收，肌肉坚紧，荣血泣，卫气去，故曰虚。虚者聂辟气不足，血活，按之则气足以温之，故快然而不痛。……

上焦不通利，则皮肤致密，腠理闭塞，玄府不通，卫气不得泄越，故外热（《素问·调经论》第 340 页）。

虚邪之中人也，洒淅动形，起毫毛而发腠理。……抟于肉，与卫气相抟，阳胜者则为热，阴胜者则为寒，寒则真气去，去则虚，虚则寒（《灵枢·刺节真邪》第 138 页）。

此外伤于风，内开腠理，毛蒸理泄，卫气走之，固不得循其道，此气慓悍滑疾，见开而出，故不得从其道，故命曰漏泄（《灵枢·营卫生会》第 52 页）。

风府无常，卫气之所应，必开其腠理，气之所舍节，则其府也。……风气留其处，疟气随经络沉以内抟，故卫气应乃作也（《灵枢·岁露论》第 149 页）。

卫气者，昼日行于阳，夜行于阴，此气得阳而外出，得阴而内薄，内外相薄，是以日作。……卫气之所在，与邪气相合，则病作（《素问·疟论》第 201 页）。

营气不从，逆于肉理，乃生痈肿（《素问·生气通天论》第 18 页）。

寒邪客于经络之中，则血泣，血泣则不通，不通则卫气归之，不得复反，故痈肿。……营卫气稽留于经脉之中，则血泣而不行，不行则卫气从之而不通，壅遏而不得行，故热。大热不止，热胜则肉腐，肉腐则为脓，然不能陷，骨髓不为燋枯，五脏不为伤，故命曰痈（《灵枢·痈疽》第 155 页）。

营气循脉，卫气逆为脉胀，卫气并脉，循分为肤胀（《灵枢·胀论》第 75 页）。

孙络三百六十五穴会，亦以应一岁，以溢奇邪，以通荣卫，荣卫稽留，卫散荣溢，气竭血著，外为发热，内为少气，疾泻无怠，以通荣卫，见而泻之，无问所会。

邪溢气壅，脉热肉败，荣卫不行，必将为脓，内销骨髓，外破大䐃，留于节凑，必将为败。

积寒留舍，荣卫不居，卷肉缩筋，肋肘不得伸，内为骨痹，外为不仁，命曰不足，大寒留于溪谷也（《素问·气穴论》第 302 页）。

清气在阴，浊气在阳，营气顺脉，卫气逆行，清浊相干，乱于胸中，是谓大悗（《灵枢·五乱》第 74 页）。

营之生病也，寒热少气，血上下行。卫之生病也，气痛时来时去，怫忾贲响，风寒客于肠胃之中（《灵枢·寿夭刚柔》第 20 页）。

卫气之留于腹中，稸积不行，苑蕴不得常所，使人支胁胃中满，喘呼逆息者，何以去之？伯高曰：其气积于胸中者，上取之；积于腹中者，下取之；上下皆满者，傍取之（《灵枢·卫气失常》第 107 页）。

尝贵后贱，虽不中邪，病从内生，名曰脱营；……身体日减，气虚无精，病深无气，洒洒然时惊，病深者，以其外耗于卫，内夺于荣（《素问·疏五过论》第 554 页）。

壮者之气血盛，其肌肉滑，气道通，荣卫之行，不失其常，故昼精而夜瞑。老者之气血衰，其肌肉枯，气道涩，五脏之气相搏，其营气衰少而卫气内伐，故昼不精，夜不瞑（《灵枢·营卫生会》第 51 页）。

卫气不得入于阴，常留于阳，留于阳则阳气满，阳气满则阳跷盛，不得入于阴则阴气虚，故目不瞑矣。

卫气留于阴，不得行于阳。留于阴则阴气盛，阴气盛则阴跷满，不得入于阳则阳气虚，故目闭也。

肠胃大则卫气留久，皮肤湿，分肉不解，其行迟。……留于阴也久，其气不清，则欲瞑，故多卧矣。

其肠胃小，皮肤滑以缓，分肉解利，卫气之留于阳也久，故少瞑焉（《灵枢·大惑论》第 152 页）。

凡刺之理，经脉为始，营其所行，知其度量，内刺五脏，外刺六腑，审察卫气，为百病母，调其虚实，虚实乃止，泻其血络，血尽不殆矣（《灵枢·禁服》第 94 页）。

病在气，调之卫（《素问·调经论》第 343 页）。

刺营者出血，刺卫者出气（《灵枢·寿夭刚柔》第 20 页）。

按语　营卫之气皆来源于水谷，资生于脾胃。营气柔顺属阴，行于脉内，有化生血液、营养全身之功；卫气慓悍属阳，行于脉外，有温养脏腑，充实肌肤，主司玄府开合，抗御外邪之用。营卫并行不悖，一日一夜五十周于身，于夜半会合于内脏，称为"合阴"。营卫运行及功能失调，可出现一系列的病变。

明代汪机对营卫之气论述较为精详。他认为："分而言之，卫气为阳，营气为阴，合而言之，营阴不禀卫之阳，莫能营昼夜，利关节矣。"他重视营气，提出营气亦有阴阳之分，补阳便是补营之阳，补阴亦即补营之阴。其师丹溪之学，且兼东垣之法，擅长使用参芪补营之气，以为"丹溪以补阴为主，固为补营；东垣以补气为主，亦补营也，以营兼血气而然也"。

喻昌则强调"营中有卫，卫中有营"。他尤为重视卫气，认为"调营卫之义，为人身之先务矣。深维其机，觉卫气尤在气先焉。……是卫气者，保护营气之金汤也"。喻氏补充了营卫与奇经八脉的关系，指出："奇经八脉亦有营卫，奇经附属于正经界中者，得以同时并注也""奇经之病虽不同正经之病，其关于营卫则一也"。他还论述了调卫之法，提醒人们顾护卫气，"服天气而通神明"。

叶天士为首的温热学派将营卫理论与气血理论结合起来,深入地探讨了热病与卫气营血之间的病理关系,从而大大地充实了其学术内容,发展了营卫理论的实际应用。

(十三)清气、浊气

受谷者浊,受气者清。清者注阴,浊者注阳。浊而清者,上出于咽;清而浊者,则下行。清浊相干,命曰乱气。

阴清而阳浊,浊者有清,清者有浊,清浊别之奈何?岐伯曰:气之大别,清者上注于肺,浊者下走于胃。胃之清气,上出于口;肺之浊气,下注于经,内积于海。

诸阳皆浊,何阳浊甚乎?岐伯曰:手太阳独受阳之浊,手太阴独受阴之清,其清者上走空窍,其浊者下行诸经。诸阴皆清,足太阴独受其浊。

清者其气滑,独者其气涩,此气之常也(《灵枢·阴阳清浊》第81页)。

清阳为天,浊阴为地;……清阳出上窍,浊阴出下窍;清阳发腠理,浊阴走五脏;清阳实四肢,浊阴归六腑(《素问·阴阳应象大论》第32页)。

胃、大肠、小肠、三焦、膀胱,此五者,天气之所生也,其气象天,故泻而不藏,此受五脏浊气,名曰传化之府,此不能久留,输泻者也(《素问·五脏别论》第77页)。

胃为五脏六腑之海,其清气上注于肺,肺气从太阴而行之,其行也,以息往来,故人一呼脉再动,一吸脉亦再动,呼吸不已,故动而不止(《灵枢·动输》第112页)。

其浊气出于胃,走唇舌而为味(《灵枢·邪气脏腑病形》第11页)。

何谓逆而乱?岐伯曰:清气在阴,浊气在阳,营气顺脉,卫气逆行,清浊相干,乱于胸中,是谓大悗(《灵枢·五乱》第74页)。

寒气生浊,热气生清。清气在下,则生飧泄;浊气在上,则生䐜胀(《素问·阴阳应象大论》第32页)。

气之在脉也,邪气在上,浊气在中,清气在下(《灵枢·九针十二原》第2页)。

"浊气在中"者,言水谷皆入于胃,其精气上注于肺,浊溜于肠胃,言寒温不适,饮食不节,而病生于肠胃,故命曰浊气在中也。"清气在下"者,言清湿地气之中人也,必从足始,故曰清气在下也(《灵枢·小针解》第9页)。

针中脉则浊气出(《灵枢·九针十二原》第2页)。

足之少阴,上系于舌,络于横骨,终于会厌。两泻其血脉,浊气乃辟(《灵枢·忧恚无言》第125页)。

按语 清气与浊气是气相对的两种属性。清稀者为清,浓稠者为浊;上升轻浮者为清,下降重沉者为浊;滑利者为清,涩滞者为浊。张志聪注云:"人身之气有二,曰清气,曰浊气。浊气者,谷气也,故曰受谷者浊;清气者,天气也,故曰受气者清,二者总称真气。"即是此意。

清气与浊气又常以阴阳概括之。《淮南子·天文训》说:"清阳者薄靡而为天,浊阴为地。"《素问·阴阳应象大论》说:"清阳为天,浊阴为地。"《灵枢·阴阳清浊》又称"阴清而浊"。其一,"浊中有清,清中有浊",浊者为阴,浊之清者为阳;清者为阳,清之浊者为阴。其二,天之清气,自喉注于五脏,五脏为阴;谷之浊气,自咽而于六腑,六腑为阳。正如汪切菴说:"本经俱言阳清阴浊,此言阴清阳浊者,盖以脏阴而腑阳,脏清而腑浊也。"其三,天气为清,清中有浊,浊气由肺下注于经,内积于海;谷气为浊,浊中有清,清气经胃上出于唇舌而为味。

此清上浊下，不得相干，清浊相干则为乱气。其四，《灵枢·营卫生会》说："清者为营，浊者为卫，营行脉中，卫行脉外。"脉中为阴，脉外为阳，故称之营阴卫阳，亦即阴清阳浊。然而营中未必无卫，卫中未必无营，分而言之则二，合而言之则一。总之，阴阳清浊是在一定条件下相对而言的。因此，应具体问题，具体分析，而不宜胶柱鼓瑟，拘泥经文。

（十四）五脏之气

胃者，水谷之海，六腑之大源也。五味入口，藏于胃，以养五脏气，气口亦太阴也。是以五脏六腑之气味，皆出于胃，变见于气口（《素问·五脏别论》第78页）。

五脏气：心主噫，肺主咳，肝主语，脾主吞，肾主欠。六腑气：胆为怒，胃为气逆、哕，大肠小肠为泄，膀胱不约为遗溺，下焦溢为水。……五恶：肝恶风，心恶热，肺恶寒，肾恶燥，脾恶湿，此五脏气所恶也（《灵枢·九针论》第147页）。

五色之见于明堂，以观五脏之气，左右高下，各有形乎？岐伯曰：腑脏之在中也，各以次舍，左右上下，各如其度也（《灵枢·五阅五使》第78页）。

五脏之气，故色见青如草兹者死，黄如枳实者死，黑如炲者死，赤如衃血者死，白如枯骨者死，此五色之见死也（《素问·五脏生成》第71页）。

阳不胜其阴，则五脏气争，九窍不通（《素问·生气通天论》第20页）。

五行者，金木水火土也，更贵更贱，以知死生，以决成败，而定五脏之气，间甚之时，死生之期也（《素问·脏气法时论》第141页）。

五脏受气于其所生，传之于其所胜，气舍于其所生，死于其所不胜（《素问·玉机真脏论》第121页）。

五脏之气已绝于内，而用针者反实其外，是谓重竭，重竭必死，其死也静，治之者，辄反其气，取腋与膺；五脏之气已绝于外，而用针者反实其内，是谓逆厥，逆厥则必死，其死也躁，治之者，反取四末（《灵枢·九针十二原》第3页）。

按语　五脏之气，乃心、肝、脾、肺、肾脏气的合称，言五脏之气可赅六腑。五者，合于五行之数也。五脏之气在其生理活动、病机变化等方面，亦遵循五行的生克制化等规律。

所谓脏气，不仅是一个功能性的概念，更重要的是一个物质性的概念。由于历史条件的限制，古人无法了解人体内脏的微观的生理活动及物质基础，而只能"从其用而知其体之有"，这是可以理解的。一定的脏器具有区别于其他脏器的特殊的功能活动，正是其脏气本身的物质所决定的。世界上不存在没有物质的功能，也不存在没有功能的物质，因此，仅仅把脏气作为功能活动来理解，是不符合两千年来的医学理论与实践的。

人体是一个有机的整体，脏与脏、脏与腑、腑与腑之间在生理、病变上有着密切的联系，内脏与口、目、舌、鼻、耳及肉、筋、脉、皮、骨等五官五体都有相互对应的关系，五脏之气的变化通过这些官窍体表组织反映于外，由此可以了解脏气的虚实，预知生死之候。

1. 心气（小肠气）

心藏脉，脉舍神，心气虚则悲，实则笑不休（《灵枢·本神》第24页）。

所以任物者谓之心。……

心怵惕思虑则伤神，神伤则恐惧自失，破䐃脱肉，毛悴色夭，死于冬（《灵枢·本神》第23页）。

心气通于舌，心和则舌能知五味矣（《灵枢·脉度》第50页）。

六十岁，心气始衰，苦忧悲，血气懈惰，故好卧（《灵枢·天年》第103页）。

夏者火始治，心气始长，脉瘦气弱，阳气留溢，热熏分腠，内至于经，故取盛经分腠，绝肤而病去者，邪居浅也（《素问·水热穴论》第330页）。

逆夏气则太阳不长，心气内洞（《素问·四气调神大论》第13页）。

味过于咸，大骨气劳，短肌，心气抑。味过于甘，心气喘满，色黑，肾气不衡（《素问·生气通天论》第22页）。

心受气于脾，传之于肺，气舍于肝，至肾而死。……忧则心气乘矣（《素问·玉机真脏论》第125页）。

月事不来者，胞脉闭也，胞脉者属心而络于胞中，今气上迫肺，心气不得下通，故月事不来也（《素问·评热病论》第197页）。

心气热，则下脉厥而上，上则下脉虚，虚则生脉痿，枢折挈，胫纵而不任地也（《素问·痿论》第246页）。

病生在肾，名为肾风，肾风而不能食，善惊，惊已，心气痿者死（《素问·奇病论》第264页）。

脉至如华者，令人善恐，不欲坐卧，行立常听，是小肠气予不足也（《素问·大奇论》第268页）。

按语　心气为心之脏气。心属火，应时于夏，色合赤，喜苦恶咸，在志为喜，其华在面，开窍于舌，合小肠。

心气，为心所藏之气，与心血相对，是心主血脉与藏神功能活动的物质基础。心气是推动心脏搏动、血液运行及振奋精神的动力。心气本源于元气，依赖宗气资生。心气推动血液在脉中环周不休，把气血运往全身，发挥营养组织器官的作用，同时不断将组织活动过程中产生的代谢产物运走，维持人体新陈代谢过程，以保证生命活动的正常运行。心气的充沛在血液的正常运行中起着非常关键的作用。心气充沛则心脏搏动有力，血液通畅，精神振奋，思维敏捷。心气虚衰则心搏无力，血运失常，精神萎顿，可见心悸、气短、自汗、神疲、乏力，动则尤其，脉弱或结代；甚则血行不畅而致瘀血凝滞，阻遏心脉，形成心血瘀阻证，可见胸口憋闷刺痛，脉涩无力等症。

心藏神与心气的生理活动有关，故"心气虚则悲，实则笑不休"（《灵枢·本神》）。心藏神，是中医的传统观点。把心与精神活动联系起来大约是在春秋时代，例如，《诗经·小雅·巧言》："他人有心，予忖度之。"《荀子·解蔽》："心者，形之君也，而神明之主也。"《管子·水地》："人……生而目视耳听心虑。"《内经》则更系统地论述了心与精神思维的关系，形成了以心为主宰的五脏密切配合的精神活动整体观。

英、德、俄等国，15世纪以前同样也认为心脏是主理思维活动的，如亚里士多德、柏拉图等都曾认为精神能力位于心脏，而脑不过是人体的一个装置。《内经》中有关于"脑"的记载，注意到脑在生命活动中的重要地位，但并非认识到脑与思维的联系。

第一次提出脑具有思维作用的是李时珍，称"脑为元神之府"。其后，李梴论述了血肉之心与神明之心，将心主神明与主血脉的功能看作为两个组织器官的作用。清代王清任则直接提出了"灵机记性，不在心在脑"之说。可见，中医对精神活动的产生部位是有一段逐渐深化的认识过程的。

心与血脉的关系，为《内经》首倡。《内经》中认为血液循环于周身，主要是由于心气的推动。与血循环有关的还有其他各脏，肺朝百脉，脾统血生血，肝藏血，肾藏精化血，五脏共同完成血液的生成、运行、贮藏、调节，只不过各有侧重罢了。

2. 肺气（大肠气）

肺藏气，气舍魄，肺气虚则鼻塞不利少气，实则喘喝胸盈仰息（《灵枢·本神》第24页）。

肺气通于鼻，肺和则鼻能知臭香矣（《灵枢·脉度》第50页）。

太阴者，行气温皮毛者也，故气不荣则皮毛焦，皮毛焦则津液去皮节，津液去皮节者则爪枯毛折（《灵枢·经脉》第64页）。

八十岁，肺气衰，魄离，故言善误（《灵枢·天年》第103页）。

秋三月，此谓容平，天气以急，地气以明，早卧早起，与鸡俱兴，使志安宁，以缓秋刑，收敛神气，使秋气平，无外其志，使肺气清，此秋气之应，养收之道也。

逆秋气，则太阴不收，肺气焦满（《素问·四气调神大论》第10页）。

肺受气于肾，传之于肝，气舍于脾，至心而死。

逆秋气，则太阴不收，肺气焦满（《素问·四气调神大论》第10页）。

悲则肺气乘矣（《素问·玉机真脏论》第125页）。

脉至如丸滑不直手，不直手者，按之不可得也，是大肠气予不足也（《素问·大奇论》第268页）。

按语 肺气为肺之脏气，肺属金，应时于秋，色合白，喜辛恶苦，在志为悲，其华在皮毛，开窍于鼻，合大肠。

肺气为肺藏之气，肺脏生理活动的物质基础及其动力来源。肺气，对于全身之气的生成具有重要作用。

肺气生成有先天和后天两个来源：从先天而言，肺气根于肾，肾中元气，经三焦而上达于肺，成为肺气的一部分。从后天而论，肺自身吸入的自然界清气与脾胃运化输送而来的水谷之精气相结合而形成。

肺气宜清宜降。肺将水谷精气及水液之清的部分宣布发散于体表周身，将全身代谢后产生的浊气呼出体外，即《内经》所谓"上焦开发"之意；将吸入清气、来自脾运化的水液等通过肺气的肃降作用下达于肾，称之为"肺主肃降"。肺气通过宣发肃降作用，而发挥主司呼吸、调节水液代谢及辅心行血的功能。肺气充沛，宣发肃降作用协调，则呼吸均匀，全身之气的生成和运行正常，水液输布和排泄有度，并可辅助心保证血液的正常运行。

肺主气，司呼吸，《素问·五脏生成》说："诸气者，皆属于肺。"其指出人身之气皆为肺所主。肺气将脾转输的水谷精气与呼吸之气相合，上出喉咙，以司呼吸，下贯心脉，以推动血液循环，同时"肺朝百脉，输精于皮毛"。

肺气与精神活动有关。"肺藏气，气舍魄"，"魄"字之意，孔颖达疏："初生之时，耳目心识手足运动啼呼为声，此则魄之灵也。"张景岳注曰："魄之为用，能动能作，痛痒由之而觉也。"说明了魄属于本能的感觉与运动，如听视冷热痛痒等感觉及肢体动作等。

若因外邪客肺，常导致肺气的宣降失司，肺气郁滞则见胸闷、咳嗽之症；气不布津，水湿停聚则致咳痰。如久病咳喘，或气的生化不足引起肺气虚，则宗气生成乏源，呼吸功能减弱，而见咳喘无力，少气不足以息；动则耗气，所以喘息益甚。肺气亏虚，输布津液功能减弱，则水液停聚肺系，随肺气上逆，出现痰涎清稀。喉主发音，为肺之门户，肺气虚鼓动无力则见声音低怯。肺气不足，宣发卫气不利，腠理不密，卫表不固，故见自汗，畏风，易感冒。治宜补益肺气，益气固表，方可选六君子汤加减、玉屏风散。

3. 脾气（胃气）

脾藏营，营舍意，脾气虚则四肢不用，五脏不安，实则腹胀、经溲不利（《灵枢·本神》第24页）。

脾气通于口，脾和则口能知五谷矣（《灵枢·脉度》第50页）。

七十岁，脾气虚，皮肤枯（《灵枢·天年》第103页）。

饮入于胃，游溢精气，上输于脾。脾气散精，上归于肺，通调水道，下输膀胱。水精四布，五经并行，合于四时五脏阴阳，揆度以为常也（《素问·经脉别论》第39页）。

脾者土也，治中央，常以四时长四脏，各十八日寄治，不得独主于时也。脾脏者常著胃土之精也，土者生万物而法天地，故上下至头足，不得主时也。……

脾与胃以膜相连耳，而能为之行其津液何也？岐伯曰：足太阴者三阴也，其脉贯胃属脾络嗌，故太阴为之行气于三阴。阳明者表也，五脏六腑之海也，亦为之行气于三阳。脏腑各因其经而受气于阳明，故为胃行其津液。四肢不得禀水谷气，日以益衰，阴道不利，筋骨肌肉无气以生，故不用焉（《素问·太阴阳明论》第180页）。

脾为孤脏，中央土以灌四傍，其太过与不及，其病皆何如？岐伯曰：太过则令人四支不举；其不及，则令人九窍不通，名曰重强。……

脾受气于肺，传之于肾，气舍于心，至肝而死。……

恐则脾气乘矣（《素问·玉机真脏论》第121页）。

脾气热，则胃干而渴，肌肉不仁，发为肉痿（《素问·痿论》246页）。

脉浮大虚者，是脾气之外绝，去胃外归阳明也。……四肢懈惰，此脾精之不行也。……伤肺者，脾气不守，胃气不清，经气不为使，真脏坏决，经脉傍绝，五脏漏泄，不衄则呕，此二者不相类也（《素问·示从容论》第552页）。

味过于酸，肝气以津，脾气乃绝。

味过于苦，脾气不濡，胃气乃厚（《素问·生气通天论》第22页）。

胃为五脏六腑之海，其清气上注于肺，肺气从太阴而行之，其行也，以息往来，故人一呼，脉再动，一吸脉亦再动，呼吸不已，故动而不止。……

胃气上注于肺，其悍气上冲头者，循咽，上走空窍，循眼系，入络脑，出顑，下客主人，循牙车，合阳明，并下人迎，此胃气别走于阳明者也（《灵枢·动输》第112页）。

谷入于胃，胃气上注于肺（《灵枢·口问》第66页）。

平人之常气禀于胃，胃者平人之常气也，人无胃气曰逆，逆者死。春胃微弦曰平，弦多胃少曰肝病，但弦无胃曰死，胃而有毛曰秋病，毛甚曰今病。藏真散于肝，肝藏筋膜之气也。……人以水谷为本，故人绝水谷则死，脉无胃气亦死。所谓无胃气者，但得真藏脉不得胃气也。所谓脉不得胃气者，肝不弦肾不石也（《素问·平人气象论》第110，115页）。

五脏者皆禀气于胃，胃者五脏之本也，脏气者，不能自致于手太阴，必因于胃气，乃至于手太阴也，故五脏各以其时，自为而至于手太阴也。故邪气胜者，精气衰也，故病甚者，胃气不能与之俱至于手太阴，故真脏之气独见，独见者病胜脏也，故曰死（《素问·玉机真脏论》第127页）。

胃气逆上，则胃脘寒，故不嗜食也（《灵枢·大惑论》第152页）。

邪在胆，逆在胃，胆液泄则口苦，胃气逆则呕苦，故曰呕胆。取三里以下胃气逆，则刺少阳血络以闭胆逆，却调其虚实以去其邪（《灵枢·四时气》第54页）。

阳明者胃脉也，胃者六腑之海，其气亦下行，阳明逆不得从其道，故不得卧也。《下经》曰：胃不和则卧不安。此之谓也（《素问·逆调论》第199页）。

按语 脾气乃脾之脏气。脾属土，应时于长夏，色合黄，喜甘恶酸，喜燥恶湿，在志为思，其华在唇，开窍于口，合胃。

脾气为脾所藏之气，为脾的生理活动的物质基础及其动力来源。脾气是维持脾的生理功能所必需的精微物质之一。脾气是人体气的一部分，是以肾所藏的先天元气为根基，以脾自身运化的水谷精微之气为补充。脾气是脾功能活动的动力，可化水谷为精微，化水饮为津液，并转输水谷之精微与津液于全身各脏腑组织器官。脾气还具有统摄血液行于脉中而不逸出的功能。脾气以升为健，既体现于将水谷之精微与津液上输心肺，化生气血以养全身；又体现于维持内脏位置的稳定而不下垂。脾的功能健全，称为"脾气健运"。脾气健运，则消化吸收功能正常，水谷精微充盈，气血生化有源，血液运行顺畅，脏腑位置恒定。

脾运化作用有二：一是运化水谷之精微。脾将胃腐熟消化之物吸收转输于心肺，通过经脉，和调于五脏，洒陈于六腑，敷布于四肢。二是运化水湿。脾土能制水邪，肺为水之上源，肾为水脏主水，脾为中流砥柱，肺脾肾三脏共同完成水液代谢过程，其中脾占有相当重要的位置。脾不运湿，水液内停，则可产生水肿、胀满等病证，故《素问·至真要大论》称："诸湿肿满，皆属于脾。"若脾气虚衰，则运化水谷、转输精微、统摄血液等作用减退，称为"脾失健运"。可见食少腹胀、少气懒言、四肢乏力、面色㿠白、形体消瘦或浮肿、舌淡苔白、脉弱等症，还可出现内脏下垂，以及肌衄、尿血、便血、崩漏等各种出血或失精（如蛋白尿、乳糜尿）症状。

由于脾能够转输水谷之精气营养五脏六腑，故李中梓谓之"后天之本"，他说："一有此身必资谷气。谷入于胃，洒陈于六腑而气至，和调于五脏而血生，而人资之以为生者也，故曰后天之本在脾。"著名的金元医家李东垣是以阐发脾胃之气见长的，他提出"内伤脾胃，百病由生"之说，形成具有独创性的理论系统。

叶天士对此评价说："脾胃之论，莫详于东垣。盖东垣之法，不过详于治脾而略于治胃耳。"李氏偏重脾胃之阳，惯用辛燥升发之药。叶氏取法东垣，又倡"养胃阴"之则，足补东垣之未逮。

脾与胃相表里，脾气与胃气关系极为密切。胃气泛指脾胃的运化功能。脾胃同居脘腹中焦，以膜相连，胃纳脾化，胃降脾升，两者关系非常密切。胃为水谷之海，因其消化腐熟水谷精微供养五脏六腑，故又称"五脏六腑之海""五脏之本"。《内经》十分重视胃气，认为人有胃气则生，无胃气则死。胃气反映于外，临证可见，以脉来不浮不沉，不疾不徐，来去从容，节律一致，谓之有"胃"；舌苔为胃气上蒸而生，平人仅有一层薄白苔，干湿适中，不滑不燥，是胃气的正常表现。观察脉象、舌苔可以诊知胃气的有无，有助于疾病的诊断治疗及判定预后。

由于脾属土，土居中央，脾气运化水谷精微以充养五脏，故历代医家对脾气与五脏的关系多有阐发，如《景岳全书·脾胃》："脾胃有病，自宜治脾，然脾为土脏，灌溉四傍，是以五脏中皆有脾气，而脾胃中亦皆有五脏之气，此其互为相使，有可分而不可分者在焉，故善治脾者，能调五脏，即所以治脾胃也；能治脾胃，而使食进胃强，即所以安五脏也。"清代沈明宗《金匮要略编注·下血》："五脏六腑之血，全赖脾气统摄。"

4. 肝气（胆气）

 原文

肝藏血，血舍魂，肝气虚则恐，实则怒（《灵枢·本神》第 24 页）。

肝气通于目，肝和则目能辨五色矣（《灵枢·脉度》第 50 页）。

五十岁，肝气始衰，肝叶始薄，胆汁始灭，目始不明（《灵枢·天年》第 103 页）。

春者木始治，肝气始生，肝气急，其风疾，经脉常深，其气少，不能深入，故取络脉分肉间（《素问·水热穴论》第 330 页）。

逆春气则少阳不生，肝气内变（《素问·四气调神大论》第 13 页）。

味过于酸，肝气以津，脾气乃绝（《素问·生气通天论》第 22 页）。

肝受气于心，传之于脾，气舍于肾，至肺而死。……怒则肝气乘矣（《素问·玉机真脏论》第 125 页）。

肝气热，则胆泄口苦筋膜干，筋膜干则筋急而挛，发为筋痿（《素问·痿论》第 246 页）。

脉至如散叶，是肝气予虚也，木叶落而死。……脉至如横格，是胆气予不足也（《素问·大奇论》第 267 页）。

按语　肝气为肝之脏气。肝属木，应时于春，色合青，喜酸恶辛，在志为怒，其华在爪，开窍于目，合胆。

肝气，为肝之精气与功能，与肝血相对而言，表现为肝主疏泄和主藏血的功能活动，也指肝的气机。《灵枢·脉度》说："肝气通于目，肝和则目能辨五色矣。"肝气乃肝精所化，是推动和调控肝脏功能活动的一类流动的极细微物质及其功能。肝气有升发、疏泄、条达的特性，能调畅全身气的运行，促进血液与津液的运行输布，促进饮食物的消化吸收，促进胆汁的分泌与排泄，并使人心情舒畅而无抑郁。女子月经、排卵，男子施泄排精等功能，也是肝气疏泄功能的体现。

《素问·刺禁论》记载"肝生于左，肺藏于右"，是指肺肝两脏的阴阳升降之气机而言。元代滑伯仁《十四经发挥》指出："肝之脏在右胁，右肾之前，并胃着脊之第九椎。"滑氏之论与现代医学肝脏的解剖位置基本一致。

肝藏血，心行之，人动则血运于诸经，人静则血归于肝脏，何者？肝主血海故也。可见血流在肝脏的贮藏调节过程是通过心的行血作用与肝气疏泄作用参与实现的。

肝主疏泄在《内经》中没有明确记载。《素问·六元正纪大论》指出"木郁达之"，用比类取象的方法说明了肝喜条达舒畅之性。肝主疏泄主要包括：

（1）肝主疏泄一身之气机。唐宗海说："肝属木，木气冲和条达，不致遏郁，则血脉得畅。"说明了肝脏对气机的调畅作用。

（2）促进消化吸收。肝之疏泄促进消化吸收作用一方面表现在肝有排泄胆汁之功，另一方面则表现在脾土需肝木之疏通，方能完成运化之职。故唐宗海谓之："木之性主于疏泄，食气入胃，全赖肝木之气以疏泄之，而水谷乃化。"

（3）司情志活动。"肝主魂""肝喜条达而恶抑郁"。肝气疏泄正常，则气血和平，精神愉快；若心情抑郁，或暴怒伤肝，都可导致肝的疏泄功能失常，而产生一系列情志方面症状。

（4）关于生殖功能。精液的排泄与肝的疏泄作用有关。朱丹溪说："主闭藏者，肾也，司疏泄者，肝也。"说明了肝肾两脏调节精液之用，临床上一些遗精、早泄之证，也常从肝着手论治。"冲任隶属肝肾"，肝之疏泄可直接影响经血之运行。肝失条达，则冲任蓄溢失常，月经不能按时而下，故有些月经不调、不孕证等，也常责之于肝。

肝气还可作为病机名词，用来指代肝气机郁滞所产生的一系列症状。这最早见于《史记·扁鹊仓公列传》："臣意切其脉，得肝气，肝气浊而静，此内关之病也。"临床上所谓的"肝气郁滞""肝气犯脾""肝气上逆"等，都是"肝气"之病机名称。

肝的病机特点为"肝阴、肝血常不足，肝气、肝阳常有余"，故肝气作为病机名词，多见肝气郁、肝气逆。肝气郁滞，疏泄不及，临床多见情志抑郁，善太息，胸胁、两乳或少腹等部位胀痛不舒等症。肝气亢逆，疏泄太过，表现为情志急躁易怒，头痛头胀，面红目赤，胸胁、乳房走窜胀痛，或血随气逆而吐血、咯血，其则突然昏厥，如《素问·调经论》说："血之与气并走于上，则为大厥，厥则暴死，气复反（返）则生，不反则死。"

《内经》多处论及肝气虚。与老年有关者，如《素问·上古天真论》说："丈夫……七八，肝气衰，筋不能动。"与情志变化有关者，如《灵枢·本神》："肝藏血，血舍魂，肝气虚则恐。"与梦境有关者，如《素问·方盛衰论》："肝气虚则梦见菌香生草，得其时则梦伏树下不敢起。"此后，《中藏经》《脉经》《诸病源候论》等著作中，均论及肝气虚证。近代名医张锡纯、秦伯未、蒲辅周、刘渡舟等在其著述或医案中也都提及肝气虚证。张锡纯《医学衷中参西录·医方》说："愚自临证以来，凡遇肝气虚弱，不能条达，一切补肝之药不效者，重用黄芪为主，而少佐以理气之品，服之，覆杯之倾，即见效验，是知谓肝虚无补法者，非见道之言也。"

5. 肾气（膀胱气）

肾藏精，精舍志，肾气虚则厥，实则胀，五脏不安（《灵枢·本神》第 24 页）。

肾气通于耳，肾和则耳能闻五音矣（《灵枢·脉度》第 50 页）。

九十岁，肾气焦，四脏经脉空虚（《灵枢·天年》第 103 页）。

女子七岁，肾气盛，齿更发长。二七而天癸至，任脉通，太冲脉盛，月事以时下，故有子。三七，肾气平均，故真牙生而长极。……丈夫八岁，肾气实，发长齿更。二八，肾气盛，天癸至，精气溢泻，阴阳和，故能有子。三八，肾气平均，筋骨劲强，故真牙生而长极。四八，筋骨隆盛，肌肉满壮。五八，肾气衰，发堕齿槁。六八，阳气衰竭于上，面焦，发鬓颁白。七八，肝气衰，筋不能动，天癸竭，精少，肾脏衰，形体皆极。八八，则齿发去。肾者主水，受五脏六腑之精而藏之，故五脏盛，乃能泻。……有其年已老而有子者何也？岐伯曰：此其天寿过度，气脉常通，而肾气有余也（《素问·上古天真论》第 5 页）。

逆冬气，则少阴不藏，肾气独沉（《素问·四气调神大论》第 13 页）。

因而强力，肾气乃伤，高骨乃坏。……味过于咸，大骨气劳，短肌，心气抑。味过于甘，心气喘满，色黑，肾气不衡（《素问·生气通天论》第 20、22 页）。

肾受气于肝，传之于心，气舍于肺，至脾而死。……因而喜大虚则肾气乘矣（《素问·玉机真脏论》第 124 页）。

人有身寒，汤火不能热，厚衣不能温，然不冻栗，是为何病？岐伯曰：是人者，素肾气胜，以水为事，太阳气衰，肾脂枯不长，一水不能胜两火，肾者水也，而生于骨，肾不生则髓不能满，故寒甚至骨也。所以不能冻栗者，肝一阳也，心二阳也，肾孤脏也，一水不能胜二火，故不能冻栗，病名曰骨痹，是人当挛节也。……肾者水脏，主津液，主卧与喘也（《素问·逆调论》第 198 页）。

肾气热，则腰脊不举，骨枯而髓减，发为骨痿（《素问·痿论》第 247 页）。

浮而弦者，是肾不足也。沉而石者，是肾气内著也。怯然少气者，是水道不行，形气消索也。咳嗽烦冤者，是肾气之逆也（《素问·示从容论》第551页）。

脉至如省客，省客者脉塞而鼓，是肾气予不足也（《素问·大奇论》第267页）。

暴痈筋软，随分而痛，魄汗不尽，胞气不足，治在经俞（《素问·通评虚实论》第177页）。

按语 肾为水脏，内寄相火，应时于冬，色合黑，喜咸恶甘，在志为恐，其华在发，开窍于耳及前后二阴，合膀胱。

肾气为肾精所化生之气，表现为肾促进机体的生长、发育和生殖，以及气化等功能活动；并具有固摄精气津液、固摄冲任二脉、固摄二便等生理功能。

《素问·上古天真论》以"男八女七"为生命节律，阐述生、长、壮、老、变化规律取决于肾气的理论，齿、骨、发、耳和生殖功能为肾气盛衰的外候；肾气有余，则年老而能生子。《内经》所论肾气凡24处，系统阐述了肾气的生成、功能、病候等。

肾气以禀受于父母的先天之精气为基础，以后天来自脾胃的水谷精气为给养。肾气在机体整个生命活动中具有重要作用。

肾气的生理功能，其一，推动和促进机体的生长、发育和生殖。肾气逐渐充盛，则齿更发长、真牙生、筋骨隆盛，肌肉满壮；天癸至，女子月经来潮，男子精气溢泻，阴阳合则能有子。其二，推动和促进气化作用。肾藏精，精生髓，髓充于骨，化生血液。肾为水脏，主津液，主持和调节水液代谢功能，故精、气、血、津液的新陈代谢及其相互转化，与肾气功能密切相关。其三，肾气的固摄作用，在于固摄精气津液，肾主纳气，为肾固摄作用的体现；气能摄精，则精液藏泻有度；气摄津液，则津液分泌和排泄平衡。固摄冲任二脉，则女子经带胎孕正常；固摄二便，则无多尿遗尿之虞、大便滑脱失禁之病。

味过于咸，嗜酒气盛，以水为事，作用强力，大热伤肾，以及逆于冬气、运气岁水不及等皆可影响肾气。肾气以虚证居多。肾气虚则厥，梦见舟船溺人，或梦伏水中，若有畏恐；肾气伤则高骨乃坏；肾气热，则腰脊不举，骨枯而髓减，发为骨痿；九十岁，肾气焦，四脏经脉空虚。肾气不足、肾气不固多见于临床各科疾病。年幼肾气未充，或老年肾气亏虚，或房劳过度，耗伤肾精，或久病耗伤肾精等原因，导致肾气不足。肾气不足，则小儿生长发育迟缓、青壮年生殖功能减退、老年智力和体力衰退。肾气不固是在肾气不足的基础上，对呼吸、二便、冲任二脉、男子精液、女子经带胎产失于固摄，可见呼多吸少，动则气喘；二便失禁，或遗尿，小便余沥，夜尿多，大便滑脱；男子滑精早泄；女子带下，滑胎小产，月经不调等症状。若肾气逆则咳嗽烦闷，奔豚上气；肾气盛实则胀，五脏不安，梦腰脊两解不属。《伤寒杂病论》从理、法、方、药等方面发挥肾气的内涵，运用到临床实践。如《金匮要略·血痹虚劳病脉证并治》："虚劳腰痛，少腹拘急，小便不利者，八味肾气丸主之。"该方还用于治疗水气病、痰饮、消渴、妇人转胞不得溺等水液代谢失常为主的疾病。

肾藏精。"人始生，先成精"，先天之精禀受于父母，"肾受五脏六腑之精而藏之"，后天之精源于水谷。先天生后天，后天养先天，到一定阶段则形成生殖之精。精是构成人体与维持人体生命活动的重要物质。

肾藏精，精生髓，髓充于骨。《灵枢·痈疽》曰："中焦出气如露，上注溪谷而渗孙脉，津液和调，变化而赤为血。"故李中梓说："血之源头在于肾。"

肾主水液。肾脏调节水液平衡主要依靠肾阳的气化作用，水液通过肾阳之蒸化，浊中之清者，水化为气，复上注于肺，浊中之浊者，经膀胱排出体外。《素问·水热穴论》说："肾者胃之关也，关门不利，故聚水而从其类也。"肾之气化正常则开关有度，若气化失职则关门开合不利，则导致水液代谢的障碍。

肾主纳气，为气之根。《内经》对此无明确记载，只是指出了某些气逆喘息与肾有关。《难经》论述："呼出心与肺，吸入肾与肝""吸不能至肾，至肝而还，故知一脏无气者，肾气先尽也"。并为肾间动气为"呼吸之门"，明确指出了吸入之气必须下及于肾，由肾气为之摄纳的理论。

胞气即膀胱之气。肾与膀胱相表里，膀胱的气化作用主要借助于肾阳。因此，膀胱虚寒证，多责之于肾阳不足，而膀胱湿热证则属本腑自病。

肾气包括肾阴、肾阳两个方面。但《内经》中尚无肾阴、肾阳之论述，肾阴的概念首见于《黄帝内经太素·寒热厥》："肾阴气少，气少故不欲言""肾阴内衰，阳气外胜""肾阴脉伤，故欲闭户而处，病难已也"。肾阳的概念，首见于《黄帝内经太素·五藏脉诊》："诊得石脉急甚者，是谓寒气乘肾阳气走骨而上，上实下虚，故骨癫也。"肾阴又称"元阴""真阴"，为阴液之本，具有滋润、濡养之功；肾阳又称"元阳""真阳"，为阳气之根，具有温煦、生化之用。

（十五）形体之气

形体之气包括血脉之气、肌肉之气、骨气、筋膜之气、头角之气、耳目之气、口齿之气、胸气、腹气、胫气。

藏真散于肝，肝藏筋膜之气也。……藏真通于心，心藏血脉之气也。……藏真濡于脾，脾藏肌肉之气也。……藏真下于肾，肾藏骨髓之气也（《素问·平人气象论》第111页）。

脉至如颓土之状，按之不得，是肌气予不足也（《素问·大奇论》第268页）。

是故谨和五味，骨正筋柔，气血以流，腠理以密，如是则骨气以精，谨道如法，长有天命（《素问·生气通天论》第22页）。

中部之候奈何？……天以候肺，地以候胸中之气，人以候心。帝曰：上部从何候之？……天以候头角之气，地以候口齿之气，人以候耳目之气（《素问·三部九候论》第131页）。

胸气有街，腹气有街，头气有街，胫气有街（《灵枢·卫气》第101页）。

人之自啮舌者，何气使然？岐伯曰：此厥逆走上，脉气辈至也（《灵枢·口问》第67页）。

脉气盛而血虚者，刺之则脱气，脱气则仆（《灵枢·血络论》第80页）。

按语 心主血脉，血脉之气属心；脾主四肢肌肉，肌肉之气属脾；肾主骨生髓，骨气属肾；肝主筋，筋膜之气属肝。

《内经》论述之"三部九候"，上部三候：两额之动脉、两颊之动脉、耳前之动脉；中部三候：掌后寸口、合谷之分、神门之脉；下部三候：五里之脉（妇女取太冲之脉）、冲阳之脉、太溪之脉，此为古代最早的全身遍诊法，用来诊察头部、胸腹等部位的异常。《难经》始将脉分寸、关、尺三部，各部有浮中沉三候，亦称"三部九候"，为独取寸口之法。

气街，即人体内气的运行径路。全身分四气街，包括头部、胸部、腹部和下肢等处。气街亦指腹股沟处之气冲穴。

（十六）经气、络气、俞气

淖则刚柔不和，经气乃绝（《素问·阴阳别论》第55页）。

俞气化薄，传为善畏，及为惊骇（《素问·生气通天论》第18页）。

邪气者，常随四时之气血而入客也，至其变化不可为度，然必从其经气，辟除其邪，除其邪则乱气不生（《素问·四时刺逆从论》第354页）。

百病之始生也，必先于皮毛，邪中之则腠理开，开则入客于络脉，留而不去，传入于经，留而不去，传入于腑，廪于肠胃（《素问·皮部论》第290页）。

虚邪入客于骨而不发于外，至其立春，阳气大发，腠理开，因立春之日，风从西方来，万民又皆中于虚风，此两邪相抟，经气结代者矣（《灵枢·岁露论》第150页）。

脉至浮合，浮合如数，一息十至以上，是经气予不足也（《素问·大奇论》第267页）。

经络皆实，是寸脉急而尺缓也，皆当治之，故曰滑则从，涩则逆也。……络气不足，经气有余者，脉口热而尺寒也，秋冬为逆，春夏为从，治主病者。……经虚络满者，尺热满脉口寒涩也（《素问·通评虚实论》第174页）。

经气入脏，必当治里（《灵枢·五阅五使》第77页）。

十二经之多血少气，与其少血多气，与其皆多血气，与其皆少血气，皆有大数。其治以针艾，各调其经气，固其常有合乎（《灵枢·经水》第41页）。

凡此十二禁者，其脉乱气散，逆其营卫，经气不次，因而刺之，则阳病入于阴，阴病出为阳，则邪气复生（《灵枢·终始》第28页）。

刺实者须其虚，刺虚者须其实，经气已至，慎守勿失，深浅在志，远近若一，如临深渊，手如握虎，神无营于众物（《素问·宝命全形论》第163页）。

按语　经气、络气、俞气，泛指运行于经络中的气。经络对人体的生理活动具有非常重要的作用，经络是运行气血、联系脏腑肢节、沟通上下内外、调节体内各系统的通路和枢纽，俞穴则是气血聚集、输注、流通的点站。经气、络气、俞气是经络、腧穴活动的物质基础。通过经气、络气、俞气的变化，可以得知体内经络的虚实、气血的盛衰。另一方面，整体生命活动的情况亦可由经络之气反映出来，脏腑的生理活动、病机变化可以通过经络之气、俞气形诸于外，且外邪侵入人体亦必乘经络之气空虚方能传之于内，使内脏产生病变。因此，经络之气、俞气不仅有助于疾病的诊断，而且也可以通过经络之气、俞气的作用达到调整机体功能的目的。所谓"得气"，就是经络之气受到刺激后所表现出来的应答性反应。

经络是中医学理论体系中的独特的系统，目前已受到国内外学者的广泛重视。关于经络理论的研究，已经在解剖、生化、生物电和治疗效果等方面取得了很大进展，但对于经络实质的阐明，还有待进一步深入的探讨。

（十七）谷气（酒气）

人之所受气者，谷也。谷之所注者，胃也。胃者，水谷气血之海也（《灵枢·玉版》第111页）。

人受气于谷，谷入于胃，以传与肺，五脏六腑，皆以受气，其清者为营，浊者为卫，营在脉中，卫在脉外，营周不休，五十而复大会（《灵枢·营卫生会》第51页）。

食气入胃，散精于肝，淫气于筋。食气入胃，浊气归心，淫精于脉。脉气流经，经气归于肺，肺朝百脉，输精于皮毛（《素问·经脉别论》第139页）。

愿闻谷气有五味，其入五脏，分别奈何？伯高曰：胃者，五脏六腑之海也，水谷皆入于胃，五脏六腑皆禀气于胃。五味各走其所喜，谷味酸，先走肝，谷味苦，先走心，谷味甘，先走脾，谷味辛，先走肺，谷味咸，先走肾。谷气津液已行，营卫大通，乃化糟粕，以次传下（《灵枢·五味》第 104 页)。

谷气通于脾（《素问·阴阳应象大论》第 45 页）。

六腑者，受谷而行之，受气而扬之（《灵枢·经水》第 41 页）。

天地之精气，其大数常出三入一，故谷不入，半日则气衰，一日则气少矣（《灵枢·五味》第 104 页）。

谷盛气盛，谷虚气虚，此其常也，反此者病。……谷入多而气少，此谓反也。谷不入而气多，此谓反也。……谷入多而气少者，得之有所脱血，湿居下也。谷入少而气多者，邪在胃及与肺也（《素问·刺志论》第 280 页）。

诸遗者，热甚而强食之，故有所遗也。若此者，皆病已衰，而热有所藏，因其谷气相薄，两热相合，故有所遗也（《素问·热论》第 185 页）。

阴虚生内热奈何？岐伯曰：有所劳倦，形气衰少，谷气不盛，上焦不行，下脘不通。胃气热，热气熏胸中，故内热（《素问·调经论》第 341 页）。

热厥何如而然也？岐伯曰：酒入于胃，则络脉满而经脉虚，脾主为胃行其津液者也，阴气虚则阳气入，阳气入则胃不和，胃不和则精气竭，精气竭则不营其四支也。此人必数醉若饱以入房，气聚于脾中不得散，酒与谷气相薄，热盛于中，故热遍于身，热而溺赤也。夫酒气盛而慓悍，肾气有衰，阳气独胜，故手足为之热也（《素问·厥论》第 251 页）。

凡刺之属，三刺至谷气，……故一刺则阳邪出，再刺则阴邪出，三刺则谷气至，谷气至而止。所谓谷气至者，已补而实，已泻而虚，故以知谷气至也。……邪气来也紧而疾，谷气来也徐而和（《灵枢·终始》第 26 页）。

所谓三刺则谷气出者，先浅刺绝皮，以出阳邪；再刺则阴邪出者，少益深，绝皮致肌肉，未入分肉间也；已入分肉之间，则谷气出（《灵枢·官针》第 22 页）。

太阴主胃，大富于谷气，故可日二取之也（《灵枢·终始》第 26 页）。

按语　谷气、食气泛指五谷或食物中之精微物质。有时也用来形容针刺感应。谷气（与食气同义）受纳腐熟于胃，吸收转输于脾，胆、小肠、大肠、三焦都参与完成消化吸收过程。水谷之气经肺宣发敷布于身，和调于五脏，洒陈于六腑。谷气与呼吸之气相结合为后天之气，是人类赖以生存、保持健康的必要条件。精神血气营卫皆源于水谷之气，谷气充则精足神全、营卫和、血气盛。谷气化为经络之气，经脉流通，可使针刺产生感应，谓之"得气"，此气乃谷气所化。故谓"谷气至"，其义自明。

"饮食自倍，肠胃乃伤"。摄食过多，可导致脾胃损伤，以至于饮食内停，引起腹胀呕吐、泄泻等；摄食不足，则气血化源不足，亦可致病。其他如饮食不洁、过食肥甘生冷等皆能使机体发病，因此，饮食所伤是内伤病因中非常重要的内容。

酒气为五谷之液，其性热而慓悍，善于走窜，少用则壮神、和血、散风，多用则伤神、耗血、亡精。古人常用酒剂治病，今之煎剂、酊剂即由此发展而来。

（十八）五气

天食人以五气，地食人以五味。五气入鼻，藏于心肺，上使五色修明，音声能彰（《素问·六节脏象论》第 67 页）。

五气入鼻，藏于心肺，心肺有病，而鼻为之不利也（《素问·五脏别论》第 78 页）。

五气更立，各有所胜，盛衰之变，此其常也。……春胜长夏，长夏胜冬，冬胜夏，夏胜秋，秋胜春，所谓得五行时之胜，各以气命其藏（《素问·六节脏象论》第 65 页）。

有病口甘者，病名为何？何以得之？岐伯曰：此五气之溢也，名曰脾瘅。夫五味入口，藏于胃，脾为之行其精气，津液在脾，故令人口甘也，此肥美之所发也，此人必数食甘美而多肥也，肥者令人内热，甘者令人中满，故其气上溢，转为消渴（《素问·奇病论》第 261 页）。

五味入口，藏于肠胃，味有所藏，以养五气，气和而生，津液相成，神乃自生（《素问·六节脏象论》第 67 页）。

人有五脏化五气，以生喜怒悲忧恐（《素问·阴阳应象大论》第 34 页）。

尝富后贫，名曰失精，五气留连，病有所并（《素问·疏五过论》第 554 页）。

五气者，五脏之使也，五时之副也（《灵枢·五阅五使》第 140 页）。

五气运行，各终期日，非独主时也（《素问·天元纪大论》第 363 页）。

按语 《内经》中所论述的"五气"，有六种含义：

（1）天气中之臊、焦、香、腥、腐五气，从鼻而入，藏于心肺，分属五脏。臊属肝，焦属心，香属脾，腥属肺，腐属肾。

（2）春、夏、长夏、秋、冬之风、暑、湿、燥、寒五气。

（3）五味所化之精气。张景岳注云："五气，五味之所化也。"

（4）五脏之气。

（5）五种气色。五种不同的气色是五脏内在变化表现于外的征象，即肝青、心赤、脾黄、肺白、肾黑。

（6）五行之气。五气化五运，即五气运行之意，属五运六气范畴。

三、病邪之气

病邪之气指与人体病机变化有关的致病因素，包括风、寒、暑、湿、燥、火六淫之气，喜、怒、忧、思、悲、恐、惊七情之气及厥气、逆气、乱气、痹气、疟气、疫气等。

气可养人，亦可伤人。气作为致病因素的含义有二，一是指病邪而言，如风气、寒气等；二是指病机而言，如肝气犯脾等。导致疾病发生的原因多种多样，如气候异常、疫疠传染、情志刺激、饮食劳倦、跌仆金刃及虫兽外伤等。各种致病因素作用于人体，在一定的条件下使人发病。不同的疾病，虽然在病机上各有其特殊性，但许多不同的致病因素所引起的千差万别的病机变化中，却存在着共同的一般性规律，这就是人体的阴阳二气失调，正邪相争，内脏气机升降失常。由上可见，气在中医病因病机学中占有相当重要的地位。

（一）外感邪气

人有大谷十二分，小溪三百五十四名，少十二俞，此皆卫气之所留止，邪气之所客也，针石缘而去之（《素问·五脏生成》第 73 页）。

凡此八虚者，皆机关之室，真气之所过，血络之所游，邪气恶血，固不得住留，住留则伤筋络骨节，机关不得屈伸，故拘挛也（《灵枢·邪客》第 129 页）。

皮毛者，肺之合也，皮毛先受邪气，邪气以从其合也（《素问·咳论》第 214 页）。

邪之客于形也，必先舍于皮毛，留而不去，入舍于孙脉，留而不去，入舍于络脉，留而不去，入舍于经脉，内连五脏，散于肠胃，阴阳俱感，五脏乃伤，此邪之从皮毛而入，极于五脏之次也（《素问·缪刺论》第 344 页）。

天之邪气，感则害人五脏；水谷之寒热，感则害于六腑；地之湿气，感则害皮肉筋脉（《素问·阴阳应象大论》第 46 页）。

邪之生也，或生于阴，或生于阳。其生于阳者，得之风雨寒暑；其生于阴者，得之饮食居处，阴阳喜怒（《素问·调经论》第 340 页）。

故犯贼风虚邪者，阳受之；食饮不节起居不时者，阴受之。阳受之则入六腑，阴受之则入五脏（《素问·太阴阳明论》第 179 页）。

不相染者，正气存内，邪不可干，避其毒气（《素问·刺法论》第 581 页）。

邪之所凑，其气必虚（《素问·评热病论》第 197 页）。

神客者，正邪共会也。神者，正气也。客者，邪气也。在门者，邪循正气之所出入也（《灵枢·小针解》第 8 页）。

朝则人气始生，病气衰，故旦慧；日中人气长，长则胜邪，故安；夕则人气始衰，邪气始生，故加；夜半人气入脏，邪气独居于身，故甚也（《灵枢·顺气一日分为四时》第 85 页）。

春伤于风，邪气留连，乃为洞泄。夏伤于暑，秋为痎疟。秋伤于湿，上逆而咳，发为痿厥。冬伤于寒，春必温病（《素问·生气通天论》第 21 页）。

虚邪者，八正之虚邪气也。正邪者，身形若用力汗出，腠理开，逢虚风，其中人也微，故莫知其情，莫见其形（《素问·八正神明论》第 167 页）。

虚形之中身也，洒淅动形。正邪之中人也微，先见于色，不知于身，若有若无，若亡若存，有形无形，莫知其情（《灵枢·邪气脏腑病形》第 11 页）。

邪气者，虚风之贼伤人也，其中人也深，不能自去。正风者，其中人也浅，合而自去，其气来柔弱，不能胜真气，故自去。虚邪之中人也，洒淅动形，起毫毛而发腠理。……虚邪偏客于身半，其入深，内居荣卫，荣卫稍衰，则真气去，邪气独留，发为偏枯（《灵枢·刺节真邪》第 138 页）。

圣人日避虚邪之道，如避矢石，邪弗能害，此之谓也（《灵枢·九宫八风》第 143 页）。

贼风邪气之中人也，不得以时。然必因其开也，其入深，其内极病，其病人也卒暴；因其闭也，其入浅以留，其病也徐以迟。

乘年之衰，逢月之空，失时之和，因为贼风所伤，是谓三虚。故论不知三虚，工反为粗。帝曰：愿闻三实。少师曰：逢年之盛，遇月之满，得时之和，虽有贼风邪气，不能危之也（《灵枢·岁露论》第 149～150 页）。

何谓五邪？岐伯曰：病有持痈者，有容大者，有狭小者，有热者，有寒者，是谓五邪（《灵枢·刺节真邪论》第 136 页）。

复热者邪气也，汗者精气也，今汗出而辄复热者，是邪胜也，不能食者，精无俾也，病而留者，其寿可立而倾也（《素问·评热病论》第 194 页）。

间日发者，由邪气内薄于五脏，横连募原也，其道远，其气深，其行迟，不能与卫气俱行，不得皆出，故间日乃作。……卫气每至于风府，腠理乃发，发则邪气入，入则病作（《素问·疟论》第 202 页）。

是故邪气者，常随四时之气血而入客也，至其变化不可为度，然必从其经气，辟除其邪，除其邪其乱气不生（《素问·厥论》第 354 页）。

邪气内逆，则气为之闭塞而不行，不行则为水胀（《灵枢·五癃津液别》第 138 页）。

故刺法曰：始刺浅之，以逐邪气而来血气；后刺深之，以致阴气之邪；最后刺极深之，以下谷气（《灵枢·官针》第 22 页）。

按语 邪气是能够使人致病的因素，邪相对正而言。疾病的发生发展是邪正斗争的反映。中医发病学重视正气，认为"正气存内，邪不可干"，若因某种因素，人体正气不足，邪气便可乘虚而入，使人发病。

《内经》详细地论述了外感邪气的侵入途径、传变过程及留止部位。书中强调皮毛、腠理是外邪侵入的门户，从皮毛而至络脉、经脉及至腑脏，邪气可留止于脏腑、溪谷、募原等处。

《内经》将病因归纳为阴阳两类。《素问·太阴阳明论》说："故犯贼风虚邪者，阳受之；食饮不节起居不时者，阴受之。阳受之则入六腑，阴受之则入五脏。"但书中有些篇章亦有"三因"的论述，如《灵枢·百病始生》说："喜怒不节则伤脏，脏伤则病起于阴也。清湿袭虚，则病起于下；风雨袭虚，则病起于上，是谓三部。"此三因与张仲景之三因略有不同，张氏认为："一者经络受邪，入脏腑，为内所因也；二者四肢九窍，血脉相传，壅遏不通，为外皮肤所中也。三者房室、金刃虫兽所伤。"宋代陈无择则发挥仲景之论，创"三因"说，即外因、内因、不内外因。王冰则以有无运气发病，立"四因"说，认为："夫病生之类，其有四焉，一者始因气动而内有所成，二者不因气动而外有所成，三者始因气动而病生于内（当为外），四者不因气动而病生于外（当为内）。"此说备受后世张洁古、张子和等的宣扬。

《内经》尚有五邪之说：痛邪、大邪（实邪）、小邪（虚邪）、热邪、寒邪，谓之五邪。但不及《难经》五邪论述得深刻。《难经·五十难》说："从后来者为虚邪，从前来者为实邪，从所不胜来者为贼邪，从所胜来者为微邪，自病者为正邪。何以言之，假令心病，中风得之为虚邪，伤暑得之为正邪，饮食劳倦得之为实邪，伤寒得之为微邪，中湿得之为贼邪。"这就进一步地发挥了《内经》五邪的思想。《内经》尤其重视虚邪的致病作用，并提出了预防之法，对防患于未然有很大价值。

"伏邪"一说，源出于《内经》，而阐发于后世。王叔和谓"邪伏肌肤"，巢元方谓"邪伏肌骨"，柳宝诒谓"邪伏少阴"，吴又可谓"邪伏募原"，俞根初则综合各家之说，总结出伏邪可分虚实二端："实邪"多发于少阳募原，虚邪多发于少阴血分阴分。总之，对于"伏邪"之论，有待于进一步深入探讨。

1. 风气

风气通于肝。风胜则动（《素问·阴阳应象大论》第34页）。

阳受风气。……伤于风者，上先受之（《素问·太阴阳明论》第180页）。

风气藏于皮肤之间，内不得通，外不得泄，风者善行而数变，腠理开则洒然寒，闭则热而闷，其寒也则衰食饮，其热也则消肌肉，故使人怢栗而不能食，名曰寒热。

风气与阳明入胃，循脉而上至目内眦，其人肥则风气不得外泄，则为热中而目黄；人瘦则外泄而寒，则为寒中而泣出。风气与太阳俱入，行诸脉俞，散于分肉之间，与卫气相干，其道不利，故使肌肉愤膹而有疡，卫气有所凝而不行，故其肉有不仁也。……风者百病之长也，至其变化，乃为他病也，无常方，然致有风气也（《素问·风论》第236～238页）。

风气留其处，故常在，疟气随经络沉以内薄，故卫气应乃作（《素问·疟论》第203页）。

风寒湿三气杂至，合而为痹也。其风气胜者为行痹……其风气胜者，其人易已也（《素问·痹论》第240页）。

诸风掉眩，皆属于肝。……诸暴强直，皆属于风（《素问·至真要大论》第538页）。

按语　风气在外，乃春天之主气，但四时皆可有风，终岁常在；在内乃厥阴木气，与肝相通。正常的风气具升发之性，万物得之则生机蓬勃。其来大过与不及，则为邪气。

风邪为病有内外之分。

风邪常为外感疾患的先导，多合并其他外邪，侵袭人体，故称之为"百病之始""百病之长"。风为阳邪，侵入人体，多自皮毛、上部及阳经始，其性变动不居，行无定处，全身无处不到，且发病迅速，变化快，故谓之"善行而数变"。

《素问·风论》说："入房汗出中风，则为内风。"后世所谓内风与之不同，多与肝脏功能失调有关。风气通于肝，肝藏魂、主筋、开窍于目，因此风从内生多表现筋、目、精神方面的异常。

2. 寒气

原文

阳气者，精则养神，柔则养筋。开阖不得，寒气从之，乃生大偻（《素问·生气通天论》第 18 页）。

寒极生热，热极生寒。寒气生浊，热气生清（《素问·阴阳应象大论》第 32 页）。

诸痛肿筋挛骨痛，此皆安生？岐伯曰：此寒气之肿，八风之变也（《素问·脉要精微论》第 105 页）。

寒气暴上，脉满而实何如？岐伯曰：实而滑则生，实而逆则死（《素问·通评虚实论》第 175 页）。

经脉流行不止，环周不休，寒气入经而稽迟，泣而不行，客于脉外则血少，客于脉中则气不通，故卒然而痛。……

寒气客于脉外则脉寒，脉寒则缩踡，缩踡则脉绌急，绌急则外引小络，故卒然而痛，得炅则痛立止，因重中于寒，则痛久矣。

寒气客于经脉之中，与炅气相薄则脉满，满则痛而不可按也，寒气稽留，炅气从上，则脉充大而血气乱，故痛甚不可按也。

寒气客于肠胃之间，膜原之下，血不得散，小络急引故痛，按之则血气散，故按之痛止。

寒气客于挟脊之脉，则深按之不能及，故按之无益也……脉不通则气因之，故喘动应手矣。

寒气客于背俞之脉则脉泣，脉泣则血虚，血虚则痛，其俞注于心，故相引而痛，按之则热气至，热气至则痛止矣。

寒气客于厥阴之脉，厥阴之脉者，络阴器系于肝，寒气客于脉中，则血泣脉急，故胁肋与少腹相引痛矣。厥气客于阴股，寒气上及少腹，血泣在下相引，故腹痛引阴股。

寒气客于小肠膜原之间，络血之中，血泣不得注于大经，血气稽留不得行，故宿昔而成积矣。

寒气客于五脏，厥逆上泄，阴气竭，阳气未入，故卒然痛死不知人，气复反则生矣。寒气客于肠胃，厥逆上出，故痛而呕也。

寒气客于小肠，小肠不得成聚，故后泄腹痛矣（《素问·举痛论》第 218～220 页）。

风寒湿三气杂至，合而为痹也。……寒气胜者为痛痹。

痛者，寒气多也，有寒故痛也。……其寒者，阳气少，阴气多，与病相益，故寒也（《素问·痹论》第 245 页）。

病在骨，骨重不可举，骨髓酸痛，寒气至，名曰骨痹（《素问·长刺节论》第 287 页）。

阳虚则外寒，……阴盛则内寒。

阳受气于上焦，以温皮肤分肉之间，今寒气在外，则上焦不通，上焦不通，则寒气独留于外，故寒栗。

厥气上逆，寒气积于胸中而不泻，不泻则温气去，寒独留，则血凝泣，凝则脉不通，其脉盛大以涩，故中寒（《素问·调经论》第341页）。

今有故寒气与新谷气，俱还入于胃，新故相乱，真邪相攻，气并相逆，复出于胃，故为哕。

寒气客于皮肤，阴气盛，阳气虚，故为振寒寒栗。

寒气客于胃，厥逆从下上散，复出于胃，故为噫（《灵枢·口问》第67页）。

肤胀者，寒气客于皮肤之间，鼜鼜然不坚，腹大，身尽肿，皮厚，按其腹，窅而不起，腹色不变，此其候也。

肠覃何如？岐伯曰：寒气客于肠外，与卫气相搏，气不得荣，因有所系，癖而内著，恶气乃起，瘜肉乃生。

石瘕何如？岐伯曰：石瘕生于胞中，寒气客于子门，子门闭塞，气不得通，恶血当泻不泻，衃以留止，日以益大，状如怀子，月事不以时下，皆生于女子，可导而下（《灵枢·水胀》第106页）。

寒气化为热，热胜则腐肉，肉腐则为脓，脓不泻则烂筋，筋烂则伤骨，骨伤则髓消，不当骨空，不得泄泻，血枯空虚，则筋骨肌肉不相荣，经脉败漏，熏于五脏，脏伤故死矣（《灵枢·痈疽》第153页）。

诸寒收引，皆属于肾。……诸病水液，澄澈清冷，皆属于寒（《素问·至真要大论》第539页）。

按语 寒气为冬季之主气。正常之寒气具封藏之性，万物得之则伏而待发，休养生息。其来太过不及，则为邪气。

寒邪为病有内外之别，但二者又互相联系、互相影响。外寒可引动内寒，内寒则易感外寒。

寒为阴邪，最易伤阳。寒邪既可伤于肌表，亦可直中脏腑。其性凝滞收引，故常导致疼痛等症发生。寒邪束表，阳气不得宣泄，为多种外感热病的原因之一。《素问·热论》说："今夫热病者，皆伤寒之类也。人之伤于寒也，则为病热。"《内经》对寒邪观察得比较细致，论述得最多。张仲景著《伤寒论》，详寒而略温，可能与《内经》的影响有关。

内寒为外寒直中或寒自内生引起，多发生于机体阳气不足或阴气较盛之际。阳气受损，除表现寒证外，还可伴有水肿、下利清谷、小便清长等温煦气化失司的症状。寒邪致病，多见分泌物及排泄物清稀量多、且兼冷感，如涕、痰、带下、尿、粪便等。故《内经》谓之："诸病水液，澄彻清冷，皆属于寒。"

3. 湿气、水气

湿胜则濡泻。

地之湿气，感则害皮肉筋脉（《素问·阴阳应象大论》第34页）。

阴受湿气。……

伤于湿者，下先受之（《素问·太阴阳明论》第180页）。

风寒湿三气杂至，合而为痹。……湿气胜则为著痹（《素问·痹论》第241页）。

风寒湿气，客于外分肉之间，迫切而为沫，沫得寒则聚，聚则排分肉而分裂也，分裂则痛，痛则神归之，神归之则热，热则痛解，痛解则厥，厥则他痹发，发则如是（《灵枢·周痹》第

120 页）。

今有其不离屏蔽，不出室穴之中，卒然病者，非不离贼风邪气，其故何也？岐伯曰：此皆尝有所伤于湿气，藏于血脉之中，分肉之间，久留而不去……（《灵枢·贼风》第107页）。

诸有水气者，微肿先见于目下。帝曰：何以信？岐伯曰：水者阴也，目下亦阴也，腹者至阴之所居，故水在腹者，必使目下肿也（《素问·评热病论》第197页）。

不得卧，卧则喘者，是水气之客也，夫水者循津液而流也，肾者水脏，主津液，主卧与喘也（《素问·逆调论》第199页）。

此令人汗空疏，腠理开，因得秋气，汗出遇风，及得之以浴，水气舍于皮肤之内，与卫气并居（《素问·疟论》第201页）。

涌水者，按腹不坚，水气客于大肠，疾行则鸣濯濯如囊裹浆，水之病也（《素问·气厥论》第212页）。

故肺为喘呼，肾为水肿，肺为逆不得卧，分为相输，俱受者水气之所留也（《素问·水热穴论》第327页）。

喘咳者，是水气并阳明也（《素问·示从容论》第552页）。

诸湿肿满，皆属于脾。……诸痉项强，皆属于湿（《素问·至真要大论》第539页）。

按语 湿气为长夏之主气。正常之湿所具润泽之性，有利于万物之成长发育。其来太过不及，则为邪气。

湿邪为病，有内外之分。外湿多因外伤雾露，或汗出沾衣，或以水为事，或冒雨涉水，或居处卑湿而得；内湿多与脾脏运化功能失常有关。

湿为阴邪，其性重着腻滞，最易阻塞气机，损伤阳气，且多缠绵不愈。

外湿多因感受地之湿气所致，故常起于下部。湿邪亦常与风、寒、热、暑等邪气相合为病。内湿之形成，可由于外湿困脾，或恣食生冷损伤脾阳，运化失职而引起。湿遏于内，气机升降失常，清阳不升，浊阴不降，则头重、濡泻等。

湿气、水气皆为阴邪，"湿乃水之渐，水乃湿之积"。水气一般多与肺、脾、肾三脏水液代谢功能失调有关。

4. 热气、火气、灵气、暑气

其在天为热，在地为火……其性为暑（《素问·五运行大论》第377页）。

壮火之气衰，少火之气壮。壮火食气，气食少火。壮火散气，少火生气（《素问·阴阳应象大论》第33页）。

寒极生热，热极生寒。寒气生浊，热气生清。……阳胜则热……热伤气……热胜则肿（《素问·阴阳应象大论》第32页）。

阳盛则外热，阴虚则内热，外内皆热则喘而渴，故欲冷饮也。此皆得之夏伤于暑，热气盛，藏于皮肤之内，肠胃之外，此荣气之所舍也（《素问·疟论》第201页）。

寒气客于经脉之中，与灵气相薄则脉满，满则痛而不可按也，寒气稽留，灵气从上，则脉充大而血气乱，故痛甚不可按也。……

热气留于小肠，肠中痛，瘅热焦渴则坚干不得出，故痛而闭不通矣（《素问·举痛论》第219页）。

热气慓悍，药气亦然，二者相遇，恐内伤脾，脾者土也而恶木，服此药者，至甲乙日更论

（《素问·腹中论》第 226 页）。

阴虚则内热，阳盛则外热……有所劳倦，形气衰少、谷气不盛，上焦不行，下脘不通。胃气热，热气熏胸中，故内热。……上焦不通利，则皮肤致密，腠理闭塞，玄府不通，卫气不得泄越，故外热（《素问·调经论》第 341 页）。

其著于伏冲之脉者，揣之应手而动，发手则热气下于两股，如汤沃之状（《灵枢·百病始生》第 122 页）。

发于颈，名曰夭疽，其痈大以赤黑，不急治，则热气下入渊腋，前伤任脉，内熏肝肺。……热气淳盛，下陷肌肤，筋髓枯，内连五脏，血气竭，当其痈下，筋骨良肉皆无余，故命曰疽（《灵枢·痈疽》第 272 页）。

圣人视颜色，黄赤者多热气，青白者少热气（《灵枢·五音五味》第 120 页）。

夏伤于暑，秋为痎疟（《素问·生气通天论》第 21 页）。

气虚身热，得之伤暑（《素问·刺志论》第 280 页）。

暑则皮肤缓而腠理开（《灵枢·岁露论》第 149 页）。

按语　热气为夏季之主气。火、热、炅、暑之气皆为热之属，只不过程度不同，季节有异而已。《素问·热论》说："先夏至日者为病温，后夏至日者为病暑。"暑独见于夏令，为火热之气所化。炅即热也，火者热之极。热者多属外淫，火常由内生。

火当其谧藏于脏腑之内，发挥温煦生化作用时，为人体正气之一，称为"少火"，若火性亢烈，耗散人体正气则为病邪，称为"壮火"，故《内经》谓之"少火生气，壮火食气"。正常的火有君相之分，"君火以明，相火以位"，君火属心，相火属肝肾；君火乃火之主，相火为火之用；君火光明洞澈，而相火温煦生化。主不明则相火变动，谓之"贼火"。

火、热、炅、暑之气同性，皆易耗气伤津，生风动血。除暑邪只有外感而无内生之外，余皆有内外之别。外可由直接感受温热邪气所致，内则常由脏腑阴阳气血失调而生。风、寒、炅、暑之气同性，皆易耗气伤津，生风动血；除感温热邪气所致，内则常由脏腑阴阳气血失调而生。风、寒、湿、燥之外邪，喜、怒、忧、思、恐之五志皆可化火，故朱丹溪谓之"气有余便是火"。

阐发火热之气者，首推刘完素，刘氏将《内经》病机十九条中火热病变十五种，推衍为五十六种，且强调火热同风寒湿燥的内在联系，故后世称刘氏为"主火派"。刘河间对于火热之气的发挥，对后世影响很大，对中医病因学说做出了贡献。

5. 燥气

燥胜则干（《素问·阴阳应象大论》第 34 页）。

按语　燥气乃秋季之主气，与肺气相应，正常之燥气敛肃、干燥之性，万物得之敛津结实。其来太过不及，则为邪气。

燥邪为病有外内之分，外燥又有温燥、凉燥之别，内燥多由汗下伤津或精血枯竭所致。《内经》对于燥气论述少。后世医家则弥补了《内经》之不足。刘河间于《素问玄机原病式》一书中增列"诸涩枯涸，干劲皴揭，皆属于燥"一条，补充了燥气性质、病机等内容。其后，明代喻昌《秋燥论》强调"秋伤于燥"并以此区分凉燥与温燥，认为燥则伤肺，因而制"清燥救肺汤"，为治燥之主方，此论为近代医学家所宗。清代石寿棠阐发"燥湿"二气，亦颇得其要领。

（二）七情伤气

 原文

百病生于气也，怒则气上，喜则气缓，悲则气消，恐则气下，寒则气收，炅则气泄，惊则气乱，劳则气耗，思则气结，九气不同，何病之生？岐伯曰：怒则气逆，甚则呕血及飧泄，故气上矣。喜则气和志达，荣卫通利，故气缓矣。悲则心系急，肺布叶举，而上焦不通，荣卫不散，热气在中，故气消矣。恐则精却，却则上焦闭，闭则气还，还则下焦胀，故气不行矣。寒则腠理闭，气不行，故气收矣。炅则腠理开，荣卫通，汗大泄，故气泄。惊则心无所倚，神无所归，虑无所定，故气乱矣。劳则喘息汗出，外内皆越，故气耗矣。思则心有所存，神有所归，正气留而不行，故气结矣（《素问·举痛论》第221页）。

忧恐悲喜怒，令不得以其次，故令人有大病矣（《素问·玉机真脏论》第124页）。

怵惕思虑者则伤神，神伤则恐惧流淫而不止。因悲哀动中者，竭绝而失生。喜乐者，神惮散而不藏。愁忧者，气闭塞而不行。盛怒者，迷惑而不治。恐惧者，神荡惮而不收（《灵枢·本神》第24页）。

按语　喜、怒、忧、思、悲、恐、惊七情，是人体对于外界环境的反应性精神活动。若情志波动过于剧烈，或持续过久，或反复刺激，每易影响机体的生理功能失常，称之为七情伤。

不同的情志变化，对内脏有不同的影响。怒则伤肝，大喜伤心，忧思伤脾，悲哀伤肺，恐则伤肾。情志变化伤及内脏，首先引起气机升降失常。怒则气上，喜则气缓，悲则气消，恐则气下，惊则气乱，思则气结，继之则血气不和，阴阳失调，脏腑功能紊乱，造成种种不同的病变。

反之，脏腑病变亦常表现出不同的情志异常变化，如肝阳素盛，则烦躁易怒。血气不足每胆怯易恐。痰火忧心则喜笑不休，心气虚则哭笑无常，故《灵枢·本神》说："肝气虚则恐，实则怒""心气虚则悲，实则笑不休"。必使五脏得安，情志才能恢复正常。

（三）厥气、逆气、乱气、疟气、痹气、毒气、恶气、淫气、暴气、肥气

 原文

厥气上行，满脉去形（《素问·阴阳应象大论》第35页）。

黄脉之至也，大而虚，有积气在腹中，有厥气，名曰厥疝，女子同法，得之疾

使四肢汗出当风（《素问·五脏生成》第76页）。

少阳脏独至，是厥气也，跷前卒大，取之下俞，少阳独至者，一阳之过也。

一阴至，厥阴之治也，真虚痛心，厥气留薄，发为白汗，调食和药，治在下俞（《素问·经脉别论》第141页）。

心痹者，脉不通。烦则心下鼓，暴上气而喘，嗌干善噫，厥气上则恐（《素问·痹论》第241页）。

厥痹者，厥气上及腹（《灵枢·寒热病》第56页）。

厥气走喉而不能言，手足清，大便不利，取足少阴（《灵枢·杂病》第63页）。

厥气在下，营卫留止，寒气逆上，真邪相攻，两气相搏，乃合为胀也（《灵枢·胀论》第76页）。

厥气生足悗，悗生胫寒，胫寒则血脉凝涩，血脉凝涩则寒气入于肠胃，入于肠胃则䐜胀，

膜胀则肠外之汁沫迫聚不得散，日以成积（《灵枢·百病始生》第122页）。

厥气客于五脏六腑，则卫气独卫其外，行于阳，不得入于阴。行于阳则阳气盛，阳气盛则阳跷陷，不得入于阴，阴虚，故目不瞑（《灵枢·邪客》第126页）。

暴气象雷。逆气象阳（《素问·阴阳应象大论》第45页）。

入有逆气不得卧而息有音者，……是阳明之逆也，足三阳者下行，今逆而上行，故息有音也（《素问·逆调论》第199页）。

凡此四时刺者，大逆之病，不可不从也，反之，则生乱气相淫病焉（《素问·四时刺逆大论》第355页）。

气乱于心，则烦心密嘿，俯首静伏；乱于肺，则俯仰喘喝，接手以呼；乱于肠胃，则为霍乱；乱于臂胫，则为四厥；乱于头，则为厥逆，头重眩仆。……徐入徐出，谓之导气，补泻无形，谓之同精，是非有余不足也，乱气之相逆也（《灵枢·五乱》第74页）。

疟气随经络沉以内薄，故卫气应乃作。……疟气者，并于阳则阳胜，并于阴则阴胜，阴胜则寒，阳胜则热。疟者，风寒之气不常也，病极则复（《素问·疟论》第204页）。

人身非衣寒也。中非有寒气也，寒从中生者何？岐伯曰：是人多痹气也，阳气少，阴气多。故身寒如从水中出（《素问·逆调论》第198页）。

不相染者，正气存内，邪不可干。避其毒气（《素问·刺法论》第581页）。

寒热瘰疬在于颈腋者，皆何气使生？岐伯曰：此皆鼠瘘寒热之毒气也，留于脉而不去者也（《灵枢·寒热》第125页）。

恶气不发，风雨不节，白露不干，则菀槁不荣（《素问·四气调神大论》第12页）。

肠覃何如？岐伯曰：寒气客于肠外，与卫气相搏，气不得荣，因有所系，癖而内著，恶气乃起，瘜肉乃生（《灵枢·水胀》第106页）。

风客淫气，精乃亡，邪伤肝也（《素问·生气通天论》第20页）。

凡人之惊恐恚劳动静，皆为变也。是以夜行则喘出于肾，淫气病肺。有所堕恐，喘出于肝，淫气害脾。有所惊恐，喘出于肺，淫气伤心（《素问·经脉别论》第138页）。

淫气喘息，痹聚在肺；淫气忧思，痹聚于心；淫气遗溺，痹聚在肾；淫气乏竭，痹聚在肝；淫气肌绝，痹聚在脾（《素问·痹论》第243页）。

故为之治针，必令尖如氂，且员且锐，中身微大，以取暴气（《灵枢·九针论》第146页）。

肝脉急甚者为恶言；微急为肥气，在胁下若覆杯（《灵枢·邪气脏腑病形》第13页）。

按语　厥气、逆气、乱气，皆为机体气机升降、出入、聚散、循环失常之变。升降、出入、聚散、循环是气运动的基本形式。"气机"泛指气的运动，气机正常是在各个脏腑功能活动彼此协调配合下完成的。某一脏腑发生病变，都可影响气机运行，而气机运行阻滞，或气机逆乱，则可作为一种致病因素，使人发病。

疟气、痹气、毒气是具有特异性的致病因素。疟气可使人患上疟疾；痹气使人患上痹证；而毒气为疫气之一，致病具有明显的特异性、传染性、流行性。对于疫气论述较详者首推温病大师吴又可，他提出"气者，物之变也，气即是物，物即是气"的观点，从根本上说明了疫气是肉眼不能识别的致病物质。他还详细地阐明了疫气的性质、特点、侵入途径、传变过程、流行规律及种属感受性等，其论点是对中医病因学的重大发展。

恶气、淫气、暴气都是形容邪气的性质。恶气为害人之气；淫气为有余之气；暴气则为使人发病急骤、变化迅速的致病因素。

肥气乃疾病名称，为肝之积。

四、调气

（一）药物气味

药物气味是药物性能的基本组成部分，主要包括寒热温凉四气及酸苦甘辛咸五味。用"气"来说明药性运用的特点。对药物性能的认识，是通过长期的医疗实践，在阴阳、脏腑、经络、治则等基本理论指导下逐步总结出来的。

药物气味与体内之气密切相关，无论是药物气味还是体内之气，都来源于自然界，并且皆可分为阴阳两类；药物气味有升降浮沉的特性，与体内之气升降出入的运动形式相应；药物气味可以选择地作用于所属脏腑，还具有归经的性能；药性的寒热补泻正是针对病情的寒热虚实。这些都是药物气味治疗疾病的前提。因此，以草木昆虫之气调治人体阴阳血气之偏，针对疾病发展过程中的不同情况采用不同的药物进行治疗，是辨证施治的关键所在。

《内经》对药物气味的论述，是我国古代劳动人民与疾病作斗争的经验总结。后世医家在《内经》的精神指导下，从各自不同的方面进行的补充和发挥，促进了中药学理论的发展，对保障人民身体健康和民族繁衍起了重要作用。

阳为气，阴为味。……

阴味出下窍，阳气出上窍。味厚者为阴，薄为阴之阳。气厚者为阳，薄为阳之阴。味厚则泄，薄则通，气薄则发泄，厚则发热。……

气味，辛甘发散为阳，酸苦涌泄为阴。……

形不足者，温之以气；精不足者，补之以味（《素问·阴阳应象大论》第33页）。

毒药攻邪，五谷为养，五果为助，五畜为益，五菜为充，气味合而服之，以补精益气（《素问·脏气法时论》第149页）。

调气之方，必别阴阳，定其中外，各守其乡，内者内治，外者外治，微者调之，……盛者夺之，汗之下之，寒热温凉，衰之以属，随其攸利，谨道如法，万举万全，气血正平，长有天命（《素问·至真要大论》第545页）。

论言治寒以热，治热以寒，而方士不能废绳墨而更其道也。有病热者寒之而热，有病寒者热之而寒，二者皆在，新病复起，奈何治？岐伯曰：诸寒之而热者取之阴，热之而寒者取之阳，所谓求其属也。帝曰：善。服寒而反热，服热而反寒，其故何也？岐伯曰：治其王气，是以反也（《素问·至真要大论》第543页）。

热因寒用，寒因热用，塞因塞用，通因通用，必伏其所主，而先其所因，其始则同，其终则异，可使破积，可使溃坚，可使气和，可使必已（《素问·至真要大论》第542页）。

五味入胃，各归所喜，故酸先入肝，苦先入心，甘先入脾，辛先入肺，咸先入肾，久而增气，物化之常也。气增而久，夭之由也（《素问·至真要大论》第544页）。

辛甘发散为阳，酸苦涌泄为阴，咸味涌泄为阴，淡味渗泄为阳……六者或收或散，或缓或急，或燥或润，或软或坚，以所利而行之，调其气使其平也（《素问·至真要大论》第540页）。

多食咸，则脉凝泣而变色；多食苦，则皮槁而毛拔；多食辛，则筋急而爪枯；多食酸，则肉胝䐢而唇揭；多食甘，则骨痛而发落，此五味之所伤也。故心欲苦，肺欲辛，肝欲酸，脾欲甘，肾欲咸，此五味之所合也（《素问·五脏生成》第71页）。

肝苦急，急食甘以缓之。……心苦缓，急食酸以收之。……脾苦湿，急食苦以燥之。……肺苦气上逆，急食苦以泄之。……肾苦燥，急食辛以润之。……肝欲散，急食辛以散之，用辛补之，酸泻之。……心欲耎，急食咸以耎之，用咸补之，甘泻之。……肺欲收，急食酸以收之，用酸补之，辛泻之。……肾欲坚，急食苦以坚之，用苦补之，咸泻之（《素问·脏气法时论》第141～144页）。

五味所禁：辛走气，气病无多食辛；咸走血，血病无多食咸；苦走骨，骨病无多食苦；甘走肉，肉病无多食甘；酸走筋，筋病无多食酸。是谓五禁，无令多食（《素问·宣明五气》第152页）。

五味入于口也，各有所走，各有所病。酸走筋，多食之，令人癃……苦走骨，多食之，令人变呕；甘走肉，多食之，令人悗心（《灵枢·五味论》第113页）。

按语 四气指药物所具有的温热寒凉四种性能，其中温次于热，凉次于寒，只是区别药性程度上的不同。五味指酸苦甘辛咸五种味道。此外，还有平性及淡、涩味药物。由于平性也有微寒、微温的不同，淡可附于甘味，涩可附于酸味，故习惯上仍称为"四气五味"。

药物气味皆有阴阳之分。就气味而言，则气为阳，味为阴；就药性而言，则温热为阳，寒凉为阴，平性可阴可阳；就药味而言，则辛甘淡为阳，酸苦咸为阴。

四种药性的作用，是通过服用后发生不同的疗效和反应概括出来的。因此，温热与寒凉是同疾病的性质相对而言的，但对于使用寒凉药治疗热病而热反增剧的虚热证及使用温热药治疗寒病寒反增剧的虚寒证，则宜以滋阴潜阳、补阳配阴，即所谓"壮水之主，以制阳光，益火之源，以消阴翳"之法治之。对于病情发展到一定阶段时出现的征象与本质相反的"真寒假热""真热假寒"证，则宜以"热因热用、寒因寒用"之法治之。

五味入于胃中，各依其所属的性能，归于所属的脏腑。五味虽然对五脏各有其亲和性，但又各有所偏，因而用之适当则补，偏食过用则害。五味失调不仅伤害本脏，而且还可损及各脏所属的体表、官窍组织及其相关它脏。根据五脏五味的调摄互助、亢害承制的关系，指导脏腑病变的治疗，迄今仍为临床所广泛应用。

（二）调气治法

调气之方，必别阴阳，定其中外，各守其乡，内者内治，外者外治，微者调之，其次平之，盛者夺之，汗之下之，寒热温凉，衰之以属，随其攸利，谨道如法，万举万全，气血正平，长有天命（《素问·至真要大论》第545页）。

岐伯曰：辛甘发散为阳，酸苦涌泄为阴，咸味涌泄为阴，淡味渗泄为阳。六者或收或散，或缓或急，或燥或润或软或坚，以所利而行之，调其气使其平也。

寒者热之，热者寒之，微者逆之，甚者从之，坚者削之，客者除之，劳者温之，结者散之，留者攻之，燥者濡之，急者缓之，散者收之，损者温之，逸者行之，惊者平之，上之下之，摩之浴之，薄之劫之，开之发之，适事为故（《素问·至真要大论》第540～541页）。

气调而得者何如？岐伯曰：逆之从之，逆而从之，从而逆之，疏气令调，则其道也。

帝曰：善。病之中外何如？岐伯曰：从内之外者，调其内，从外之内者，治其外；从内之外而盛于外者，先调其内而后治其外，从外之内而盛于内者，先治其外而后调其内；中外不相及，则治主病（《素问·至真要大论》第543页）。

黄帝曰：取之奈何？伯高曰：夫病变化，浮沉深浅，不可胜穷，各在其处，病间者浅之，甚者深之，间者小之，甚者众之，随变而调气，故曰上工（《灵枢·卫气失常》第108页）。

是故工之用针也，知气之所在，而守其门户，明于调气，补泻所在，徐疾之意，所取之处（《灵枢·官能》第 132 页）。

用针之类，在于调气，气积于胃，以通营卫，各行其道（《灵枢·刺节真邪》第 137 页）。

调气在于终始一者，持心也（《灵枢·小针解》第 10 页）。

知解结，知补虚泻实，上下气门，明通于四海，审其所在，寒热淋露，以输异处，审于调气，明于经隧，左右肢络，尽知其会（《灵枢·官能》第 131 页）。

按语　调气，首见于《内经》。调的基本字义，指和调、调和。如东汉许慎《说文解字》曰："调，和也。"在此基础上，又有调节、调整之意。如《贾子·道术》："合得周密，谓之调。"

调气内涵，有广义、狭义之别。广义的调气，泛指调和内外、阴阳、脏腑、气血、经络、体质等的治疗大法。狭义的调气，专指针刺治法。

1. 广义调气

（1）调和内外：外指外环境，或指人的体表，包括皮肤、肌腠等；内指内环境，或相对于体表，指脏腑、气血、骨髓等。病邪有"从内之外者"，即脏腑、气血、骨髓等的病变，反映于皮肤、肌腠，因其本质在脏腑、气血、骨髓等病位，故治疗当"调其内"；亦有"从外之内者"，即皮肤、肌腠等病邪，传入脏腑、气血、骨髓等，因其病邪主要在表，故治疗当以"治其外"为主；或有"从内之外而盛于外者，从外之内而盛于内者"，脏腑、气血、骨髓等的病变，与皮肤、肌腠病邪亢盛，混杂同病，治疗时自当辨清主次、先后，抓住病变的主要矛盾，或"先调其内而后治其外"，或"先治其外而后调其内"，方能获得良效。

（2）调和阴阳：阴阳是中医诊断学八纲辨证的总纲。根据临床上证候表现的病变性质，将一切疾病分为阴阳两个主要方面，即表、热、实属阳；里、寒、虚属阴。故明代张景岳称八纲为"二纲六要"。辨证论治，是根据辨证的结果，采取相应的治则、治法与治疗措施，故中药学性味归经、升降浮沉之总纲亦在于阴阳："辛甘发散为阳，酸苦涌泄为阴，咸味涌泄为阴，淡味渗泄为阳"。阴阳偏盛、偏衰、互损、格拒、转化、亡失之病变，调治以"盛者夺之，微者调之，汗之下之，寒热温凉，衰之以属"等，形成"阴病治阳、阳病治阴""从阴引阳、从阳引阴""寒之而热者取之阴，热之而寒者取之阳"等治则，衍生明代张景岳"阴中求阳、阳中求阴"等治疗大法，要在"调其气使其平也"。

（3）调和脏腑：脏腑是人体生理活动的中心。五脏、六腑、奇恒之腑的生理功能及脏腑之间的相互协调关系失调，是疾病发生的主要内在机制。脏腑失和的主要病因，在于内伤病因如情志、饮食、劳逸失常等，以及病理产物性病因如痰饮、瘀血、结石、毒邪等，外感病因、外伤等其他病因亦可内侵影响导致脏腑生理功能失常。脏腑病机常见于脏腑功能失和所致，因各脏腑功能不同，病机各具特点。《素问·至真要大论》谓："寒者热之，热者寒之，微者逆之，甚者从之，坚者削之，客者除之，劳者温之，结者散之，留者攻之，燥者濡之，急者缓之，散者收之，损者温之，逸者行之，惊者平之，上之下之，摩之浴之，薄之劫之，开之发之，适事为故。"其是调和脏腑的主要治则，为后世医家所宗。

（4）调和气血：气血是人体生命活动的主要物质基础。《灵枢·决气》论及："余闻人有精、气、津、液、血、脉，余意以为一气耳。"清代周学海将精、血、津、液四者有形之物同归于精。《素问·调经论》提出："气血以并，阴阳相倾，气乱于卫，血逆于经，血气离居，一实一虚。"大部分疾病皆有气血失和之病机。气为阳、血为阴，阴阳相倾而失调，则导致虚实、寒热等病变。因此，《素问·至真要大论》论述"调气之方"，除重视"必别阴阳，定其中外"，同时强调"气血正平，长有天命"。

（5）调和经络：经络是人体运行气血、联系脏腑、沟通内外、感传信息的特殊通路系统。经络生理功能正常与否对于生命活动极其重要，"血气经络胜形则寿，不胜形则夭"（《灵枢·寿夭刚柔》）。经络有不荣、不通之虚实，亦有凝涩、厥绝之病变，故《素问·五常政大论》提出："夫经络以通，血气以从，复其不足，与众齐同，养之和之，静以待时，谨守其气，无使倾移，其形乃彰，生气以长，命曰圣王。"其中，更以针刺、灸法、推拿、按摩法等为临床常用。

（6）调和体质：体质一词，在《内经》中多以"体""质""素"等表述。《灵枢·阴阳二十五人》为论述体质的专篇，以五行、阴阳为分类纲领，具体分为二十五种体质类型，分述各体质类型的形体特征，生理功能特点，与社会、自然环境的适应能力等，并提出总体治疗方法。《内经》亦散在各篇论述体质，如《灵枢·卫气失常》："是故膏人，纵腹垂腴；肉人者，上下容大；脂人者，虽脂不能大者。"对膏人、肉人、脂人三种体质类型的论述；《灵枢·论勇》：对勇士与怯士体质类型与忍痛与不忍痛的关系的论述；《素问·痹论》"阳气少，阴气多""阳气多，阴气少"二种阴阳分类体质对痹证发病影响的论述等。故《素问·疏五过论》告诫医生："圣人之治病也，必知天地阴阳，四时经纪，五藏六府，雌雄表里，刺灸砭石，毒药所主，从容人事，以明经道，贵贱贫富，各异品理，问年少长，勇怯之理，审于分部，知病本始，八正九候，诊必副矣。"

2. 狭义调气

狭义的调气，专指针刺治法。

其一，针刺之道，在于调气。由于内外失和、阴阳失衡、脏腑失常、气血不和、经络失调、体质变化等因素，皆可导致气的有余不足、气机升降出入失调、气化新陈代谢失常，故针刺之道，在于"知气之所在，而守其门户，明于调气"（《灵枢·官能》），徐疾针法，补泻脏腑，通行营卫，通调经络等，总体谓之"调气"，又有"得气""行气"之论。

其二，针刺调气，要在持心本神。《灵枢》多篇论述针刺调气，医生施行针刺，应"凡刺之法，先必本于神"，而心者，主于神明，故曰"调气在于终始一者，持心也"。独立守神，全神贯注，方可为针。同时，应调动患者之神，使之精神调摄，安定意志是非常重要的手段，积极与医生相互配合，方可获效。《素问·汤液醪醴论》有"神不使"之论："针石道也。精神不进，志意不治，故病不可愈。今精坏神去，营卫不可复收。何者？嗜欲无穷，而忧患不止，精气弛坏，营泣卫除，故神去之而病不愈也。"即患者非但不能做到"静则神藏"，反而"嗜欲无穷，而忧患不止"，致使精神涣散不收，志意恍乱不治，对医师所施行的治疗则不能作出相应反应。

其三，正确的针刺方法。《灵枢·卫气失常》论述："夫病变化，浮沉深浅，不可胜穷，各在其处，病间者浅之，甚者深之，间者小之，甚者众之，随变而调气，故曰上工。"调气是针刺之道，医生必须精通中医理论与临床实践，又熟练掌握针刺具体方法，辨证准确，取穴精准，方可调之。如《灵枢·官能》曰："知解结，知补虚泻实，上下气门，明通于四海，审其所在，寒热淋露，以输异处，审于调气，明于经隧，左右肢络，尽知其会。"

五、其他有关气的论述

1. 生理

上焦开发，宣五谷味，熏肤，充身，泽毛，若雾露之溉，是谓气（《灵枢·决气》第71页）。

气合而有形，得脏而有名（《灵枢·顺气一日分为四时》第85页）。

气合而有形，因变以正名（《素问·六节脏象论》第66页）。

以名命气，以气命处，而言其病（《素问·至真要大论》第524页）。

善言气者，必彰于物（《素问·气交变大论》第419页）。

天复地载，万物悉备，莫贵于人，人以天地之气生，四时之法成。

人生于地，悬命于天，天地合气，命之曰人（《素问·宝命全形论》第158页）。

天之在我者德也，地之在我者气也，德流气薄而生者也（《灵枢·本神》第23页）。

人有精、气、津、液、血、脉，余意以为一气耳（《灵枢·决气》第71页）。

人之始生，何气筑为基，何立而为楯，何失而死，何得而生？岐伯曰：以母为基，以父为楯。失神者死，得神者生也（《灵枢·天年》第103页）。

人受气于谷，谷入于胃，以传与肺，五脏六腑皆以受气，其清者为营，浊者为卫，营在脉中，卫在脉外，营周不休，五十而复大会（《灵枢·营卫生会》第51页）。

胃者，五脏六腑之海也，水谷皆入于胃，五脏六腑皆禀气于胃（《灵枢·五味》第104页）。

诸气者，皆属于肺（《素问·五脏生成》第72页）。

肺者，气之本（《素问·六节藏象论》第67页）。

阳为气，阴为味。味归形，形归气，气归精，精归化，精食气，形食味，化生精，气生形。

壮火之气衰，少火之气壮。壮火食气，气食少火。壮火散气，少火生气（《素问·阴阳应象大论》第32页）。

五脏者，合神气魂魄而藏之；六腑者，受谷而行之，受气而扬之（《灵枢·经水》第41页）。

膻中者，为气之海（《灵枢·海论》第73页）。

其气内干五脏，而外络肢节。……

气在头者，止之于脑。气在胸者，止之膺与背腧。气在腹者，止之背腧与冲脉于脐左右之动脉者。气在胫者，止之于气街与承山、踝上以下（《灵枢·卫气》第101页）。

肠胃受谷，上焦出气，以温分肉，而养骨节，通腠理。中焦出气如露，上注溪谷，而渗孙脉，津液和调，变化而赤为血，血和则孙脉先满溢，乃注于络脉，皆盈，乃注于经脉（《灵枢·痈疽》第153页）。

中焦亦并胃中，出上焦之后，此所受气者，泌糟粕，蒸津液，化其精微，上注于肺脉，乃化而为血，以奉生身，莫贵于此（《灵枢·营卫生会》第51页）。

上焦泄气，出其精微，慓悍滑疾，下焦下溉诸肠（《灵枢·平人绝谷》第72页）。

气积于胃，以通营卫，各行其道（《灵枢·刺节真邪》第137页）。

喉咙者，气之所以上下者也。……颃颡者，分气之所泄也（《灵枢·忧恚无言》第125页）。

口鼻者，气之门户也（《灵枢·口问》第67页）。

四末阴阳之会者，此气之大络也。四街者，气之径路也（《灵枢·动输》第113页）。

九窍为水注之气（《素问·阴阳应象大论》第45页）。

气之不得无行也，如水之流，如日月之行不休，故阴脉荣其脏，阳脉荣其府，如环之无端，莫知其纪，终而复始。其流溢之气，内溉脏腑，外濡腠理（《灵枢·脉度》第50页）。

所谓五十营者，五脏皆受气。持其脉口，数其至也，五十动而一代者，五脏皆受气；四十动一代者，一脏无气；三十动一代者，二脏无气；二十动一代者，三脏无气；十动一代者，四脏无气；不满十动一代者，五脏无气，予之短期，要在终始（《灵枢·根结》第17页）。

出入废则神机化灭，升降息则气立孤危。故非出入，则无以生长壮老已；非升降，则无以生长化收藏。是以升降出入，无器不有（《素问·六微旨大论》第399页）。

　　膏者多气，多气者热，热者耐寒。肉者多血，则充形，充形则平。脂者，其血清，气滑少，故不能大（《灵枢·卫气失常》第108页）。

　　妇人之生，有余于气，不足于血，以其数脱血也，冲任之脉，不荣口唇，故须不生焉（《灵枢·五音五味》第120页）。

　　瘦人者……其血清气滑，易脱于气，易损于血。……常人……其血气和调……壮士……重则气涩血浊……劲则气滑血清……婴儿者，其肉脆血少气弱（《灵枢·逆顺肥瘦》第79页）。

　　重阳之人，熇熇高高，言语善疾，举足善高，心肺之脏气有余，阳气滑盛而扬，故神动而气先行（《灵枢·行针》第123页）。

　　壮者之气血盛，其肌肉滑，气道通，荣卫之行，不失其常，故昼精而夜暝。老者之气血衰，其肌肉枯，气道涩，五脏之气相搏，其营气衰少而卫气内伐，故昼不精，夜不暝（《灵枢·营卫生会》第51页）。

　　年四十，而阴气自半也，起居衰矣。年五十，体重，耳目不聪明矣。年六十，阴痿，气大衰，九窍不利，下虚上实，涕泣俱出矣（《素问·阴阳应象大论》第43页）。

2. 病机

　　久卧伤气（《素问·宣明五气》第154页）。

　　谷虚气虚。

　　气虚身热，得之伤暑。

　　谷入多而气少者，得之有所脱血，湿居下也。

　　虚者，气出也。……气虚者，寒也（《素问·刺志论》第280页）。

　　天地之精气，其大数常出三入一，故谷不入，半日则气衰，一日则气少矣（《灵枢·五味》第104页）。

　　邪之所凑，其气必虚（《素问·评热病论》第197页）。

　　壮火之气衰……壮火食气……壮火散气……热伤气（《素问·阴阳应象大论》第33页）。

　　魄汗未尽，形弱而气烁，穴俞以闭，发为风疟（《素问·生气通天论》第18页）。

　　邪气盛则实，精气夺则虚。……气虚者肺虚也，气逆者足寒也。……所谓气虚者，言无常也（《素问·通评虚实论》第174页）。

　　肺痹，发欬上气（《素问·玉机真脏论》第123页）。

　　其气上逆，故口苦舌干，卧不得正偃，正偃则咳出清水也。

　　月事不来者，胞脉闭也，胞脉者属心而络于胞中，今气上迫肺，心气不得下通，故月事不来也（《素问·评热病论》第197页）。

　　形寒寒饮则伤肺，以其两寒相感，中外皆伤，故气逆而上行。

　　若有所大怒，气上而不下，积于胁下，则伤肝（《灵枢·邪气脏腑病形》第11页）。

　　肝病者……气逆，则头痛耳聋不聪颊肿。……肺病者，喘咳逆气，肩背痛，汗出尻阴股膝髀腨胻足皆痛，虚则少气不能报息，耳聋嗌干（《素问·脏气法时论》第146页）。

　　怒则气上逆（《灵枢·五变》第88页）。

　　无刺大醉，令人气乱。无刺大怒，令人气逆（《素问·刺禁论》第278页）。

　　因而大饮，则气逆（《素问·生气通天论》第20页）。

　　卒然外中于寒，若内伤于忧怒，则气上逆，气上逆则六输不通，温气不行，凝血蕴裹而不散，津液涩渗，著而不去，而积皆成矣（《灵枢·百病始生》第122页）。

气盛则厥逆。……邪在胆，逆在胃，胆液泄，则口苦，胃气逆，则呕苦（《灵枢·四时气》第54页）。

是以气多少逆皆为厥（《素问·方盛衰论》第568页）。

冲脉为病，逆气里急（《素问·骨空论》第320页）。

谷入少而气多者，邪在胃与肺也。……实者，气入也。……气实者，热也（《素问·刺志论》第280页）。

诸气膹郁，皆属于肺（《素问·至真要大论》第538页）。

3. 诊断

言而微，终日乃复言者，此夺气也（《素问·脉要精微论》第100页）。

气有余则喘咳上气，不足则息利少气（《素问·调经论》第336页）。

气脱者，目不明（《灵枢·决气》第71页）。

上气不足，脑为之不满，耳为之苦鸣，头为之苦倾，目为之眩；中气不足，溲便为之变，肠为之苦鸣；下气不足，则乃为痿厥心悗（《灵枢·口问》第68页）。

脉细皮寒，气少，泄利前后，饮食不入，此谓五虚（《素问·玉机真脏论》第129页）。

代则气衰，细则气少（《素问·脉要精微论》第98页）。

人一呼脉一动，一吸脉一动，曰少气（《素问·平人气象论》第109页）。

形盛脉细，少气不足以息者危（《素问·三部九候论》第132页）。

形弱气虚死；形气有余，脉气不足死；脉气有余，形气不足生（《素问·方盛衰论》第571页）。

上盛则气高，下盛则气胀（《素问·脉要精微论》第98页）。

形瘦脉大，胸中多气者死（《素问·三部九候论》第132页）。

气海有余者，气满胸中，悗息面赤（《灵枢·海论》第73页）。

4. 治疗

治病之道，气内为宝，循求其理，求之不得，过在表里（《素问·疏五过论》第557页）。

必审五脏之病形，以知其气之虚实，谨而调之也（《灵枢·本神》第24页）。

必先度其形之肥瘦，以调其气之虚实，实则泻之，虚则补之（《素问·三部九候论》第132页）。

是故上工之取气，乃救其萌芽；下工守其已成，因败其形（《灵枢·官能》第132页）。

逆之从之，逆而从之，从而逆之，疏气令调，则其道也（《素问·至真要大论》第542页）。

病在气，调之卫（《素问·调经论》第343页）。

开腠理，致津液，通气也（《素问·脏气法时论》第142页）。

凡刺之道，气调而止，补阴泻阳，音气益彰，耳目聪明，反此者血气不行。

凡刺之法，必察其形气。……男内女外，坚拒勿出，谨守勿内，是谓得气（《灵枢·终始》第26、27页）。

夫病变化，浮沉深浅，不可胜穷，各在其处，病间者浅之，甚者深之，间者小之，甚者众之，随变而调气，故曰上工（《灵枢·卫气失常》第 108 页）。

气有余于上者，导而下之；气不足于上者，推而休之；其稽留不至者，因而迎之；必明于经隧，乃能持之（《灵枢·阴阳二十五人》第 118 页）。

此言气存亡之时，以候虚实而刺之，是故谨候气之所在而刺之，是谓逢时（《灵枢·卫气行》第 141 页）。

刺之而气不至，无问其数；刺之而气至，乃去之，勿复针。……刺之要，气至而有效，效之信，若风之吹云，明乎若见苍天，刺之道毕矣（《灵枢·九针十二原》第 2~3 页）。

形气不足，病气有余，是邪胜也，急泻之。形气有余，病气不足，急补之。形气不足，病气不足，此阴阳气俱不足也，不可刺之。……形气有余，病气有余，此谓阴阳俱有余也，急泻其邪，调其虚实，故曰有余者泻之，不足者补之，此之谓也。

上工平气，中工乱脉，下工绝气危生（《灵枢·根结》第 18 页）。

必先扪而循之，切而散之，推而按之，弹而怒之，抓而下之，通而取之，外引其门，以闭其神，呼尽内针，静以久留，以气至为故，如待所贵，不知日暮，其气以至，适而自护，候吸引针，气不得出，各在其处，推阖其门，令神气存，大气留止，故命曰补（《素问·离合真邪论》第 170 页）。

按语　气最初是一个哲学概念。古代朴素唯物主义哲学家们认为宇宙的本身是气。气是物质，是世界上形形色色多种多样物质的本原，由于气的运动变化产生万物。气的哲学概念渗透并运用于《内经》一书中，形成了具有医学特色的"气学理论"。

《内经》中谈到八十余种气，如天地四时之气、真气、宗气、营卫之气、脏腑经络之气、六气等，以"天人相应"的观点，说明气是构成人体和维持人体生命活动的基本物质。举凡生理、病理、诊断和防治，皆与气休戚相关，强调指出气是一切事物发生发展的总根源。

《内经》气学理论对后世中医学的发展影响极大。《难经》就是在《内经》的基础上第一次提出了"元气"，并且把元气同命门结合起来进行了讨论，进一步发展了《内经》气学的理论。继《内经》《难经》之后，历代医家更加重视气，几乎言必称气，例如，李东垣之论"胃气"；汪机之论"营卫之气"；喻昌之论"大气"；吴又可之论"杂气"等，使气学理论不断发展，日趋完善。

调气之道，作为人体生理功能的自我调节、疾病治疗的法则、具体处方用药及针刺、推拿、按摩等的治疗措施，在中医理论体系中有翔实的论述，在临床实践中有丰富的经验，千百年来，为古今医家所关注和使用。我们应当努力发掘，传承发展，加以提高，为中医药学事业做出应有的贡献！

气的运行径路

体内气运行的径路，谓之"气街"。气是人体生命活动的精微物质及其功能，气的运动是气最基本的特性。因此，进一步深入研究气运动流行径路结构的一般规律，对于探索人体生命科学的奥秘，揭示气功健身治病的原理，指导疾病的辨证施治，有着非常重要的意义。

一、纵行循环式运行径路

（一）以脏腑为中心的循环

气的运动，称为"气机"。气的运动形式可归结为升、降、出、入四种基本形式，其推动、激发和控制着人体各脏腑组织器官的生理活动，而各脏腑组织器官功能活动协调平衡的一个重要环节，乃在于络属于各脏腑的十二经脉之气的循环运动。

关于十二经脉之气的循环流注，最早的认识几乎全部归结为向头面脏腑性。如长沙马王堆汉墓帛书《足臂十一脉灸经》所记述的十一脉，皆由四肢指趾端向头面脏腑循行。其后，由于医学科学的发展，逐渐形成了《灵枢·经脉》向头面脏腑性与离头面脏腑性循环走向的理论，手三阳、足三阴经为向头面脏腑性，手三阴、足三阳经为离头面脏腑性。人体吸气时，气通过手三阳经、足三阴经，由手足向头面脏腑循行；呼气时，气通过手三阴经、足三阳经，由头面脏腑向手足循行。阳经行于肢体外侧面，阴经行于肢体内侧面。

这种循环式流注的最大特点是"阴阳相贯"，如环无端。十二经脉循行流注，始于手太阴肺经，依次流注手阳明大肠经、足阳明胃经、足太阴脾经、手少阴心经、手太阳小肠经、足太阳膀胱经、足少阴肾经、手厥阴心包经、手少阳三焦经、足少阳胆经、足厥阴肝经，由肝复注肺，首尾相接，阴阳贯通，表里流注，循环往复，周而复始。

气的循环与时间有密切关系。寅时自手太阴肺经开始，卯时注手阳明大肠经，辰时注于足阳明胃经……丑时注于足厥阴肝经。气的生物钟规律已为现代研究所证实，传统的子午流注按时开穴针法，至今仍有其应用价值。因此，以脏腑为中心的循环式运行径路，是气运动流行的主要框架，故又称为"大循环"。

（二）以任督为中心的循环

任脉、督脉是奇经八脉中具有专穴的经脉，故常与十二经脉相合，称为十四经。任督二脉，为人身阴阳之纲领。任脉总诸阴之会，为阴脉之海；督脉统诸阳之纲，为阳脉之海。任督二脉皆起于会阴，任脉行于胸腹正中线，督脉行于脊内正中，二脉相接于唇内。任督循环常与十二经相合，十二经脉循环从肝上注肺，"上循喉咙，入顽颡之窍"，终于外鼻道。其支别者，入于督脉，"上额循巅，下项中，循脊入骶"，而后流注于任脉，"络阴器，上过毛中，入脐中，上循腹里，入缺盆"，是为任督循环，复注肺中，出太阴。

营气的循行，是以十二经脉及任督循行为主要路径。营气行于脉中，依次循行于十四正经，由手太阴肺经始，循十二正经循行流注次序入于足厥阴肝经，由肝经分出入于督脉，督脉与任脉相接，上行复入于手太阴肺之脉，是为一周；一日一夜五十周于身，和调于五脏，洒陈于六腑。如《灵枢·营卫生会》："人受气于谷，谷入于胃，以传与肺，五脏六腑，皆以受气，其清者为营，浊者为卫，营在脉中，卫在脉外，营周不休，五十而复大会。"

气功则着重意息相随，呼气时气沿任脉下行至丹田，吸气时沿冲脉上行至胸，心肾相交，水火既济。待气贯通督脉后，吸气时气由督脉上行至头。以任督为中心的循环式运行径路，是以躯干正中线为纵轴，故又称为"小循环"。

（三）卫气的循环

卫气是运行于脉外之气，其特性是"慓疾滑利"，活动力特别强，流动很迅速，故不受脉管的约束，运行于皮肤、分肉之间，熏于肓膜，散于胸腹。

关于卫气的循环，说法不一。依《灵枢·卫气行》"卫气之行，一日一夜五十周于身，昼日行于阳二十五周，夜行于阴二十五周。……平旦阴尽，阳气出于目，目张则气上行于头，循环下足太阳"，散者别行，依次流注于手太阳、足少阳、手少阳、足阳明、手阳明，"其至于足也，入足心，出内踝下，行阴分，复合于目，故为一周"。入夜由阳入阴，行于阴分的流注次第为"常从足少阴注于肾，肾注于心，心注于肺，肺注于肝，肝注于脾，脾复注于肾为周"。

卫气的循环不同于营气参与十二经脉循环流注，其特点是阳、阴各自为周，"由阳入阴，从阴出阳"。正常状态下，卫气之循环有固定的时间规律。按照古代铜壶滴漏计时方法，水下一刻，卫气在太阳；水下二刻，卫气在少阳；水下三刻，卫气在阳明；水下四刻，卫气在阴分。如是，循环往复，一日一夜水下百刻，卫气循环五十周，平旦出于足太阳膀胱经。

卫气之循环与寤寐有关。平旦阳气偏盛，卫气从阴出阳，阳跷盛则目张；日西阳已偏衰，卫气由阳入阴，阴跷盛则目合。目张则人寤劳作，目合则人寐休眠。卫气行于阴分，厥阴为一阴，少阴为二阴，太阴为三阴。卫气行于一阴，则睡眠轻浅，梦境时现；卫气行于三阴，则睡眠深沉，魂静于内，梦幻不作。故少壮之人，卫气充盛，则昼精而夜寐；老弱之人，卫气内败，则昼不精而夜不瞑。

二、横向网络式运行径路

（一）十二经别的离合出入

十二经别又称"十二经脉之正"，尤如十二经脉的分支，从十二经脉别行分出，循行于胸腹及头部，作为正经循环的补充。十二经别循行的特点呈向头面脏腑性，互为表里之经别阴阳相合配偶偕行（六合），表现为离合出入关系。

十二经别循行，皆由十二经脉的四肢部分另行分出（离）；阴阳两经并行，深入于内脏（入）；外出于头面颈项（出），特别加强与头面、心脏的联系；最后，阳经归于本经，阴经归合于阳经（合）。

十二经别的向头面脏腑性加强由外向内气的传递，扩大了经脉与头面、心脏的联系，这在生命活动中心的主宰地位、脑为元神之府方面具有重要意义。十二经别的六合，加强了互为表里的两条经脉及其络属脏腑的联系。不仅阴阳表里之经结成六对配偶偕行相合，并且六阳经别皆属于本腑而散于相互表里之脏，如足少阳经别属于胆腑而散于肝，足太阳经别属于膀胱而散于肾；六阴经别则行于本脏，上行合于阳经。十二经别的离合出入的循行方式，既不脱离其本经而存在，又到达本经所未行之处，辅助气血循环灌注，从而相应地扩大了十二经脉的主治范围。

（二）四部气街头胸腹胫

头气、胸气、腹气、胫气各自有"街"，即四部气街，故《灵枢·动输》说"四街者，气之径路也"。与上述不同，四部气街将人体横向分段作为气运行中相输还复之通路。

头部之气街，络脉尽于脑，突出了脑（神）与气的关系。五脏六腑之气通于胸、腹部气街输注于背腰部相应的背俞穴及胸腹部的募穴，背俞穴、募穴多与脏腑相近，是脏腑之气相输聚传的点站。下肢之气，则循气街输注于足阳明经的气街穴（气冲）及承山穴和足踝部上下。各部气街输注之穴位，对于诊察和治疗疾病具有重要作用。

头、胸、腹、胫四部气街又是营卫之气循行必经之路。特别是在由于邪气影响经脉阻塞、营卫之气运行相失时，则四部气街开通畅行，气由此侧支输运会合，往返循行，环周不休。

（三）十五络脉的网络交通

十五络脉是由十二经脉分出的支脉，加上任、督的络脉和脾之大络组成。在四肢部，十二经脉别出之络脉，使阴经与阳经之间表里相通；在躯干部，任、督脉之络脉及脾之大络，分布于身前、身后及身侧。由此沟通互为表里的经脉之间的联系，也加强了人体前、后、侧面的协调统一。

十五络脉是十四经脉之气运行的支线，在络脉中是比较主要的部分。从别络分出孙络，以及再分别的浮络，如同网络遍布全身。气由经脉干线流注到片面状弥散，充分发挥了其对整个机体的营养作用。

（四）皮部浮络及经筋维系

全身的皮肤浮络部分，为十二经脉之气散布所在，故称"十二皮部"。十二经脉在皮表浮络的分区，使体表和内脏形成一个完整的有机的联络网，左右对称，纵贯全身。内在脏腑之气的变动，会循着经络的通路反映于体表之皮部浮络，邪气也会由体表之皮部浮络内传于脏腑。因此，皮部浮络具有卫护体表之功，并且应用于诊断和治疗某些脏腑、经络的病变。

人体的经筋是附属于十二经脉的筋膜系统，故谓之"十二经筋"。十二经筋是十二经脉之气分布于筋肉、关节的体系，但十二经筋不同于十二经脉循行，十二经筋皆起于四肢爪甲之端，多结聚于四肢关节、骨骼筋肉之处，与内脏络属关系不大。

三、标本源流式运行径路

（一）十二经脉的标本根结

根、本，犹木之根干，为脉气所出，标、结，犹木之梢杪，为脉气所归。十二经脉的标本根结，四肢在下，为根为本；头身在上，为结为标。十二经之经气，皆出自四肢末端，而向头身内脏。经气所出、所归之处，皆有气穴所在。三阴三阳六经根结以足经为代表，其根穴在足趾足心，结穴在头项胸腹。十二经脉标本详分为手经、足经，足三阴三阳经本穴、标穴分布与其根穴、结穴大致相同；手三阴三阳经本穴出于指端向腕肘，其标穴在头及胸背。

十二经脉标本根结理论广泛应用于针灸临床。例如，治疗头身脏腑病变，不仅可以取局部的结穴、标穴，而且更多取肘、膝以下相应的根穴、本穴，常常收到较好的效果。

十二经脉标本根结具有阴阳离合、深浅表里的关系，可概括为关（据《太素》改）、合、枢。在三阳经中，太阳为关，阳明为合，少阳为枢，在三阴经中，太阴为关，厥阴为合，少阴为枢。关者要塞，合者全满，枢者机枢。太阳为阳中之阳，主三阳之表，太阴为阴中之阴，为三阴之始，皆乃阴阳出入之要塞；阳明为二阳合明、阳分之里，厥阴为阴之绝阴、阴分之里，皆阴阳居深全满；少阳、少阴则相对于表里之间，皆具枢纽之功。这种关、合、枢的相互关系，决定于三阴三阳经各自的生理功能特点，从而又奠定了经络循行表里内外前后深浅部位的理论基础。

（二）五脏六腑的井荥俞经合

五脏六腑之气血流行贯注于经脉之中，其环流与经脉之上下、分布之浅深、脉道之宽窄等密切相关，犹如水之源流，《内经》形象化地将其命名为井、荥、俞、经、合五俞穴。经气尚小，发生之始，如水之源泉，故"所出为井"；经气细流，如水之成流，故"所流为荥"；经气渐盛，流注转输，如水之灌注，故"所注为俞"；经气更盛，畅流通行，如水之流行经过，故"所行为经"；经气充盛，深入会合，如百川汇聚流入大海，故"所入为合"。井荥俞经合联系起来，即经气自发出之始，涓涓细流，渐行渐大，浅向入深，畅行无阻，输注会合的径路。五俞穴之部位与此相应，其次序从指趾末端浅部，向肘膝以下深部寸非列。

与五俞穴类似，《灵枢·根结》记述了手足三阳经的根、溜（流）、注、入。根、溜、注、入之气穴本于十二经脉标本根结理论，但十二经脉标本根结取象于树木，而手足三阳经根溜注入则取象于水流。手足三阳经根、溜、注、入之气穴，其根皆在指趾端井穴，其溜在跗上或掌背侧原穴或经穴，其注在腕膝或腕肘部经穴或合穴，其入上在颈项，下在肘膝以下。

五脏六腑之井、荥、俞、经、合穴与手足三阳经的根、溜、注、入穴分布规律皆为向心性，从四肢末端始，经气逐渐充盛深入，输注汇聚，而后合于脏腑。因此，临床上将其作为"特定穴"，对于各脏腑经络疾患，根据不同情况选取这些穴位进行针刺，确有特殊的治疗作用。

以气为中心的气血精神整体观

气血精神是人体生命活动的根本，它们之间有着密切的内在联系。这种相互关系，是以气为中心，通过气的作用而实现的。以气为中心的气血精神整体观普遍应用于生理、病理、临床诸方面，有助于认识气的生命物质性，便于说明人体是一个有机的整体，易于理解气血精神相互关系的统一性、完整性，对气血精神病变的辨证施治具有一定的指导作用。

理 论 研 究

一、气是生命的根源

（一）对气的认识及其沿革

气最初是一个哲学概念。古代朴素唯物主义哲学家们认为宇宙的本身是气。气是物质，是世界上形形色色多种多样物质的本原，由于气的运动变化产生万物。

气的哲学概念渗透并运用于中医药学术领域的各个方面，形成了具有医学特色的"气学理论"。

1973 年马王堆三号汉墓出土的竹木简、帛书中有许多关于气的论述，是中医现存的古籍中最早的记载。

中医经典著作《内经》更是系统地、广泛地论述了气，谈到多种气，如天地四时之气、真气、宗气、营卫之气、脏腑经络之气、六气、九气等，以气作为理论基础，统一说明自然现象、生理活动、精神意识、病因病机、临床诊断、针药治疗，从而说明了气是一切事物发生发展的总根源。

《难经》则在《内经》的基础上第一次提出了"元气"，并且把元气与命门结合起来进行了讨论。如《难经·三十六难》说"命门者，诸神精之所舍，原气之所系也"，深刻地阐明了气在人体根于命门的重要位置。

继《内经》《难经》之后，历代医家更加重视气，几乎言必称气。他们沿袭了哲学上气的基本内容，将气作为构成人体生命的最基本物质，藉以论述人的生命活动，探讨生命现象。例如，唐代王冰注《素问·天元纪大论》："真气精微，无远不至，故能为生化之本始，运气之真元矣。"金元四大家之一刘完素认为"夫气者，形之主，神之母，三才之本，万物之原，道之变也"（《素问玄机原病式·火类》）。朱丹溪《格致余论·夏月伏阴在内论》亦指出："天地以一元之气，化生万物。根于中者，曰神机；根于外者，曰气血。万物同此一气，人灵于物，形与天地参而为三者，以其得气之正而通也。"

及至明清，气学理论更加完善。张景岳《类经·摄生类》说："夫生化之道，以气为本，天地万物莫不由之。"吴崑《医方考》亦谓："气者，万物之所资始也，天非此气不足以生养万物，人非此气不足以有生。"此外，李东垣、李中梓、张志聪、喻昌等都在所著述的书籍中论及气是人体生命的本始的观点。

纵观中国医学思想发展史，气作为中医理论的核心内容，作为构成人体生命的最基本物质为历代医家所承认。近代中医大家如任应秋、姜春华也都论述过这一观点。至今，深入研究探讨气的本质，仍然是揭示生命科学奥秘的重要命题。许多中外的自然科学研究者运用现代科学手段，对气进行了广泛深入的探索，初步报道了气的微粒流、生物电现象、能量场、免疫物质、信息、微循环等特征，较能令人信服气的明显的物质性。

（二）气的基本内容

气是运动着的、极其微细的、肉眼不能识别的物质。古人认为气是无形的，并非是说气不存在，只不过极其微细，肉眼难见罢了。

《内经》指出"人以天地之气生，四时之法成""天地合气，命之曰人"（《素问·宝命全形论》）。又说"人之始生，何气筑为基，何立而为楯？……以母为基，以父为楯"（《灵枢·天年》）。可见，人的生命是父母之精气所产生的。

气的生发之机在于命门。《景岳全书·传忠录》说："命门为元气之根，为水火之宅，五脏之阴气非此不能滋，五脏之阳气非此不能发。"命门为肾间动气所在，此动气称为元气，惟其动而不已，才能生化无穷。命门之元气，包括元阴、元阳二气，相火寓乎其中，故以阳气为主，阳气具有温煦脏腑、化生精微的作用，是脏腑活动的根本。

元气有赖于呼吸之气、水谷之气的补充。呼吸之气虽为肺所主，但必须依靠肾命之摄纳，故气功家称命门为"下气海"。孙一奎《医旨绪余·原呼吸》谓："肾间动气者……呼吸之门，经谓肺出气，出此也，肾纳气，纳此也。谓呼在肺而吸在肾者，盖肺交肾下，犹天地也。"水谷之气来源于饮食，由胃之受纳腐熟，脾之运化转输而供养全身。然而脾胃必须借助命门的温煦，才能发挥作用。正如张景岳在《景岳全书·命门余义》中所说："脾胃以中州之土，非火不能生。……水中之火乃先天真一之气，藏于坎中，此气自下而上，与后天胃气相接而化，此实生生之本也，是以花萼之荣在根柢，灶釜之用在柴薪。"因此，《难经·八难》称命门之肾间动气为"五脏六腑之本，十二经脉之根，呼吸之门，三焦之原"。

气存在于人体的脏腑组织器官之中。徐灵胎《医学源流论·元气存亡论》说"五脏有五脏之真精，此元气之分体也""元气脱则五脏六腑皆无气矣"。由于历史条件的限制，古人不可能直接观察到生命活动的微观世界，他们只能"从其用而知其体之有"，从大量的医疗实践中推测证明气的存在，这是完全可以理解的。

气在人体中具有重要的作用。"凡血液的运行、津液的输注、饮食的消化、营养的吸收、筋骨的濡润、皮肤的温和、毛发的光泽、脏腑的灌溉等，无不依靠气化的作用，所以说气是人生最宝贵的要素"。气所具有的这些作用，是客观存在的，是通过其本身的物质结构来实现的。

"运动是物质的存在方式"。人体的气是一种活动力很强的精微物质，它处于经常不断的运动变化之中。气的运动形式可以概括为"升降、出入、转化、循环"四个方面。《内经》认为"升降出入，无器不有"；"味归形，形归气，气归精，精归化"；"气之不得无形也，如水之流，如日月之行不休……如环无端，莫知其纪，终而复始"。这些都是关于气的升降、出入、转化、循环运动形式的精辟论述。气的运动变化是机体各系统、各脏腑组织协同配合的结果，如果其中某一部分发生异常变化，则势必影响整体的气的运动，导致疾病的发生。

气的生理特点为"和"与"通"，气的平衡状态为和，气的运行无阻曰通。《类经·论治类》说："气之在人，和则为正气，不和则为邪气。"《内经知要·阴阳》亦指出："气喜宜通，气伤则壅闭而不通。"气的相对平衡与运行无阻是保证人体生命活动的最基本条件，故气和、气通则平，气偏、气阻则病。

《素问·气交变大论》说："善言气者，必彰于物。"可见，气与物是一个统一的概念。虽然气的名称各异，作用不同，但它们都具有一个共同的特征，即客观存在的生命物质性。这一点可以用上述气的来源、分布、作用及生理特点来解释。

二、以气为中心的气血精神的关联

（一）气与血

血生于气，流行于脉内，故又称血气。《灵枢·营卫生会》说："血之与气，异名同类。……营卫者，精气也。血者，神气也。故血之与气，异名同类焉。"血气营卫皆为水谷之气化生而成，也都作为气的一种形式分布于体内，从这个意义上讲，血气营卫都是从属于气的，故谓之同类；另一方面，血气营卫各具不同的生理功能，分布部位各异，故谓之异名。《医经溯洄集》所谓"夫充于身者，一气而已，本无异类也，即其所用所病而言之，于是乎始有异名耳"，即是此意。

气能生血、帅血、摄血。王安道指出"气者血之母，东垣所谓阳旺则能生阴血者此也"（《医经溯洄集》）。血滋生于气，根源于气，故李梴《医学入门·卷首》亦称"气者生源，乃命之主，故为人父母不可损也"。血液流行于脉道之中，循环敷布于周身，有赖于气之推动与统摄。如杨士瀛《仁斋直指方论》谓之"气者血之帅"，薛己《内科摘要》谓之"血之所统者气也"。

气推动血液运行，并通过血液循环和调于五脏，洒陈于六腑，无处不到。周学海说"气之行慓悍滑疾，行而不止，散而不聚者也，若无以藏之，不竟行而竟散乎？惟血之质为气所恋，因以血为气之室，而相裹结不散矣"（《读医随笔·气能生血血能藏气》）。唐宗海在《血证论·阴阳水火血气论》亦称之为"血为气之守""载气者，血也"。

对于气与血的关系，高士宗在《医学真传·气血》指出："气为主，血为辅，气为重，血为轻。故血有不足可以渐生，若气不立即死矣。"赵献可在《医贯·血症论》说："盖天地间之理，阳统乎阴，血随乎气。"由此可见，气与血之间，气所起的作用是主要的。

（二）气与精

气有时又称为精或精气。《内经》对精的认识可归纳为两方面。其一，由于先秦精气学说的影响，精或精气与气常相提并论，不予严格区分。如《灵枢·决气》说："余闻人有精、气、津、液、血、脉，余意以为一气耳。"《素问·通评虚实论》说"邪气盛则实，精气夺则虚"等，故李中梓《内经知要·病能》认为："精气即正气，乃谷气所化之精微。"其二，精是繁衍生殖的物质。如《灵枢·本神》说："生之来，谓之精。"《素问·上古天真论》说："丈夫……二八肾气盛，天癸至，精气溢泻，阴阳和，故能有子。"徐灵胎《医学源流论·肾藏精论》称之为"肾中之脂膏"，这里的精是一种有形的东西，它的概念则与气不同，后世所论之精多指此而言。

气是构成精的最基本物质。《灵枢·本神》说："何谓德气生精、神、魂、魄、心、意、志、思、智、虑？请问其故。岐伯答曰：天之在我者德也，地之在我者气也，德流气薄而生者也。故生之来，谓之精……"唐宗海《血证论·遗精》亦谓："精者，肾中阳气所化。"说明了精本于先天真元之气，生于后天水谷之气的道理。故李东垣《脾胃论·省言箴》称："精乃气之子，积气以成精。"

气对精还有收敛固摄作用。姚止庵之《素问经注节解·生气通天论》说："精非气不摄也。"气和则精方能盈溢有度，气衰则可出现滑精、早泄之证。

精亦可化气。张景岳在《类经·阴阳类》中说："气归精，是气生精也，而此又曰精化气，是精生气也，二者似乎相反，而不知此正精气互根之妙。"气生精，是精根于气，气是生精之本；而精化气，则是精的运动变化必须经过体内的气化作用，以气的形式出现，这就是气凝为精，精化为气的精气转化过程。

（三）气与神

神是人体生命活动现象的总称，可概括为生命物质运动变化表现于外的征象与精神意识思维活动两方面。《素问·天元纪大论》引《易·系辞传》的原文："阴阳不测之谓神。"阴阳是事物的两个属性，由此阴阳二气的相互作用产生世界万物的千变万化。这些微观世界的变化反映于外，古人称之为"神"。《内经》指出"神者，正气也""所言节者，神气之所游行出入也""横骨者，神气所使主发舌者也""目者，五脏六腑之精，营卫魂魄之所常营也，神气之所生也""两精相搏谓之神"。足见神也是气，是一种变化着的气。诸如抵御外邪、濡润关节、舌肌运动、发音机制、目睛视物、生殖能力等生命现象皆由气的运动变化而产生。故《景岳全书·传忠录》说："生气即神气……经曰得神者昌，失神者亡，即此生气之谓也。"

精神意识思维活动是生命活动的最高级形式，包括"魂、魄、意、志、思、虑、智"等内容，其外在表现为"喜、怒、忧、思、悲、恐、惊"。《素问·阴阳应象大论》说："人有五脏化五气，以生喜、怒、悲、忧、恐。"说明了精神意识必须以五脏精气为物质基础，着重指出了精神对物质的依赖关系。

气可驭神。《灵枢·天年》说："何者为神？血气已和，荣卫已通，五脏已成，神气舍心，魂魄毕具，乃成为人。"《左传》孔颖达释"魂、魄"为："本从形气而有……初生之时，耳目心识，手足运动，啼呼为声，此则魄之灵也。……精神性识有所知，此则附气之神也。"神依附于形气。生命产生了，神便由之产生。既生之后，神尚须依赖水谷之气、吸入之气的滋养，通过五脏的功能发挥作用。因此，《灵枢·平人绝谷》说："神者，水谷之精气也。"

气血精神既各有特点，又相互关联。气是构成精、血的基本物质，也是神所依附的物质基础，故精、血、神的运动、变化皆有赖于气。

三、以气为中心的气血精神整体观的临床意义

气病主要包括气虚、气滞、气逆之证。气虚常由久病年老、脾胃化源不足，或肺肾虚弱所致，表现为少气懒言，疲倦乏力，自汗，舌淡脉虚无力等证，气虚则以补气之法治之。气陷、气脱亦属气虚范畴。气陷多为中气不足，脾气不升所致，气脱多由气随血脱引起。除气虚症状外，气陷常有胃下垂、子宫脱垂、脱肛等，气脱可见血下不止，视物模糊，甚至神志昏迷，脉微欲绝。前者法宜补气升陷，后者法当补气固脱。

气滞多由情志抑郁、饮食失调、外伤闪挫引起，气机阻滞的部位不同，症状各异，其主要特点为胀闷或窜痛，部位游走不定，治以行气、理气为主。

气应下而反上称为气逆，导致气逆的原因很多，主要是由于脏腑之气的升降失常，其症状特点为呕吐、嗳气、呃逆、喘促、晕厥等，气逆则予降气、镇逆之方。

血证有三：血虚、血瘀、出血。血虚的病变，多由气虚血无化源及失血过多所致。表现为面白、气短、头晕、眼花、舌淡脉细等症。吴鞠通《温病条辨·治血论》说："善治血者，不求之有形之血，而求之无形之气。"补血常先补气。大失血者，气不能安其宅，随血而脱，"有形之血不能速生，无形之气所当急固"。可予独参汤一味浓煎顿服。久病气虚血少者，使用补血名方当归补血汤，以黄芪五倍于当归补气生血，即取其"阳生阴长，无形能生有形"之意。

血瘀可因气虚运血无力、或气滞血行受阻、或气寒血涩不行所致。临床上除血瘀疼痛拒按、部位固定、舌质紫暗有瘀斑或舌下络脉青紫怒张、脉沉迟涩之外，常兼有气虚、气滞、气寒之证候。瘀则行之，活血必兼行气。《仁斋直指方论·血荣气卫论》说："盖气者血之帅也，气行则血行，气止则血止，气温则血滑，气寒则血凝，气有一息之不运，则血有一息之不行。"活血方中佐以行气之品，俾气行则瘀消。气虚所致瘀血，当补气活血。王清任著名的补阳还五汤、黄芪赤风汤等十多首方剂，都是重用黄芪以补气，其大部分方剂一直为医家所沿用。现代以益气活血法、行气活血法治疗冠心病、缺血性脑血管病、宫外孕、肠粘连、肠梗阻、弥散性血管内凝血等疑难病证也有很多报道。血得温则行，得寒则凝，气寒血凝，脉络不通常用温阳通络之品，以温经活血，方如当归四逆汤、温经汤等。

气逆不顺、迫血妄行或气郁化火，损伤脉络或气滞瘀血内阻，新血不得归经或气虚不摄皆可导致出血。缪仲淳《先醒斋医学广笔记》治疗吐血有三诀："宜行血不宜止血，宜补肝不宜伐肝，宜降气不宜降火。"行血必兼行气，气行则血自归经；补肝则肝气条达，气和则血自可止；气降则火降，气平则血自当宁。唐宗海《血证论》之"止血、消瘀、宁血、补虚"治疗血证的四个方法，皆以调气为急务。唐氏还认为"人之生也，全赖乎气，血脱而气不脱，虽危犹生，一线之气不绝，则血可徐生，复还其故，血未伤而气先脱，虽安必死。……故吾谓定血证死生者，全在观气之平否"（《血证论·脉证死生论》）。缪、唐之论，对于治疗血证有重要的学术价值。气虚不摄亦可导致血不循经，当以补气摄血主之，补气可用归脾汤、黄土汤；若气陷血从下溢，则用固冲汤、举元煎之类。

精病有精亏、遗精等证。精亏、遗精之证可由虚劳气少或房室不节，损伤肾气所致。《临证指南医案·遗精》指出："久伤精气不复谓之损。……从来精血有形，药饵焉能骤然充长，攻病方法都主客邪，以偏治偏。阅古东垣、丹溪辈，于损不肯复者，首宜大进参术，多至数斤，谓有形精血难生，无形元气须急固耳。"叶天士氏循古之法，善用参术等补气之品治疗久伤精气不复之损，是谓滋生气血补化源。《外台秘要》治疗虚劳失精，载方药三首，皆以补气助阳之法，方如人参丸、黄芪汤等。

陈士铎治疗遗精之证，以补气为要，如《石室秘录·内伤门》："梦遗之证……人往往用涩精之药所以不救。倘于未曾太甚之时，大用补精补气之药，何至于此。……此方名保精汤……不必止梦而梦自无，不必止精而精自断。"可见，补气摄精亦为治疗遗精大法之一。

喜怒忧思悲恐惊七种情志变化，属于内伤致病因素。情志的异常变化主要影响内脏的气机，气机升降失常，继而导致经络阻滞，脏腑功能失调，阴阳偏盛偏衰。《素问·举痛论》说："百病生于气也，怒则气上，喜则气缓，悲则气消，恐则气下，寒则气收，炅则气泄，惊则气乱，劳则气耗，思则气结。"故治疗精神情志病变每多调气。气上抑之，气下举之，气乱平之，气泄收之，气耗补之，气滞行之，使气和为度，气调则百病悉愈。

总之，气血精神病变辨证施治的关键皆在于气，以气为中心的气血精神整体观对临床指导的重要意义可以概见。

学 术 观 点

一、气是构成和维持生命活动的基本物质

论证"以气为中心的气血精神整体观",首先要解决气的生命物质性问题。气在哲学领域是一个本原性的物质概念,在中医理论中则有着具体的内容。气来源于先天,根于命门,依靠呼吸、饮食所摄取物质的滋养补充,存在于脏腑组织器官之中,处于不断的运动变化状态,具有推动、消化、吸收、温煦、生化、防御、固摄等重要作用。因而,气是客观存在的构成生命的基本物质。

人的生命来源于气,父母双方具有遗传物质之精气相合而为精。气凝聚为精的过程,《灵枢·决气》称为"两神相搏,合而成形",这里所指的"神",即父母之精气。精是气构成人体首先形成的物质,精作为胚胎的基础,逐渐形成人体的各个部分。

气是生命的起源与精是构成人体的基础这一说法并不矛盾。前已述及,在《内经》中,精与气并没有严格的界限,即使是具有繁衍生殖功能的精,也是由气所生成的,亦可称为"精气"。由于气是构成精的基本物质,所以认为气是生命的起源更有利于从一元论的角度认识人体生命的形成过程,阐明以气为中心的气血精神整体关系。

二、气是气血精神内在联系的物质基础

气是构成生命的基本物质,血是由气所产生的流动于脉内的红色液体,繁衍生殖之精亦为气所生成,神包括变化着的气与建立在五脏精气基础上的精神意识思维活动两方面。由此可见,气血精神虽然用词不同,但它们之间却有着内在联系,也就是说,气是它们内在联系的物质基础。精、血、神是气的派生物,故精、血、神皆从属于气。

三、气在气血精神中的主导作用

气生成精血,还支配着精、血的运动变化,神的正常与否也取决于气的盛衰存亡。无气则精无所化,血无以生,神也不存在了。因此,四者之中,气起着核心的、主导的作用,通过气的作用,把气血精神四者联系成为一个有机的整体,互相依存,互相为用,共同维持人体的生命活动,这是气血精神相互联系的基本规律。

四、气血精神病变皆源于气

气为精、血、神之本。气可养人,亦可伤人,气的病机变化常常导致精、血、神的病变。气虚可以导致血无化源而血虚,运血无力而血瘀,统血失权则出血,精气不生而精亏,气不摄精而精失,脏气不足而神衰。气滞可以引起血行受阻而瘀血,新血不得归经而出血,气机郁滞而伤神。气逆往往发生迫血妄行而出血,气机升降失常而神乱。气盛化火,损伤脉络则出血,气寒血涩不行则瘀血等。可见,气血精神病变各异,而由于气所导致病机则同。

不但如此,气的强弱盛衰还影响着精血神病变的发展过程。血虚之证,一线之气不绝,则

血自可生，若气虚较甚，尚可进一步导致出血、瘀血，则血愈趋衰竭。血瘀之证，若气虚血行无力，或气滞及血，或气寒涩血，久之则可因瘀血内阻，新血不得归经引起出血，亦可导致血虚的发生。同样，出血之证可并发血虚、血瘀；精亏与遗精之证可由于气虚不复而互为因果等。因此，掌握气的强弱盛衰对辨别气血精神病变的发生发展及判断其预后都有重要的意义。

五、气血精神病变之治疗以调气为宗

以气为中心的气血精神整体观，运用于临床时更体现出其完整、机动、灵活的指导作用。

血虚、血瘀、出血、精亏、遗精、神衰由气虚所致者皆以补气为主。肺为气之主，肾为气之根，脾为气之源，补气多补益肺、脾、肾三脏，由于气根于肾命，故尤以补益肾命为先。血瘀、伤神由气滞所致者皆以行气为主，气机疏通之责在肝，故行气、理气多从肝着手。出血、神乱由气逆所致者皆以降气为主。气足则血生、精充、神全，气通则血行、血宁，气平则神和。调气一法可兼众法，实为中医"异病同治"理论的具体体现。

推而广之，"扶正祛邪""正治反治"等治疗大法，都是旨在恢复人体的元气，使阴阳二气平衡协调。可见，调气之法应用范围非常广泛。

综上所述，本文根据历代医家的有关论述，提出气是构成人体生命的最基本物质，是气血精神内在联系的物质基础，精、血、神皆从属于气，气在气血精神的生理活动中起核心的主导作用，气血精神病变皆源于气，其治疗大法首当调气的观点，从理论到实践初步阐明了以气为中心的气血精神整体观的命题。

肝气郁论治

"气郁"理论始于《内经》，见于《素问·六元正纪大论》："二之气，大凉反至，民乃惨，草乃遇寒，火气遂抑，民病气郁中满，寒乃始。"但《内经》时代，以五运之郁为主体。及至历代，其广义与狭义之论，自然与人体之应，病因病机之要，临床证治之验等，各家皆有所发扬光大。尤其肝气郁为气机失调最常见的病机，在临床实践中具有更重要的意义。

一、肝气郁理论的源流

（一）木郁之发端

木郁与人体内、外环境的关系极为密切。木运平气之年，则气候平和，疾病很少流行，《素问·五常政大论》谓之"木曰敷和"，即敷布和气，物以生荣之意，则人体肝木疏泄条达，阳气舒畅，阴气布散。木运太过或不及之年，则常发生异常的气候变化，影响疾病的发生。例如，木运太过，谓之"木曰生发"，即未至其时而生长之意，其年多风气流行，发病规律则多肝之风木升发太过及其所胜之脏脾土受邪，故《素问·气交变大论》曰："岁木太过……民病飧泄食减，体重烦冤，肠鸣腹支满，上应岁星，甚则忽忽善怒，眩冒巅疾。"木运不及，谓之"木曰委和"，即阳和之气，委屈少用之意，其年多燥乃大行，发病规律除肝脏之病外，并可见到其所不胜与所胜之脏的病变，故《素问·气交变大论》曰："岁木不及……民病中清，胠胁痛，少腹痛，肠鸣溏泄，凉雨时至，上应太白星……"

木运之气被胜制后，由于木郁过极，则有复气发作，称为"木郁之发"。《素问·六元正纪大论》云："木郁之发……民病胃脘当心而痛，上支两胁，膈咽不通，食饮不下，其则耳鸣眩转，目不识人，善暴僵仆。"张介宾《类经·运气类》精辟地注释曰："天地有五运之郁，人身有五藏之应，郁则结聚不行，乃致当升不升，当降不降，当化不化，而郁病作矣。故或郁于气，或郁于血，或郁于表，或郁于里，或因郁而生病，或因病而生郁。"《内经》包括木郁在内的五郁理论，以五行为基础，将自然界五行之气的变化及其对人体五脏之气的影响有机地结合在一起，为"天人相应"整体观念指导思想的具体体现。

（二）六郁以气郁为首

朱震亨首创"六郁"之说，对临床辨证施治影响极大。《丹溪心法·六郁》云："气血冲和，万病不生。一有拂郁，诸病生焉。故人身诸病，多生于郁。"六郁可由六淫、七情、饮食、劳倦，以致气机郁滞所引起。朱氏认为，六郁病位重点在中焦，在于脾胃升降功能失常。而以气郁为先，气郁而湿滞，湿滞而成热，热郁而成痰，痰滞而血不行，血滞而食不消化。其实，疏土者，木也。脾胃升降平衡协调的关键在于肝脏疏泄调畅气机升降出入的正常发挥，观《丹溪心法·六郁》戴云气郁病证，"胸胁痛，脉沉涩"，可知其病与肝相关；其治气郁以"香附、苍术、川芎"，主要为疏肝行气解郁之药，可证是论。

（三）肝郁之论

历代医家对"郁"的内涵认识各不相同。吴澄《不居集·七情内郁》总括先贤之说，论曰："《内经》所论只五行胜复之理，故有五气之郁。丹溪推而广之，则有气血痰火湿食六郁。"赵氏又推而广之，"凡伤风、伤寒、温暑、时疫、外感等症，皆作郁看，余又推而广之，凡七情五志、劳伤积食，各病皆属于郁。"广义的"郁"，即"邪不解散""滞而不通"之谓，外感、内伤诸因皆可称郁。如此，则广义的木郁，包括风淫所胜之风木之郁与风木之脏肝胆之郁。风淫所胜由表而入；肝胆之郁或本脏本经自病，或因它脏传来。

现代中医教科书所论"郁证"，即由于情志不畅，气机郁滞所引起的一类病证，属狭义"郁"的范畴。《景岳全书·郁证》云："凡五气之郁，则诸病皆有，此因病而郁也。至若情志之郁，则总由乎心，此因郁而病也。"张氏所谓"因郁而病"即情志致郁："一曰怒郁，二曰思郁，三曰忧郁。如怒郁者，方其大怒气逆之时，则实邪在肝，多见气满、腹胀，所当平也；及其怒后，而逆气已去，惟中气受伤矣。……此怒郁之有先后，亦有虚实，所当辨治者如此。"其中由于郁怒不畅所致者，亦可属"气郁"，即肝郁。肝失条达舒畅，或气机郁滞，气滞又可致血瘀不行；或肝气升发太过，气郁化火；或肝郁及脾，又可使脾失健运，水湿生痰，致气滞痰郁，进而又可发展为湿郁、食郁、热郁等。

二、气郁病因病机

（一）木郁即肝气郁论

木郁病位归之于肝，虽《内经》等经典医籍中尚未提出，但从其症状分析，亦可得之。孙一奎在此基础上，明确阐发五郁之病为五脏之郁的论点。《医旨绪余·论五郁》云"余故缕析五郁之症，并治法焉。夫五脏不平则郁""木郁者，肝郁也；火郁者，心郁也；土郁者，脾郁也；金郁者，肺郁也；水郁者，肾郁也"。并且深入研究，引经据典，博取众说，认为五脏之郁，"其或病有因别藏所乘而为郁者，有不因别藏所乘而本气自郁者"，即五郁或由它脏传变，或本脏自病而发。孙氏结合自己临床经验，尤重本脏自病，论及"五脏本气自郁证"及其治疗，理法方药一线贯串，有理有据。《赤水玄珠·郁证门》谓："肝郁者，两胁微膨，嗳气连连有声，治宜青皮、川芎、吴茱萸。"可见肝郁病机多属肝气失于条达，疏泄失司所致，故其治也以调气为主。

（二）木郁天人相因说

木郁即肝郁，而肝郁病因有内、外之别，马蒔《黄帝内经素问注证发微》注释亦将人体之五郁归结为五脏之郁，但其注重自然界的影响与人体的关系，认为："此言五郁，人身之郁也。或有天时之郁而成之者，或以五脏之郁而自成者。"天时之郁而成，多因于自然界气候的异常变化及其外来邪气对人体的影响，如《内经》所论及的"五郁之发"；五脏之郁而自成者，以木郁而论，则有二端：因郁而病，多以七情内伤，致肝气郁滞而成，如怒郁、思郁之类；因病而郁，多肝脏病变致郁，或它脏病变传至肝脏，皆可致肝疏泄气机失常而成郁。

三、肝气郁证治

（一）肝气之郁，虚实寒热

1. 肝用太过

暴怒伤肝，则肝气逆，升发太过，症见头胀目赤，甚至薄厥、或呕血；气机横逆，木乘脾土，则飧泄；或肝气犯胃，则呕逆嗳气。治宜平肝行气解郁。方用解肝煎（陈皮、半夏、厚朴、茯苓、苏叶、芍药、砂仁）；气逆致厥者，宜五磨饮子（乌药、沉香、槟榔、枳实、木香）。

2. 肝用不及

情志抑郁，则肝失疏泄，气机郁滞，症见抑郁不乐，善太息，胸胁、两乳或少腹胀满疼痛；木郁土中，肝郁脾虚，则食少倦怠，腹胀便溏。治宜疏肝解郁、健脾养血。方用逍遥散（柴胡、当归、白芍、茯苓、白术、薄荷、生姜、炙甘草）。气郁及血，气滞血瘀，而致肝着，方用膈下逐瘀汤（五灵脂、当归、川芎、桃仁、丹皮、赤芍、乌药、元胡、香附、红花、枳壳、甘草）。气郁生痰，痰气互结，而致梅核气等，方用半夏厚朴汤（半夏、厚朴、紫苏、茯苓、生姜）。气滞湿盛，而致黄疸、腹胀之变，方用茵陈五苓散（茵陈、桂枝、茯苓、白术、泽泻、猪苓）；或用中满分消丸（厚朴、枳实、黄连、黄芩、知母、半夏、陈皮、茯苓、猪苓、泽泻、砂仁、干姜、姜黄、人参、白术、炙甘草）。

3. 肝火

肝气郁滞，郁久化火，症状多面红目赤，耳鸣耳聋，头胀且痛，急躁易怒，口苦，尿黄便秘，甚吐血、衄血。治宜清肝泻火。方用龙胆泻肝汤（龙胆草、泽泻、木通、车前子、当归、柴胡、生地）。

4. 肝寒

寒滞肝脉，气滞血涩，经脉挛缩，症见巅顶冷痛，呕吐清涎，或少腹牵引阴部冷痛，上连胁肋，形寒肢冷，脉沉弦紧。治宜暖肝散寒。方用暖肝煎（肉桂、小茴香、茯苓、乌药、枸杞子、当归、沉香、生姜）。

《素问·六元正纪大论》曰："木郁达之。"王冰最早为之注释，以昭其意，云："达，谓吐之，令其条达也。"王履补充是说，为之更加增益，《医经溯洄集·五郁论》云："木郁达之，大怒伤肝气逆，治以苦寒辛散而不愈，则用升发之药，加以厥阴报使而从治；久风入中或清气在下所致飧泄，治以轻扬之剂举而散之，皆达之之法。"阐述最为完善者，当属张介宾，《景岳全书·郁证》："木应肝胆，木主风邪，胃其滞抑，故宜达之。或表或里，但使经络通行，则木郁自散，是即谓之达也。"故"达之"之法，风邪由表而入者，轻扬之剂以散之。肝胆之郁者，疏气和血以解之。汗吐下和温清补消，但有是证，便可用之。

（二）少阳郁滞，柴胡加减

小柴胡汤为张仲景《伤寒论》和解之法的代表方剂，是治疗少阳病的主方，由柴胡、黄芩、半夏、生姜、人参、炙甘草、大枣组成。治疗少阳病口苦、咽干、目眩，往来寒热，胸胁苦满，心烦喜呕，默默不欲饮食，耳聋目赤，脉弦，苔白滑等症。

小柴胡汤的加减方

（1）柴胡桂枝汤：由柴胡、桂枝、黄芩、人参、半夏、芍药、甘草、大枣、生姜组成。治疗伤寒太阳少阳合病，少阳经气郁滞之证，常见头目眩晕，恶风，颈项强，四肢关节烦疼，寒热，微呕，心下支结等症状。临床常用于治疗发热、咳嗽、喘证、胁痛、胃脘痛、痹证等。

（2）大柴胡汤：由柴胡、黄芩、芍药、半夏、枳实、大黄、生姜、大枣组成。治疗少阳阳明合病，病邪已入阳明，化热成实，胆胃热实，气机受阻，疏泄不利之证。常见少阳病兼见大便秘结，胃脘痛，急不可耐，呕不止，口苦甚，郁郁微烦，胁胀满作痛，脉弦有力，舌苔黄腻。临床常用于治疗急性胆囊炎、急性阑尾炎、各种急腹症等。

（3）柴胡芍药汤：由柴胡、芍药、黄芩、半夏、大腹皮、枳壳、槟榔组成。治疗伤寒发汗后，邪热不除，腹胁胀痛，腹中拘挛等。临床常用于治疗妇女气血不和的月经不调与痛经等证。

（4）柴胡加龙骨牡蛎汤：由柴胡、龙骨、牡蛎、黄芩、铅丹（已不用）、人参、桂枝、茯苓、半夏、大黄、大枣组成。治疗伤寒往来寒热，胸胁苦满，烦躁惊狂不安，时有谵语，身重难以转侧等症状。临床常用于治疗不寐、神经官能症、梅尼埃综合征、癫痫及高血压等。

（5）柴胡茯苓汤：由柴胡、茯苓、枳实（炙）、白术、人参、麦冬、生姜组成。治疗少阳三焦不利，水邪为患之证。常见少阳病兼见小便不利，心下悸动不安，脉弦而舌苔水滑等症状。

（6）柴胡陷胸合方：由柴胡、姜半夏、黄连、桔梗、黄芩、瓜蒌仁、枳实、生姜组成。治疗结胸痞气初起有表证，以及水结、痰结、热结。常见寒热往来，胸膈痞满，按之疼痛，呕恶不食，口苦且黏，目眩，或咳嗽痰稠，舌苔黄腻，脉弦滑数等症状。

（7）柴胡桂姜半夏汤：由柴胡、黄芩、干姜、桂枝、牡蛎、瓜蒌、半夏、甘草、生姜组成。主治寒疫，邪气从少阳经传太阴脏，症见胸胁痞满，呕吐等。

（8）柴胡鳖甲汤：由柴胡、鳖甲、赤茯苓、黄芩、知母、桑白皮、甘草组成。治疗阴虚内热、气血凝滞之病证。多兼见胁下痞硬，肝脾肿大等症状。临床常用于治疗慢性肝炎后期、肝硬化等。

（9）柴胡桂枝干姜汤：由柴胡、桂枝、干姜、瓜蒌根、黄芩、牡蛎、炙甘草组成。治疗往来寒热，寒重热轻，胸胁满微结，小便不利，渴而不呕，但头汗出，心烦；牡疟寒多热少，或但寒不热。著名伤寒大家刘渡舟教授认为，该方为"胆热脾寒"病机所设，主治少阳兼太阴之证，临床常用于治疗慢性肝炎、胆汁反流性胃炎、腹腔淋巴结肿大、糖尿病胃肠功能紊乱等。

（10）柴胡茵陈蒿汤：由小柴胡汤减人参、甘草、大枣，加茵陈、大黄、栀子组成。主治湿热之邪，蕴郁肝胆，胆液失常，发为黄疸之病。常见一身面目悉黄，色亮有光，身热心烦，口苦欠呕，恶闻荤腥，体疲不支，胁疼胸满，不进饮食，小便黄涩，大便秘结，口渴腹胀，舌苔黄腻，脉弦滑等。临床常用于治疗急性黄疸肝炎。

（11）柴胡解毒：由柴胡、黄芩、黄连、夏枯草、郁金、茵陈、木香、姜半夏、白芍、栀子、大黄、芒硝、甘草组成。治疗肝胆湿热证，常见身热，口干，舌苔黄腻，脉洪大等症状。临床常用于治疗急慢性肝炎、细菌性肝脓肿、胆道感染等。

（三）疏肝解郁，逍遥加减

赵献可《医贯·郁病论》专题发挥木郁最具特色。其始阐明《内经》广义论郁之理，谓"凡病之起，多由于郁。郁者，抑而不通之义。《内经》五法，为因五运之气所乘而致郁，不必作忧郁之郁。忧乃七情之病，但忧亦在其中"。并举例说明如呕酸吞酸、胁肋胀痛、飧泄、中满腹胀、食寒胃中、肺气胀满、四肢浮肿等皆为郁之病证。诸郁之中，赵氏尤其重视木郁，以五行相因、自然之理而论，曰："盖东方先生木，木者生生之气，即火气。空中之火，附于木中。木郁则火亦郁于木中矣。不特此也，火郁则土自郁，土郁则金亦郁，金郁则水亦郁。"以木郁为五郁之先导，木郁则可传变发展为五郁。故治疗可"以一法代五法，神而明之，屡获其效"。即"木郁达之"之法，木郁解而五郁除。其"以一方治其木郁，而诸郁皆因而愈。一方者何？逍遥散是也"。逍遥散唯柴胡、薄荷二味最妙，性味辛温，辛能发散，温入少阳，温风一吹，郁气畅达，在临床实践中确有较广泛的应用范围。常用于治疗慢性肝炎、肝硬化、胆石症、胃及十二指肠溃疡、慢性胃炎、胃肠神经官能症、经前期紧张症、乳腺小叶增生等。

逍遥散的加减

（1）加味逍遥散（丹栀逍遥散）：由柴胡、当归、白芍、薄荷、茯苓、白术、煨姜、大枣、丹皮、栀子组成。治疗肝郁血虚、内有郁热证。常见潮热盗汗，烦躁易怒，或自汗盗汗，或头痛目涩，或面颊赤口干，或月经不调，少腹胀痛，或小便涩痛，舌红苔薄黄，脉弦虚弱。

（2）黑逍遥散：由柴胡、当归、白芍、薄荷、茯苓、白术、煨姜、大枣、熟地组成，即逍遥散加熟地。主治肾水不足，肝胆夹邪，郁火寒热之候。临床常用于治疗月经不调、崩漏、肝转移癌等。

（3）红花逍遥散：由当归、白芍、白术、茯苓、红花、皂角刺、竹叶、柴胡、薄荷、甘草组成。具有疏肝、理气、活血之功。用于肝气不舒，胸胁胀痛，头晕目眩，食欲减退，月经不调，乳房胀痛或伴见颜面黄褐斑。

（4）丹栀逍遥散加左金丸：由丹皮、栀子、青皮、黄连、吴茱萸、香附、柴胡、赤芍、甘草、金银花、大黄组成。"佐金以制木"，治疗肝胃郁热证，常见胃脘灼热疼痛，口干口苦，烦躁易怒，泛酸嘈杂，苔黄腻，舌红脉弦数等。临床常用于治疗糜烂性胃炎、胃及十二指肠溃疡等。

综上所述，气郁理论依五行学说"木郁"而立，可为纲领。自然界之风木所淫，人体肝胆之郁，皆可令气机郁滞而成。气郁为百病之长，常变生其他诸郁。其治疗大法当"木郁达之"，气郁辨证论治之丰富多彩从古今名医验案中可窥豹一斑。

气的病机证候与调气论治

气的失常主要包括两个方面：一是气的不足，功能减退，称为"气虚"，多见五脏之气虚；二是气的运动失常，称为"气机失调"，如气滞、气逆、气陷、气闭、气脱等，多见五脏气机失常。

调气论治，分为六法：

气虚宜补：肺主一身之气，脾为气血生化之源，故补气主要是补脾肺之气，而尤以培补中气为重。先天之精气，依赖于肾藏精气的生理功能，才能充分发挥先天之精气的生理效应。故气虚之极，又要从补肾入手。

气滞宜疏：人体气机升降出入，多与肝主疏泄、肺主宣降、脾主升清、胃主降浊有关，故气滞多与肺、肝、脾、胃等脏腑功能失调有关。肝主疏泄，调畅全身气机，故气滞之病又以疏肝行气为先。

气陷宜升：气陷宜用升提之法，所谓"陷者举之"。适用于中气下陷而见凶陷，胞睑下垂，脱肛，滑泄不止，以及冲任不固所致崩中漏下，带下，阴挺，胎动不安等。

气逆宜降：气逆宜用降气之法。气逆于上，以实为主，亦有虚者。降气法，适于气逆实证，且宜暂用，不可久图。若因虚而逆者，补其虚而气自降，不得用降气之品。

气脱则固：脱有缓急，故临床上有虚脱和暴脱之分。虚者补之，涩可固脱。故气脱者每于补气固本之中加入收涩之品，以补而涩之。若属暴脱者，固涩无效，应当补阳助阴，使阴固阳潜。固涩法常与补法同用，又根据证之寒热而与温法或清法同用。气属阳，故气脱之治，多温补与固涩同用。

气闭则开：气闭多有清窍闭塞而昏厥，故又称开窍通闭。开窍有温开、凉开之分。气闭有虚、实之别，实则邪未减而正未衰，治当开其闭；而虚则为内闭外脱之候，当予以补气养血、回阳固脱之品。

一、气虚证治

（一）气虚证及论治

基本概念：元气不足，脏腑功能衰退，以气短乏力，神疲懒言，自汗，舌淡，脉虚等为常见症的证候。

形成原因：先天禀赋不足，元气衰少；或后天失养，生成不足；或久病体虚，耗气过多；或过劳伤气等。

临床表现：少气懒言，神疲乏力，气短，自汗，动则尤甚，或易于感冒，或见头晕目眩，面色淡白，舌淡苔白，脉虚无力。

病机特点：气虚以元气不足，脏腑功能衰退为主要病机，体现在推动无力、气化失常、固摄失司、抗病能力下降等方面。

气虚可见于各脏腑组织，由于各自的生理功能和特性不同，其病机和临床表现各异。

辨证要点：以少气懒言，神疲乏力，气短，自汗、动则尤甚，舌淡，脉虚为辨证依据。

（二）五脏气虚证

1. 心气虚证

基本概念：心气不足，鼓动无力，以心悸，胸闷气短，神疲等为主要表现的证候。

本证多见于惊悸、不寐、胸痹、虚劳，以及西医的心律失常、冠心病、贫血、神经衰弱等疾病。

形成原因：多因久病体虚，劳神过度，或素体虚弱，或年老脏气亏虚，心气不足所致。

临床表现：心悸，胸闷，气短，自汗，易惊恐，神疲乏力，活动后加重，面色淡白，舌淡红，脉虚无力。

病机特点：以心气不足，行血无力，心失所养，神气不足为病机特点。汗为心液，气虚卫外不固，故自汗；劳累耗气，致心气更虚，故活动后诸症加剧；气虚，不能上荣于头面，故面色淡白，舌淡红；心主脉，心气不足，故脉虚无力。

辨证要点：心悸、神疲等心的定位症状与气虚症状共见为辨证的主要依据。

代表方剂：养心汤（《仁斋直指方论》）。组成：人参、炙黄芪、茯苓、茯神、半夏、当归、川芎、柏子仁、酸枣仁、远志、肉桂、五味子、甘草。

2. 肺气虚证

基本概念：肺气虚证是指肺气不足，呼吸无力，卫外不固，以咳嗽无力，气短而喘，自汗等为主要表现的证候。

本证多见于咳嗽、哮喘、肺胀，以及西医的慢性支气管炎、支气管扩张、肺气肿、肺源性心脏病等疾病。

形成原因：多因劳伤、久咳、暑热及重病之后，损伤肺气，或脾虚不能上升清气于肺，肺失充养所致。

临床表现：咳喘无力，少气不足以息，动则益甚，或痰液清稀，或畏风易感冒，语声低怯，面色淡白，神疲体倦或自汗，舌淡苔白，脉虚。

病机特点：以肺气不足，呼吸功能减弱，气虚卫表不固为病机特点。肺气不足，输布水液功能相应减弱，则水液停聚肺系，故见清稀痰液；肺气虚故语声低怯；面色淡白，神疲体倦，舌淡苔白，脉虚，是气虚常见症状。

辨证要点：咳喘无力、少气不足以息等肺的定位症状与气虚症状共见为辨证的主要依据。

代表方剂：

（1）补肺汤（《备急千金要方》）。组成：黄芪、人参、甘草、茯苓、钟乳粉、桂心、干地黄、白石英、厚朴、桑白皮、干姜、紫菀、陈皮、当归、五味子、远志、麦冬、大枣。

（2）玉屏风散（《世医得效方》）：主治肺卫不足，易感外邪。组成：黄芪、防风、白术。

3. 脾气虚证

基本概念：脾气虚证是指脾气不足，运化失健，以食少，腹胀，便溏及气虚症状为主要表现的证候。在此基础上，脾气不足，统血失常，可见出血，色淡质稀等临床表现的"脾不统血证"；脾气不足，升举无力，可见内脏下垂等临床表现的"中气下陷证"。

本证多见于胃脘痛、胃痞、腹痛、泄泻、水肿、痰饮、哮喘、痿证、小儿疳积，以及西医的慢性胃肠炎、慢性肾炎、慢性支气管炎、支气管哮喘、血小板减少性紫癜、胃下垂、肾下垂、重症肌无力等疾病。

形成原因：多因饮食失调，或劳累过度，或忧思日久，或禀赋不足，素体虚弱，以及其他急慢性疾病耗伤脾气所致。

临床表现：食少，腹胀、食后尤其，大便溏薄，肢体倦怠，少气懒言，形体消瘦；或见肥胖、浮肿；或肌衄，齿衄，鼻衄，便血，崩漏等出血，色淡质稀；或胃下垂、肾下垂、子宫脱垂、脱肛等；面色淡黄或萎黄，舌淡苔白，脉缓弱。

病机特点：以脾气不足，运化失健，水谷不化为病机特点。脾气不足，气血生化乏源，不能充达肢体、肌肉，机体失养，宗气亦虚，故肢体倦怠，少气懒言；肌肤失于血的滋养和濡润，故形体消瘦；气血亏少，不能上荣，故面色淡黄或萎黄，舌淡；若脾气虚，水湿不运，泛溢肌肤，故可见浮肿、体胖；脾气不足，统血失常，故见虚性出血；脾气不足，中气下陷，故见内脏下垂，肌肉无力；脉道不能充盈，脉气鼓动无力，则脉象缓弱。

辨证要点：食少、腹胀、便溏等脾的定位症状与气虚症状共见为辨证的主要依据。脾不统血证以出血而色淡质稀与脾气虚症状共见为辨证依据；中气下陷证以内脏下垂与脾气虚症状共见为辨证依据。

代表方剂：

（1）四君子汤（《太平惠民和剂局方》）。组成：人参、白术、茯苓、甘草。

（2）人参归脾丸（《济生方》）：主治脾不统血所致的便血、崩漏诸症。组成：人参、麸炒白术、茯苓、炙黄芪、当归、龙眼肉、酸枣仁、远志、木香、炙甘草。

（3）补中益气汤（《脾胃论》）：主治中气下陷所致的内脏脱垂诸症。组成：黄芪、人参、炙甘草、当归、陈皮、升麻、柴胡、白术。

4. 肝气虚证

基本概念：肝气虚证是指肝气不足，疏泄失常，以两胁不适，情志抑郁，疲乏气短，头晕眼花，舌淡，脉弱等为常见症的证候。

本证多见于胁痛、郁证、不寐、虚劳，以及西医的肝病后期等疾病。

形成原因：多因年老体衰，肝病伤气，或其他慢性疾病耗伤肝气所致。

临床表现：两胁不适，情志抑郁，疲乏气短，头晕眼花，视物不清，筋脉不柔，睡眠早醒，舌淡，脉弦缓。

病机特点：以肝气不足，疏泄失常为病机特点。肝气不足，情志失于振奋，故情志抑郁；筋脉、目窍失养，故筋脉不柔，视物不清；肝气不足，藏魂失常，故睡眠早醒；脉道不能充盈，脉气鼓动无力，则脉象弦缓。

辨证要点：两胁不适、情志抑郁等肝的定位症状与气虚症状共见为辨证的主要依据。

代表方剂：补肝汤（《千金翼方》）。组成：人参、炙甘草、黄芩、桂心。

5. 肾气虚证

基本概念：肾气虚证是指肾气虚弱，以腰膝酸软，耳鸣耳聋，性欲减退，神疲乏力，头晕健忘，脉沉弱等为常见症的证候。在此基础上，出现小便、精液、经带、胎气不固的临床表现，称为"肾气不固证"；出现呼多吸少，动则气喘等临床表现，称为"肾不纳气证"。

本证多见于腰痛、耳聋、虚劳，以及西医的慢性肾炎、糖尿病、醛固酮增多症、肾上腺皮质功能减退、更年期综合征、慢性支气管炎等。

形成原因：多因年高体弱，肾气亏虚，或先天禀赋不足，肾气不充，或房事过度，久病劳损，耗伤肾气所致。

临床表现：腰膝酸软，耳鸣耳聋，神疲乏力，发白齿摇，性欲减退，神疲乏力，头晕健忘，舌淡红，脉沉弱。如肾气不足，封藏、固摄功能减弱，可见小便频数而清，或尿后余沥不尽，或遗尿，或小便失禁，或夜尿频多，男子滑精早泄，女子月经淋漓不尽，或带下清稀量多，或胎动易滑；如肾气不足，纳气功能减弱，可见呼多吸少，动则气喘，上下气不相续接，舌淡，苔白，脉沉弱等。

病机特点：以肾气不足，功能减退为病机特点。肾气亏虚，腰膝失养、脑髓失充，故腰膝酸软，耳鸣失聪。

若肾气亏虚，气化主水功能减退，固摄功能减弱，膀胱失约，故小便频数清长，尿后余沥不尽，夜尿频多，遗尿，甚或小便失禁；肾气不足，精关不固，失于封藏，精易外泄，故滑精、早泄；肾气不足，任脉失约，故月经淋漓不尽；带脉失固，故带下清稀量多；任脉失养，胎元不固，故见胎动不安，滑胎流产；肾气不足，纳气失司，故见呼吸困难等；舌淡苔白，脉沉弱是肾气虚之征。

辨证要点：腰膝酸软、耳鸣耳聋、发白齿摇等肾的定位症状与气虚症状共见为辨证的主要依据。肾气不固证以小便、精液、经带、胎气不固等为辨证依据。肾不纳气证以呼多吸少，动则气喘为辨证依据。

代表方剂：

（1）保元汤（《外科正宗》）。组成：人参、黄芪、白术、甘草。

（2）两仪膏（《景岳全书》）：主治肾中精气不足诸症。组成：人参、熟地。

（3）金锁固精丸（《医方集解》）：主治肾虚不固，遗精滑泄。组成：沙苑子、芡实、莲须、煅龙骨、煅牡蛎、莲子。

（4）寿胎丸（《医学衷中参西录》）：主治肾虚滑胎，以及妊娠下血。组成：菟丝子、桑寄生、川续断、真阿胶。

（5）大补元煎（《景岳全书》）：主治肾虚冲脉不固之崩漏、月经过多。组成：人参、山药、熟地、杜仲、当归、山茱萸、枸杞子、炙甘草。

（6）内补丸（《女科切要》）：主治肾气不足或肾阳衰微，白带清稀，黎明泄泻。组成：菟丝子、鹿茸、黄芪、潼蒺藜、紫菀茸、桑螵蛸、制附子、肉桂、茯苓、白蒺藜。

（7）缩泉丸（《妇人良方》）：主治肾气不固之小便频数及小儿遗尿症。组成：乌药、山药、益智仁。酌加覆盆子、桑螵蛸、五味子、熟地等。

（8）七味都气丸（《张氏医通》）：主治肾虚不能纳气之喘促久咳。组成：五味子、山茱萸、茯苓、山药、牡丹皮、熟地、泽泻。

二、气滞证治

（一）气滞证素及论治

基本概念：气机阻滞，运行不畅，以胸胁、脘腹胀闷疼痛，时轻时重，时作时休，或走窜不定，胀痛可随嗳气、肠鸣、矢气而减，脉弦等为常见症的证候。

形成原因：多因情志不遂，气机郁滞不畅；或病邪阻滞气机，脏腑功能障碍；或痰湿、食积、瘀血等有形实邪阻滞，影响气的正常运行流通所致。

临床表现：胸胁、脘腹等处胀闷、疼痛，症状时轻时重，部位常不固定，可为窜痛、攻痛，嗳气或矢气之后胀痛减轻，舌淡红，脉弦。

病机特点：气运行不畅而停滞，或气机郁滞而不得疏泄发散，阻滞于全身或某一局部的病理变化。

气滞一般属于邪实为患，但亦有因气虚推动无力而滞者。气滞于某一经络或局部，可出现相应部位的胀满、疼痛。由于肝升肺降、脾升胃降，在调整全身气机中起着极其重要的作用，故脏腑气滞以肺、肝、脾胃为多见。肺气壅滞，则胸闷，咳喘；肝郁气滞，则情志不畅，胁肋、乳房或少腹胀痛；脾胃气滞，则脘腹胀痛，大便秘结等。

因气虚而滞者，一般在闷、胀、痛方面不如实证明显，并兼见相应的气虚征象。

辨证要点：

（1）以闷、胀、痛，脉弦为辨证依据。

（2）可兼有胀痛，时轻时重，部位不定等特征。

（3）以肺、肝、脾胃为多见。不同部位的气机阻滞，其形成原因和临床表现各不相同。

（二）脏腑气滞证

1. 肝郁气滞证

基本概念：肝失疏泄，气机郁滞，以情志抑郁，喜太息，胸胁或少腹胀闷窜痛，妇女乳房胀痛，月经不调，苔白脉弦等为常见症的证候。

本证多见于慢性肝炎，中期肝硬化，脂肪肝，慢性胆囊炎，胆石症，肋间神经痛，或乳腺增生结节，或单纯性甲状腺肿，甲状腺功能亢进，甲状腺瘤，甲状腺炎，或月经不调等病症。

临床表现：情志抑郁，或郁怒，喜太息，胸胁或少腹胀闷窜痛，或咽部异物感，或颈部瘿瘤，或胁下肿块；或便秘腹痛；妇女可见乳房胀痛，月经不调，痛经；舌苔薄白，脉弦。

形成原因：因精神刺激，情志抑郁不畅；久病而因病致郁等原因，导致肝气郁滞不畅。

病机特点：肝气郁滞证以肝失疏泄，气机郁滞为主要病机，表现在精神抑郁和气机失调两个方面。

辨证要点：胸胁或少腹胀闷窜痛，妇女乳房胀痛等为肝气郁滞的定位症状；以情志抑郁与胸胁或少腹胀闷窜痛等肝经部位胀痛症状并见为辨证依据。

代表方剂：

（1）柴胡疏肝丸（《景岳全书》）。组成：柴胡、陈皮（醋炒）、川芎、香附、枳壳（麸炒）、芍药、炙甘草。

（2）越鞠丸（《丹溪心法》）：主治六郁。组成：香附（醋制）、川芎、栀子（炒）、苍术（炒）、六神曲（炒）。

（3）半夏厚朴汤（《金匮要略》）：主治咽部异物感的梅核气。组成：半夏、厚朴、茯苓、生姜、苏叶。

（4）六磨汤（《世医得效方》）：主治气滞便秘。组成：槟榔、沉香、木香、乌药、大黄、枳壳。

（4）四海舒郁丸（《疡医大全》）：主治肝气郁滞，痰气凝结所致之瘿瘤、瘰疬。组成：木香、陈皮、海蛤粉、海带、海藻、昆布、海螵蛸。

2. 肝郁脾虚证

基本概念：因肝失疏泄，脾失健运，致以胸胁胀痛，食少腹胀，精神抑郁，便溏不爽，或腹痛欲泻，泻后痛减，脉弦或缓弱等为常见症的证候。

临床表现：胸胁胀痛走窜，食少腹胀，精神抑郁或急躁易怒，善太息，便溏不爽，或腹痛欲泻，泻后痛减，脉弦或缓弱。

本证多见于消化、神经、内分泌等多系统疾病。如功能性消化不良、慢性浅表性胃炎、消化道溃疡、肠易激综合征、溃疡性结肠炎、慢性肝炎、脂肪肝、抑郁症、甲状腺疾病、经前紧张症、更年期综合征等。

形成原因：因情志不遂，肝郁犯脾；或劳倦过度，伤脾侮肝等原因，导致肝脾不调。

病机特点：肝郁脾虚证以肝失疏泄，脾失健运为主要病机，表现在肝气郁结，疏泄失常；脾气虚弱，失于健运两个方面。

辨证要点：以胸胁胀痛，精神抑郁或急躁易怒与食少腹胀，便溏不爽，或腹痛欲泻，泻后痛减并见为辨证依据。胸胁胀痛，精神抑郁或急躁易怒等为肝失疏泄的定位症状；食少腹胀，便溏不爽，或腹痛欲泻，泻后痛减等为脾失健运的症状。

代表方剂：

（1）逍遥散（《太平惠民和剂局方》）。组成：柴胡、当归、白芍、白术、茯苓、生姜、薄荷、炙甘草。

（2）加味逍遥散（《内科摘要》）：主治肝郁脾虚证之月经失调等。组成：丹皮、栀子、柴胡、当归、白芍、白术、茯苓、生姜、薄荷、炙甘草。

（3）痛泻要方（《丹溪心法》）：主治肝郁脾虚证之痛泻。组成：陈皮、白术、白芍、防风。

3. 肝气犯胃证

基本概念：因肝气郁结，横逆犯胃，胃失和降，致以胃脘、胁肋胀满疼痛，嗳气，呃逆，吞酸，恶心呕吐，精神抑郁，纳呆，苔薄黄，脉弦等为常见症的证候。

本证多见于功能性消化不良、慢性浅表性胃炎、消化道溃疡等疾病。

临床表现：胃脘、胁肋胀满疼痛，嗳气，呃逆，吞酸，恶心呕吐，精神抑郁或急躁易怒，善太息，纳呆，苔薄黄，脉弦。

形成原因：因情志不遂，肝郁及胃；或饮食不节，伤及脾胃，累及于肝等原因，导致肝胃不和。

病机特点：肝气犯胃证以肝气郁结，横逆犯胃为主要病机，表现在肝气郁结，疏泄失常；胃失和降，受纳失常两个方面。

辨证要点：以胃脘、胁肋胀满疼痛与嗳气，呃逆，吞酸，恶心呕吐症状并见为辨证依据。胁肋胀满疼痛，精神抑郁或急躁易怒等为肝失疏泄的定位症状；胃脘疼痛，嗳气，呃逆，吞酸，纳呆，恶心呕吐等为胃失和降的定位症状。

代表方剂：柴胡疏肝丸（《景岳全书》）。组成：柴胡、陈皮（醋炒）、川芎、香附、枳壳（麸炒）、芍药、炙甘草。

4. 肺气壅滞证

基本概念：因外邪犯肺，或肝气肝火犯肺，或痰浊阻肺，痰热互结，壅滞于肺，导致以咳嗽气喘，胸膈痞闷胀满，或痰多黏稠，色黄或白，舌淡红苔白，脉浮或滑等为常见症的证候。

本证多见于上呼吸道感染、急性或慢性支气管炎、支气管哮喘、肺部感染、肺炎等疾病。

临床表现：咳嗽气喘，胸膈痞闷胀满，或痰多黏稠，色黄或白，舌淡红苔白，脉浮或滑。

形成原因：因外邪犯肺，或肝气肝火犯肺，或痰浊阻肺，痰热互结，壅滞于肺，肺气宣发肃降失常所致。

病机特点：以肺气壅滞，宣降失职为主要病机，表现在肺失宣肃，气机壅滞两个方面。

辨证要点：以咳嗽气喘与气滞症状并见为辨证依据。以咳嗽气喘，胸膈痞闷胀满为肺气壅滞的定位症状。外邪犯肺，多伴有表证；肝气肝火犯肺，多伴有胸胁胀痛，情志急躁等；痰浊阻肺，或痰热互结，多伴有痰多黏稠，色黄或白等。

代表方剂：

（1）通宣理肺丸（《太平惠民和剂局方》）：主治风寒束表、肺气不宣所致的感冒咳嗽。组成：麻黄、苏叶、葛根、半夏、陈皮、前胡、人参、茯苓、枳壳、桔梗、木香、甘草。

（2）桑白皮汤（《医林》）：主治痰热阻肺、肺气壅滞所致的咳喘。组成：桑白皮、半夏、苏子、杏仁、贝母、山栀、黄芩、黄连。

5. 胃肠气滞证

基本概念：因胃肠功能失常，中焦气机的升降出入失调，导致以脘腹或脐腹痞闷胀痛，食欲不振，嗳气、矢气则舒，排便困难，舌淡苔白、脉沉实等为常见症的证候。

本证多见于功能性消化不良、慢性胃炎、胃神经官能症、胃下垂、十二指肠炎、胃肠胀气等疾病。

临床表现：脘腹或脐腹痞闷胀满疼痛，食欲不振，嗳气、矢气则舒，排便困难，舌淡苔白，脉沉实。

形成原因：因暴饮暴食，或饮食不节，或情志郁结，或虫积食积等原因，导致胃肠气滞，通降功能失常。

病机特点：以中焦气机的升降出入失调，胃肠功能失常为主要病机，表现在胃肠通降失常和气滞两个方面。

辨证要点：以脘腹或脐腹痞闷胀痛与气滞症状并见为辨证依据。以脘腹或脐腹痞闷胀痛等为脾胃气滞的定位症状。

代表方剂：枳实消痞丸（《兰室秘藏》）。组成：麦蘗面、茯苓、白术、半夏曲、人参、厚朴、枳实、黄连、生姜、炙甘草。

三、气陷证治

基本概念：气虚升举无力，应升反降，以头晕眼花，少气倦怠，脘腹坠胀，脱肛，胃、肾、子宫等内脏下垂，舌淡苔白，脉细弱等为常见症的证候。

形成原因：常由气虚证进一步发展而来。由于久病体虚，或年老体衰，或泄泻日久，或妇女产育过多所致。

临床表现：胃、肾、子宫等内脏下垂，脱肛，久泻久痢，腹部有坠胀感，或便意频数，伴见头晕目眩，少气懒言，倦怠乏力，舌淡苔白，脉弱。

病机特点：以脾气不足，清气不升，升举无力，中气下陷为病机特点，病机改变主要有"上气不足"和"中气下陷"两个方面。

辨证要点：以气虚证和内脏下垂、久泻久痢等症并见为辨证依据。具有气虚"上气不足"

的症状，如头晕目眩，少气懒言，身倦乏力，舌淡苔白，脉弱无力等。"中气下陷"可兼见如腹部坠胀，便意频数等症状。

代表方剂：

（1）补中益气汤（《脾胃论》）。组成：黄芪、人参、炙甘草、当归、橘皮、升麻、柴胡、白术。

（2）益气聪明汤（《东垣试效方》）：主治脾胃气虚，上气不足，致患内障，目糊，视物昏花等。组成：黄芪、人参、炙甘草、升麻、葛根、蔓荆子、芍药、黄柏（酒制）。

四、气逆证治

（一）气逆证素

基本概念：气机升降失常，脏腑之气逆乱向上所致的证候，因脏腑逆气不同，表现可各不相同。

形成原因：多由情志所伤，或因饮食寒温不适，食积阻滞，或因感受外邪，或因痰浊壅滞所致。

临床表现：肺气上逆，则见咳嗽喘息；胃气上逆，则见呃逆，嗳气，恶心，呕吐；肝气上逆，则见眩晕，头胀痛，其则昏厥，呕血等。

病机特点：气的升降运动失常，当降者不降而逆，或当升者升之太过，以致气逆于上的病理变化。

气逆于上多以邪实为主，如外邪犯肺，或痰浊阻肺，以致肺失肃降而气机上逆；或饮食寒温不适，或饮食积滞不化，以致胃失和降而气机上逆；或情志所伤，怒则气上，或肝郁化火，以致肝气升动太过，气血冲逆于上等。但也有因虚而致气机上逆者，如肺虚无力以降，或肾虚不能纳气，都可导致肺气上逆而喘咳；胃气虚弱，无力通降，亦可导致胃气上逆而恶心、呃逆等。

辨证要点：

（1）以肺、胃、肝等脏腑为多见。

（2）以肺气上逆之咳嗽、喘息；胃气上逆之嗳气、恶心、呕吐、呃逆；肝气升发太过之头痛、眩晕、昏仆、呕血等症为辨证依据。

（二）脏腑气逆证

1.肺气上逆证

基本概念：肺气宣发肃降失常，肃降不及，气机上逆，以咳嗽、喘息等为常见症的证候。

形成原因：多由外感风寒、风热之邪，或形寒寒饮伤肺，或肺脾功能失调，痰浊内生，壅滞于肺所致。

临床表现：咳逆上气，喘息，或恶寒发热，或咳喘痰多，黏稠难咯，胸闷胸痛，或咳嗽，气短；虚喘，呼多吸少，动则尤甚，舌淡红苔白或腻，脉浮或滑。

病机特点：咳嗽、喘证，总由肺气上逆，升降失衡所致。

肺气上逆多以邪实为主，如外邪犯肺，或痰浊阻肺，以致肺失肃降而气机上逆；但也有因虚而致气机上逆者，如肺虚无力以降，或肾虚不能纳气，都可导致肺气上逆而喘咳。

辨证要点：以咳喘和气逆症状并见为辨证依据。

肺气上逆证有虚实之分：以邪实为主者，多兼表证、痰证，咳声重浊有力，气粗声高，实喘者呼吸深长有余，伴有痰鸣咳嗽，脉数有力，病势多急；肺气上逆为患以虚为主者，多伴有气虚症状，咳声低怯无力，虚喘者呼吸短促难续，深吸为快，少有痰鸣咳嗽，脉象微弱或浮大中空，病势徐缓，时轻时重，遇劳则其。

代表方剂：

（1）苏子降气汤（《太平惠民和剂局方》）：主治肺气上逆、上盛下虚、痰涎壅盛之咳喘。组成：紫苏子、半夏、前胡、厚朴、陈皮、甘草、当归、生姜、大枣、肉桂。

（2）定喘汤（《摄生众妙方》）：主治肺虚感寒，气逆膈热之哮喘。组成：麻黄、杏仁、桑白皮、黄芩、半夏、苏子、款冬花、白果、甘草。

2. 胃气上逆证

基本概念：胃失和降，胃气上逆，导致以嗳气，呃逆，恶心呕吐等为常见症的证候。

本证多见于急、慢性胃炎，幽门痉挛，胃及十二指肠憩室，膈肌痉挛，食管和胃肠道神经官能症，胆囊炎，消化道肿瘤等。

形成原因：多由寒饮、痰浊、食积、胃火所致；或久病胃气虚弱，乃至胃气衰败，过服寒凉药物引起。

临床表现：恶心，呕吐食物、痰涎，或酸苦水；或食入即吐，朝食暮吐，暮食朝吐；喉间呃呃连声，声短而频，不能自止；或干呕；舌苔薄白或白腻，脉濡或弦。

病机特点：胃气上逆证以胃气不降，反而上逆为主要病机，胃气上逆证有虚实之分：由寒饮、痰浊、食积、胃火等引起的属实证；因久病胃气大虚，乃至胃气衰败，过服寒凉药物引起的胃气上逆属虚证。

辨证要点：以脘腹胀痛或脘胁窜痛与气逆症状并见为辨证依据。具有嗳气、呃逆、恶心、呕吐等胃气上逆的特征。脘腹胀痛或脘胁窜痛等为胃腑不通的定位症状。

胃气上逆属实证者，如外邪犯胃者，常兼表证；若饮食停滞者，则脘腹胀满，嗳腐吞酸；若肝气犯胃，见呕吐吞酸，胀痛连胁；若痰饮内阻，则呕吐清水痰涎。胃气上逆属虚证者，如脾胃虚寒，则食入作吐，完谷不化，脘腹冷痛；胃阴虚者，时作干呕，口渴，胃脘部有灼热感，苔光剥。

代表方剂：

（1）旋覆代赭汤（《伤寒论》）：主治胃虚气逆证，心下痞硬，噫气不除者。组成：旋覆花、代赭石、半夏、人参、甘草、生姜、大枣。

（2）丁香柿蒂汤（《证因脉治》）：主治内伤或久病呃逆。组成：丁香、柿蒂、人参、生姜。

3. 肝气上逆证

基本概念：肝气升发太过，气火上逆，导致头痛、眩晕，甚则呕血、昏厥常见症的证候。

形成原因：多因暴怒，肝气升发太过，气火上逆，或郁怒伤肝，肝气上逆所致。

临床表现：头痛头胀，或眩晕，甚则呕血、昏厥。

病机特点：肝气上逆证以肝气升发太过，气机上逆为主要病机，若横逆脾胃，血随气逆，则呕血；或血瘀于上，使人昏厥。

辨证要点：以头痛、眩晕，甚则呕血、昏厥与气逆症状并见为辨证依据。具有头痛、眩晕，甚则呕血、昏厥等肝气上逆的特征。暴怒、郁怒等为肝病的常见病因。

代表方剂：

（1）化肝煎（《景岳全书》）：主治怒气伤肝，气逆动火，胁痛胀满，烦热动血。组成：青皮、陈皮、白芍、丹皮、炒栀子、泽泻（血见下部者用甘草）、土贝母。

（2）五磨饮子（《医方集解》）：主治气厥。组成：沉香、乌药、木香、枳实、槟榔。

五、神昏气闭证治

（一）阳闭

基本概念：邪热亢盛，神气郁闭，以突然昏厥，牙关紧闭，肢体强直，面赤气粗，躁扰不宁，或见半身不遂，舌红苔黄，脉弦滑数等为常见症的证候。

本证多见于温热病热入心包，邪毒蒙蔽清窍，如流行性脑膜炎、乙型脑炎的极期，以及重症肺炎、化脓性感染等疾患的败血症期，或见于严重中暑、肝昏迷、尿毒症、中风（脑血管意外）等所致的闭证。

形成原因：多由于温热外邪侵袭，或毒邪自外而入、自内而生，或肝风内动，神气郁闭，气机出入失常所致。

临床表现：突然昏厥，呼吸气粗、牙关紧闭，肢体强直，面赤气粗，躁扰不宁，或见半身不遂，舌红苔黄，脉弦滑数。

病机特点：以邪热亢盛，神气郁闭，清窍蒙蔽为主的病机变化。气闭属于实证，为急性重症。神气郁闭，使气的外出严重受阻，闭塞清窍，则神失所主。神气郁闭有时可自行缓解，但亦有因气不复返而亡者。

辨证要点：阳闭以突然昏厥、神气郁闭兼有热象为辨证依据。突然昏厥，呼吸气粗、牙关紧闭，肢体强直，为神气郁闭的特征；面赤气粗，躁扰不宁，舌红苔黄，脉弦滑数为阳盛热象；或可兼肝风内动，则见半身不遂。

代表方剂：安宫牛黄丸（《温病条辨》）。组成：牛黄、郁金、犀角、黄芩、黄连、雄黄、栀子、朱砂、冰片、麝香、珍珠、金箔衣。

（二）阴闭

基本概念：邪气内闭清窍，以突然昏仆，不省人事，牙关紧闭，口噤不开，两手握固，痰涎壅盛，面白唇暗，苔白腻，脉沉滑或沉缓等为常见症的证候。

本症多见于中风（脑血管意外）或某些中毒性疾病等所致的昏迷。

形成原因：多由于肝风内动，痰浊蒙蔽清窍，神气郁闭，气机出入失常所致。

临床表现：突然昏仆，不省人事，牙关紧闭，口噤不开，两手握固，四肢不温，静卧不烦，痰涎壅盛，面白唇暗，苔白腻，脉沉滑或沉缓。

病机特点：以痰浊蒙蔽清窍，神气郁闭为主的病机变化，或可兼素体阳虚，痰湿内盛。

辨证要点：阴闭以突然昏厥、神气郁闭兼有痰浊为辨证依据。突然昏仆，牙关紧闭，口噤不开，两手握固，为神气郁闭的特征；四肢不温，静卧不烦，痰涎壅盛，面白唇暗，苔白腻，脉沉滑或沉缓为痰浊之象；或可兼肝风内动，则见半身不遂。

代表方剂：苏合香丸（《太平惠民和剂局方》）。组成：苏合香、安息香、冰片、水牛角浓缩粉、人工麝香、檀香、沉香、丁香、香附、木香、乳香（制）、荜茇、白术、诃子肉、朱砂。

六、元气外脱证治

基本概念：元气急骤外泄，以突然大汗淋漓，面色苍白，口唇青紫，目合口张，肢冷，呼吸微弱，其者昏迷，二便失禁，舌淡，脉微欲绝等为常见症的危重证候。

形成原因：多由于正不敌邪，或慢性疾病，正气长期消耗而衰竭，以致气不内守而外脱；或因大出血、大汗等气随血脱、或气随津泄而致气脱，从而出现功能突然衰竭。

临床表现：突然大汗淋漓，面色苍白，口唇青紫，目合口张，肢冷，呼吸微弱，其者昏迷，二便失禁，舌淡，脉微欲绝。

病机特点：元气急骤外泄，气不内守，以致功能突然衰竭的病机变化。

气有阴气、阳气之分。气脱与亡阴、亡阳的关系在于：气脱是亡阴、亡阳的病理基础。亡阴、亡阳在病机上都属气脱范畴，临床上皆有功能严重衰竭的表现；其区别在于：亡阳是阳气突然大量脱失，可见冷汗淋漓、四肢厥冷等寒象；而亡阴是阴气突然大量脱失，可见大汗而皮肤尚温、烦躁、脉数疾等热性征象。若无明显寒象或热象，但见气虚不固及功能衰竭的表现，则为气脱。

辨证要点：以突然大汗淋漓，面色苍白，口唇青紫，肢冷，其者昏迷，舌淡，脉微欲绝为辨证依据。可兼见呼吸微弱，目合口张，二便失禁等气虚不固及脏腑功能衰竭等气虚之极的临床表现。

代表方剂：独参汤（《校注妇人良方》）。组成：人参、炮姜。

七、气血津液失调证治

（一）气与血失调证治

1. 气虚血瘀证

基本概念：气虚运血无力，血行瘀滞，以面色淡白而晦暗，身倦乏力，少气懒言，局部疼痛如刺，痛处不移，舌淡紫或有紫斑，脉沉涩等为常见症的证候。

形成原因：常由久病体弱，劳倦过度耗气等所引起。

临床表现：神疲乏力，少气懒言，自汗，心胸或胸胁刺痛，固定不移，或胁下痞块，或肢体瘫痪，半身不遂，舌淡紫或有紫斑，脉沉涩。

病机特点：气虚不足，推动血行无力，血行瘀滞，阻于脉络。

辨证要点：

（1）以气虚表现和血瘀特点并见为辨证依据。

（2）本证属本虚标实。

代表方剂：补阳还五汤（《医林改错》）。组成：黄芪、当归、赤芍、地龙、川芎、红花、桃仁。

2. 气滞血瘀证

基本概念：气机阻滞，血行瘀滞，以胸胁脘腹胀闷疼痛，偶有刺痛，或有痞块，时消时聚，或腹内癥块、刺痛或胀痛、拒按，或局部青紫肿胀、疼痛，舌紫或有斑点，脉弦涩等为常见症的证候。

形成原因：常由情志不遂，因气滞病变的进一步发展导致血瘀；或闪挫外伤，或寒邪内阻等，因血瘀病变的进一步发展导致气滞。

临床表现：胸胁胀满或走窜疼痛，性情急躁，或腹内癥块、刺痛或胀痛、拒按，或局部青紫肿胀、疼痛，拒按，入夜更甚，或妇女痛经，经色紫暗，夹有瘀块，舌紫暗或有瘀斑，脉弦涩。

病机特点：气机不畅，血行瘀阻。气滞和血瘀，常同时存在，相互影响。气的运行阻滞，可以导致血液运行的障碍，而血液瘀滞，又必将进一步加重气机阻滞，多与心、肝的功能异常密切相关。

辨证要点：

（1）以气滞表现和血瘀症状并见为辨证依据。

（2）由气滞而血瘀病位多见于肝，由血瘀而气滞病位多见于心。

代表方剂：血府逐瘀汤（《医林改错》）。组成：桃仁、红花、当归、生地、牛膝、川芎、桔梗、赤芍、枳壳、甘草、柴胡。

3. 气血两虚证

基本概念：气虚血亏，形神失养，以神疲乏力，少气懒言，面色淡白或萎黄，头晕目眩，心悸失眠，唇甲色淡，舌淡，脉细弱等为常见症的证候。

形成原因：多因久病消耗，渐致气血两伤；或先有失血，血虚无以化气；或先因气虚，血液生化无源而日渐衰少等所致。

临床表现：头晕目眩，少气懒言，神疲乏力，动则汗出，心悸失眠，面色淡白或萎黄，唇爪甲淡白，舌淡嫩，脉细弱。

病机特点：气虚血亏，推动、濡养功能减退，形神失养。

辨证要点：以气虚与血虚症状并见为辨证依据。

代表方剂：八珍汤（《正体类要》）。组成：人参、白术、茯苓、当归、川芎、白芍、熟地、炙甘草。

4. 气不摄血证

基本概念：气虚不能统摄血液，血溢脉外，以齿衄、皮下紫癜，妇女崩漏或月经量多，便血、神疲乏力，气短懒言，面色无华，舌淡，脉弱等症为常见症的证候。

形成原因：常由久病体弱，劳倦过度，或气的生成不足，脾气虚弱所引起。

临床表现：衄血、吐血、便血、皮下紫癜，或妇女月经量多，崩漏，血色淡红，伴见神疲乏力，少气懒言，自汗，头晕目眩，面色淡白或萎黄，舌淡白，脉细弱。

病机特点：脾气不足，统血功能失常，气虚无力摄血，血液逸出脉外而致出血。

辨证要点：

（1）以各种出血，血色淡红，来势较缓为辨证依据。

（2）有气虚的一般临床表现，多属脾不统血。

代表方剂：归脾汤（《济生方》）。组成：人参、麸炒白术、茯苓、炙甘草、黄芪、当归、木香、远志、龙眼肉、炒酸枣仁。

5. 气随血脱证

基本概念：大量失血，气也随着血液流失而亡脱，以大量失血时，面色苍白，呼吸微弱或喘促，大汗淋漓，四肢厥冷，脉微欲绝为常见症的证候。

形成原因：常由外伤失血、胃肠大出血、妇女崩中，以及产后大出血等所引起。

临床表现：大量出血，继而出现呼吸微弱或喘促，面色苍白，大汗淋漓，四肢厥冷，神昏，脉微欲绝。

病机特点：大量出血，气失载体，随着血液流失，气血并脱。

辨证要点：

（1）以大量出血为前提，并见阳气脱失症状为辨证依据。

（2）气随血脱是危重症候，必须紧急抢救。

代表方剂：独参汤（《校注妇人良方》）。组成：人参、炮姜。

（二）气与津液失调证治

1. 津停气阻证

基本概念：水液潴留与气机阻滞同时存在，以水湿痰饮停聚，兼见胸满咳喘，或喘促不能平卧；或脘腹胀满等常见症的证候。

形成原因：常由肺、脾、肾等脏腑功能失常，津液的输布、排泄障碍，水湿停聚体内所引起。

临床表现：水湿痰饮停聚，兼见胸满咳喘，痰多，或喘促不能平卧；或脘腹胀满，嗳气食少；或肢体沉重，胀痛不适，舌淡胖，脉沉无力。

病机特点：津液代谢障碍，水湿痰饮内停，导致气机运行阻滞，水液潴留与气机阻滞同时存在。

辨证要点：

（1）以水湿痰饮停聚和气机阻滞症状并见为辨证依据。

（2）本证多见于肺、脾胃、胸胁、肌肤等部位。

代表方剂：中满分消丸（《兰室秘藏》）：主治中满热胀、膨胀、气胀、水胀。组成：白术、人参、炙甘草、猪苓、姜黄、茯苓、干姜、砂仁、泽泻、陈皮、炒知母、炒黄芩、炒黄连、炒枳实、姜厚朴。

2. 气随津脱证

基本概念：津液大量丢失，气失其依附，而随津液外脱亡失，以津液不足为主，兼见面色苍白，大汗淋漓，四肢厥冷，呼吸微弱，脉微欲绝等阳气外脱的证候。

形成原因：多由高热伤津，或大汗出，或严重吐泻，多尿等，耗伤津液，气随津脱所致。

临床表现：汗、吐、下等大量耗伤津液，继而突然出现面色苍白，大汗淋漓，四肢厥冷，呼吸微弱，脉微欲绝。

病机特点：津液丢失太多，气无所附，随津液外泄，乃至阳气外脱亡失。故清代尤在泾《金匮要略心典·痰饮》就说："吐下之余，定无完气。"

凡汗、吐、下等大量丢失津液的同时，必然导致不同程度伤气的表现，轻者津气两虚，重者津气两脱。

辨证要点：以津液大量丢失和阳气脱失症状并见为辨证依据。

代表方剂：生脉散（《内外伤辨惑论》）。组成：人参、麦冬、五味子。

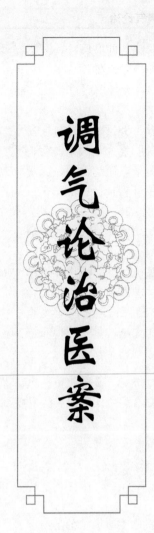

调气论治医案

胃脘痛：益气健脾和胃

金某，女，58 岁。2017 年 9 月 19 日初诊。

主诉：胃脘痛，反酸，时轻时重 2 年余。现症状：胃脘胀痛，按之则缓，反酸，少嗳气，食少纳呆，腹胀，周身乏力，寐可，大便溏，小便可。舌淡红胖大，苔白腻，脉弦缓。西医诊断：慢性浅表性胃炎。中医诊断：胃脘痛。辨证：脾胃气虚证。治法：益气健脾和胃。处方：黄芪 20g，茯苓 20g，白术 15g，苏梗 20g，陈皮 20g，丹参 20g，川芎 15g，香附 20g，小茴香 10g，厚朴 15g，半夏 15g，焦神曲 15g，枳实 15g，甘草 10g。14 剂，每日 1 剂，水煎 400ml，早晚分服。

10 月 10 日二诊：药进 14 剂，胃脘疼痛明显减轻，余症悉减，但仍便溏，去半夏，加莲子 15g，白豆蔻 20g，山药 30g，薏苡仁 30g。14 剂，服法同上。

10 月 31 日三诊：诸症均缓解，时有头痛，右胁痛，牙龈出血。加蔓荆子 15g，菖蒲 15g，郁金 15g，白及 6g，继进 14 剂，诸症尽除。

病案分析 胃脘痛之名，最早记载于《内经》，如《灵枢·邪气脏腑病形》："胃病者，腹胀，胃脘当心而痛。"《内经》提出，胃脘痛的发生与脾胃、肝等脏腑有关，还提出寒邪、伤食致病说。唐宋以前的医籍，多将胃脘痛与心痛混为一谈。金元时期，补土派的代表医家李东垣《兰室秘藏》首立"胃脘痛"一门，将胃脘痛明确与心痛区分，使胃脘痛成为独立的病证。明清时期，对治疗胃脘痛的研究更加深入，如《医学正传》说"古方九种心痛……详其所由，皆在胃脘，而实不在于心也""气在上者涌之，清气在下者提之，寒者温之，热者寒之，虚者培之，实者泻之，结者散之，留者行之"。《医学真传·心腹痛》还指出要从辨证去理解和运用"通则不痛"之法。

胃脘痛多见于西医学的急性胃炎、慢性浅表性胃炎、消化性溃疡、胃痉挛、胃下垂、胃黏膜脱垂症、胃神经官能症等疾病。

胃脘痛的临床表现，常见有胀痛、刺痛、掣痛、隐痛、灼痛、冷痛等。胀痛多见于气滞，亦有脾虚运化无力的真虚假实者；刺痛多见于瘀血；掣痛多见于胃寒，寒邪直中，寒性收引，故胃腑紧缩挛急；隐痛多见于虚证，如脾胃气虚，常伴有喜按，按之则舒；灼痛多见于胃热、胃火，有虚、实之别；冷痛多见于胃寒，虚则脾胃虚寒，常喜暖且喜按，实则寒邪直中，喜暖而拒按。常伴有食欲不振、恶心呕吐、吞酸嘈杂等症状。病因病机多由于寒温不适、饮食失宜、情志内伤、劳倦过度、或久病脾胃虚弱等所致。中医学辨证，以虚实、寒热、气血、升降为纲领。虚证多见于久病体虚者，其胃痛隐隐，痛势徐缓而无定处，时作时止，痛而不胀，或胀而时减，饥饿或过劳时易诱发疼痛或致疼痛加重，揉按或得食则疼痛减轻；实证多见于新病体壮者，表现为胀痛、刺痛，痛势急剧而拒按，痛有定处，食后痛甚；寒证多见胃脘冷痛，因饮冷受寒而发作或加重，得热痛减，遇寒痛增；热证多见胃脘灼热疼痛，进食辛辣燥热食物易于诱发或加重等。胃脘痛初痛在气，有气虚、气滞、气逆、气陷之不同；久痛在血，则多见瘀血，痛有定处，拒按，伴食后痛增，舌质紫暗，舌下脉络紫暗迂曲。脾主升清而胃主降浊，脾胃升降为气机运动之枢纽，故《吴医汇讲》强调："治脾胃之法，莫精于升降。"

本案例为胃脘痛脾胃气虚证，治宜益气健脾和胃。方中用白术、茯苓、甘草以健脾益气；脾主升清，升则健；胃主降浊，降则和，黄芪、蔓荆子以升清为主，半夏、枳实以降气为用；

特设升清降浊两组药物协调中焦气机；厚朴、陈皮、苏梗、香附理气化滞，丹参、川芎化瘀止痛；少用小茴香以温中和胃，全方有升有降，补中寓通，调理气机，兼和血络，故脾运健、胃纳增、湿浊化。如有便溏，为脾虚湿盛，则加白豆蔻、山药、薏苡仁健脾渗湿而收效。二诊患者胃脘疼痛明显减轻，余症悉减，但仍便溏，故于前方去半夏，加莲子、白豆蔻、山药、薏苡仁以健脾祛湿。三诊患者诸症均缓解，时有头痛，右胁痛，牙龈出血，加蔓荆子、菖蒲、郁金、白及以止痛、安神、止血，诸药合用，益气健脾和胃，诸症尽除。

胃癌：益气和胃抗癌

戴某，男，59 岁。2018 年 11 月 21 日初诊。

主诉：胃脘刺痛，呕血，夜间明显 1 个月。现症状：10 月 27 日因呕血、黑粪在某院住院治疗，诊为"胃癌晚期"。家属及患者拒绝手术等治疗。刻下胃脘胀痛，嗳气则舒，时针刺样疼痛，夜间明显，已无呕血，仍有黑粪，时恶心，睡眠一般，易急躁。舌质淡红胖大，苔白腻，边有瘀斑，脉沉弦缓。既往史：慢性胃病多年，肺小结节，前列腺增生。中医诊断：积聚（胃癌）。辨证：气血亏虚为本，气滞、瘀血、癌毒内阻为标。治法：益气和胃，行气化瘀，解毒抗癌。处方：黄芪 15g，太子参 20g，茯苓 20g，炒白术 15g，元胡 20g，白芍 20g，白及 20g，白蔹 15g，白豆蔻 20g（后下），砂仁 10g（后下），内金 10g，香附 20g，陈皮 15g，莪术 10g，焦神曲 15g，炒麦芽 15g，甘草 15g。中药颗粒剂，7 剂，每日 1 剂，开水冲服，早晚各 1 次。三七粉 3g，晨服。

11 月 28 日二诊：药进 7 剂，排气较多，胃脘疼痛明显减轻，但仍后半夜胃脘发胀，影响睡眠，黑粪，二三日一行。舌淡红胖大苔白，边有瘀斑，脉弦缓偶有间歇。加枳壳 15g，厚朴 15g，苏梗 20g。中药颗粒剂，7 剂，服法同上。

12 月 12 日三诊：白天胃脘胀痛明显好转，后半夜胃有刺痛，进食则舒。大便黄色，二三日一行，舌脉同前。白及减至 10g，加半枝莲 15g、荔枝核 15g、浙贝母 15g。中药颗粒剂，14 剂，服法同上。

12 月 26 日四诊：现已无明显胃胀、胃痛，仅夜间 2～3 点钟时胃部不适，饮食较少，大便黄色、三四日一行，舌淡红胖大苔薄白，脉弦缓。白及减至 5g，加白花蛇舌草 15g、当归 20g。中药颗粒剂，21 剂，服法同上。

2019 年 1 月 16 日五诊：夜间 2～3 点钟时胃痛，吃些食物后略有缓解，时有反酸，恶心，大便色黄，睡眠欠佳，舌脉同前。上方加半夏 15g，海螵蛸 20g，蒲公英 20g，黄芪加至 20g，元胡加至 30g。中药颗粒剂，14 剂，服法同上。加西黄胶囊，早晚各 5 粒，口服。

1 月 30 日六诊：时半夜 2～3 点钟胃痛，偶有反酸烧心，时恶心，大便色黄，二日一行，眠可。舌淡红苔白，脉弦缓。上方加竹茹 15g。中药颗粒剂，14 剂，服法同上。西黄胶囊，早晚各 5 粒，口服。

医嘱：保养精气，少食多餐，调节情志，定期复查。

病案分析 癌症，中医学最早称为"积聚"，见于《灵枢·五变》："余闻百疾之始期也，必生于风雨寒暑，循毫毛而入腠理，或复还，或留止，或为风肿汗出，或为消瘅，或为寒热，或为留痹，或为积聚，奇邪淫溢，不可胜数……"对于积聚的内含，《难经·五十五难》明确提出："积者，阴气也，聚者，阳气也。故阴沉而伏，阳浮而动，气之所积，名曰积，气之所聚，名曰聚。故积者，五藏所生，聚者，六府所成也。积者，阴气也，其始发有常处，其痛不离其部，上下有所终始，左右有所穷处。聚者，阳气也，其始发无根本，上下无所留止，其痛无常处，谓之聚。故以是别知积聚也。"《难经》的解释，至《集注难经·经脉诊候》则有发扬："五脏六腑，皆有积聚。""癌"的病名术语，首见于宋代《卫济宝书》。《仁斋直指附遗方论》亦描述："癌者，上高下深，岩穴之状……颗颗累垂，毒根深藏。"癌病临床以脏腑组织发生异常增生，形成肿块为特点，由于病理产物久滞不去，日久成块，乃成积聚。

癌肿因发病部位不同，临床表现也各不相同，故治疗方法迥异。总的病因多为体质内虚，宿有旧疾，为六淫邪毒、七情内伤、饮食失调等所致。病机以气郁痰瘀、毒热壅盛、湿热郁毒、瘀毒内阻、阴伤气耗、气血双亏等为主。辨证论治分三期：初期，多实证，癌毒壅盛，正气未虚；中期，多虚实错杂，癌毒伤正，正虚邪实；晚期，多因实致虚，正气大虚，癌毒内阻。若西医采用手术、化疗、放疗之后，则正气已虚，无力抗邪，或致残余癌毒复生，转移肆虐。总之，其病本虚标实，本虚以气虚、血虚、阴虚、阳虚多见，标实以气滞、湿聚、痰结、血瘀、热毒多见，二者常虚实夹杂，标本互病。

癌病的发生发展及治疗，与肝、脾胃、肾有密切关系。肝主疏泄，条达气机，气机舒畅，津液得以输布。若气机郁结，气不布津，久则津凝为痰，痰血互结，继而成块。《金匮翼·积聚统论》云："凡忧思郁怒，久不得解者，多成此疾。"脾胃为后天之本，气血生化之源。脾胃升降功能失常，如《景岳全书·痢疾论》所论："饮食之滞，留蓄于中，或结聚成块，或胀满硬痛，不化不行，有所阻隔者，乃为之积。"肾为先天之本，所藏之精气化为元阴元阳。若素体禀赋不足，虚劳日久，正气受损，祛邪无力，必导致气血痰湿等病理产物蓄结体内，日久成块。《杂病源流犀烛·积聚癥瘕痃癖痞源流》云："壮盛之人，必无积聚，必其人正气不足，邪气留着，而后患此。"故癌病的发生发展及治疗，均与肝、脾胃、肾有密切关系。

扶正祛邪为癌病临床治疗原则。癌肿起病隐匿，早期症状多不明显，如能早期发现，可中西医结合，中医以"祛邪"为主，抗癌中药大多具有毒性，如砒霜制剂治疗白血病等，"以毒攻毒"，当本着"衰其大半而止"的原则施治，以免伤正。如带瘤生存，瘤体耗伤气血津液，随着正邪之间相互消长不断变化，日久损伤机体正气。治疗应扶正不留邪、祛邪不伤正。做到"治实当顾虚，补虚勿忘实"，攻补兼施，扶正应采用补气、补血、补阴、补阳之法；祛邪应采用理气、除湿、化痰散结、活血化瘀、清热解毒之法；并适当配伍具有抗癌作用的中药。

本病案患者因胃癌晚期，拒绝手术，带瘤生存，故元气虚衰。脾胃运化失职，升降失常，气滞血瘀，癌肿内阻。治法首当顾护胃气，兼以行气活血、解毒抗癌。方中以益气健脾和胃之四君子汤（太子参、茯苓、白术、甘草）固护胃气，为君药；元胡、白芍、香附、陈皮，以调畅气机、活血化瘀而止胃脘刺痛；郑师习用莪术、半枝莲、白花蛇舌草等，以解毒抗癌散结；白及、白蔹以清热解毒敛疮而止胃肠道出血；砂仁、豆蔻以行气化湿和胃；内金、焦神曲、炒麦芽助脾胃运化而消食导滞。其后，加西黄胶囊，以解毒散结，消肿止痛。二诊患者排气较多，胃脘疼痛明显减轻，但仍后半夜胃脘发胀，影响睡眠，黑粪，二三日一行。舌淡红胖大苔白，边有瘀斑，脉弦缓偶有间歇。加枳壳、厚朴、苏梗以行气。三诊患者白天胃脘胀痛明显好转，后半夜胃有刺痛，进食则舒。大便黄色，二三日一行，故以前方白及减量，另加入半枝莲、荔枝核、浙贝母以清热解毒，化痰散结。四诊患者现已无明显胃胀、胃痛，仅夜间2~3点钟时胃部不适，饮食较少，大便黄色，三四日一行，舌淡红胖大苔薄白，脉弦缓。故以前方白及减量，加入白花蛇舌草、当归清热解毒，润肠通便。五诊患者自觉夜间2~3点钟时胃痛，吃些食物后略有缓解，时有反酸，恶心，大便色黄，睡眠欠佳，故以上方加半夏、海螵蛸、蒲公英、黄芪，元胡加量以制酸止痛。六诊患者时半夜2~3点钟胃痛，偶有反酸烧心，时恶心，大便色黄，二日一行，眠可。故上方加竹茹降浊止呕。诸药并用，扶正祛邪，攻补兼施，标本兼治，适中病机，难求治愈，但愿带瘤生存，解除痛苦而已。

泄泻：益气健脾止泻

病案 1

杨某，女，46 岁。2017 年 3 月 14 日初诊。

主诉：大便泄泻、时轻时重十余年。症见：大便泄泻，最近加重，多则日 6、7 次，着凉则腹痛腹泻，畏寒，时而胃部不适，嗳气，食少纳呆，乏力倦怠，小便如常，眠可。既往史：腰脱、颈椎病 6 年。舌淡红略胖大，苔白滑，脉沉缓。西医诊断：慢性结肠炎。中医诊断：泄泻。辨证：脾虚湿盛。治法：益气健脾止泻。处方：太子参 20g，黄芪 15g，茯苓 20g，炒白术 15g，陈皮 15g，白豆蔻 20g，砂仁 10g，苍术 15g，厚朴 15g，芡实 20g，山药 30g，炒薏苡仁 30g，白扁豆 15g，莲子 15g，小茴香 10g，炮姜 10g，甘草 15g，大枣 3 枚。7 剂，水煎 400 毫升，每日 1 剂，早晚分服。

3 月 21 日二诊：症状好转，大便略成形，每日 1、2 次，时而胃胀、嗳气，睡眠欠佳，舌脉同前。上方加香附 15g，枳壳 15g。7 剂，煎服同上。枣仁安神颗粒，每日 2 次。

3 月 28 日三诊：大便或每日 2 次，或两日一行，略成形。睡眠少，胃部不胀，舌淡红略胖大，少苔，脉沉缓。上方加柴胡 15g，郁金 15g。14 剂，水煎服。

4 月 11 日四诊：大便略成形，每日 1、2 次，胃脘部怕凉，嗳气，睡眠少，舌淡红少苔，脉沉缓。3 月 14 日方加香附 15g，茯苓改茯神 20g，7 剂，水煎服。

4 月 18 日五诊：大便略成形，每日 1 次或两日一行，胃脘部怕凉，睡眠可，舌脉同前。上方加吴茱萸 5g。7 剂，水煎服。

4 月 25 日六诊：大便略成形，每日 1 次或两日一行，胃脘部怕凉好转，睡眠可，舌脉同前。同上方，7 剂，水煎服。

5 月 2 日七诊：患者偶有胃部怕凉，大便形质基本正常，眠可，舌淡红薄苔，脉缓。予黄芪建中丸和参苓白术丸同服半个月。

医嘱：愈后胃肠调养尤其重要。饮食寒温适中，少辛辣生硬；情志调和，避免熬夜。随访未再复发。

病案分析　泄泻，首载于《内经》，多称"泄"，有飧泄、濡泄、洞泄、鹜溏等不同名称，如《素问·脏气法时论》："脾病者……虚则腹满肠鸣，飧泄食不化。"汉唐时期，则包括在"下利"范畴内，如《金匮要略·呕吐哕下利病脉证治》。唐宋时期之后，统称"泄泻"，大便溏薄而势缓者为泄，清稀如水而势急者为泻。泄泻常见于西医的胃肠道疾病。

病因多由于感受外邪、饮食所伤、情志失调及久病伤脾等所致。病机关键主要在于脾虚和湿盛，两者互为因果；或命门火衰，脾肾阳虚，两者相互影响。泄泻又与肝、脾胃密切相关。如《临证指南医案》："阳明胃土已虚，厥阴肝风震动，以甘养胃，以酸制肝。"

病位在肠，大肠的传导糟粕，实为对小肠泌别清浊功能的承接。除此之外，尚与胃气通降、肺气肃降、脾气运化、肾气推动和固摄功能有关。胃气通降，包括大肠对糟粕的排泄作用；肺与大肠为表里，肺气肃降有助于糟粕的排泄；脾气运化，有助于大肠对食物残渣中津液的吸收；肾气的推动和固摄作用，主司二便的排泄。

泄泻之病，当分虚实。实者，发病多急，以寒湿、湿热、伤食为主，六腑之胃、小肠、大肠之疾；虚者，发病多缓，以脾虚、肾虚为主，五脏之脾、肾等之病。

本例患者以大便泄泻为首诊症状，兼有乏力、食少纳呆等症状，辨证为脾虚湿盛，属于脾胃气虚为主，兼有阳气不足，温煦、运化失职，水谷不化，湿浊内生所致。治法益气健脾止泻，兼以温中散寒，故处方以参苓白术散为主（太子参、茯苓、白术、扁豆、山药、莲子、薏苡仁），益气健脾，渗湿止泻，随证加小茴香、炮姜、吴茱萸，温中散寒止泻。诸药并用，使患者得以痊愈。全方扶正为主，标本兼顾，疗效显著。二诊患者自觉症状好转，大便略成形，每日1、2次，时而胃胀、嗳气，睡眠欠佳，上方加香附、枳壳以理气宽中。三诊患者大便每日2次，或两日一行，略成形，睡眠少，胃部不胀，故上方加柴胡、郁金行气解郁。四诊患者自觉大便略成形，每日1、2次，胃脘部怕凉，嗳气，睡眠少，于3月14日方去茯苓加香附、茯神以安神。五诊患者大便略成形，每日1次或两日一行，胃脘部怕凉，睡眠可。上方加吴茱萸以散寒、止泻。六诊患者大便略成形，每日1次或两日一行，胃脘部怕凉好转，睡眠可，患者症状好转，提示方药有效，故以上方继续治疗。七诊患者偶有胃部怕凉，大便形质基本正常，眠可，予黄芪建中丸和参苓白术丸同服巩固治疗，健脾益气，配伍精当，临证辨证准确，药后诸证痊愈。

病案2

陈某，男，15岁。2017年7月18日初诊。

主诉：泄泻、时腹胀痛1～2年。患者为高一学生，近1～2年由于饮食不节或着凉、学习紧张、熬夜复习等原因，时常大便不成形，每日4～5次，时有腹胀痛，消瘦，乏力，食少纳呆，易急躁，睡眠可，舌淡红略胖大，苔白腻，脉沉弦。中医诊断：泄泻。辨证：脾虚湿盛，兼有肝失疏泄。治法：健脾化湿，解郁理气。处方：太子参15g，炒白术15g，茯苓20g，陈皮15g，木香10g，枳壳15g，香附20g，白豆蔻15g，砂仁10g，鸡内金10g，炒薏苡仁20g，焦神曲15g，甘草15g。智能颗粒，7剂，早晚各1次，100毫升开水冲服。嘱其避免着凉，多休息，饮食要以易消化食物为主。

7月25日二诊：药后腹泻减轻，大便日行2次，仍时有腹胀痛，纳呆，舌脉同前。上方加焦山楂15g。14剂，每日2次，开水冲服。

8月1日三诊：诸症减轻，便质已成形，日行1次，无腹痛，纳可，略感乏力，舌淡红略胖大，白苔，脉弦。上方加黄芪15g，山药20g。7剂，早晚开水冲服。嘱其节制饮食，多食清淡少肥腻，避免着凉；情志调和为宜。

病案分析 脾虚湿盛是导致本病发生的重要因素。《景岳全书·泄泻》："泄泻之本，无不由于脾胃。"脾失健运，胃中水谷不能腐熟化生精微，湿浊内生下渗小肠，清浊不分混杂而下，发为泄泻。脾虚为病之本，湿盛为病之标，以脾虚为发病之关键。原则上以健脾益气，化湿止泻为主，但兼有肝郁者，气机升降失调，又当兼顾解郁理气。

本案中患者因平素饮食失节，损伤脾胃，脾胃气虚，中焦运化功能失职，湿邪内生，或感受寒湿之邪困于脾胃，脾胃之气受遏，转运失司，脾气不升，胃气不降，清浊不分，混杂而下；又兼学习紧张、熬夜复习，易于急躁，乃肝气不舒，气机升降失常，更加影响脾主升清、胃主降浊，清气不升，浊气不降，则为泄泻，伴腹胀痛。此病为虚中夹实。方中太子参、茯苓、白术健脾益气，正气足则邪不可干；香附、枳壳、陈皮、木香，疏肝解郁，理气宽中；白豆蔻、砂仁、炒薏苡仁温中化湿而止泻；鸡内金、焦神曲健脾开胃，使脾气得运，胃气得开以助消化，肝气舒展而调脾胃；甘草益气和中，调和诸药。二诊腹泻好转，仍感腹胀痛，纳呆，故于前方加入焦山楂以行气健胃消食。三诊诸症皆去，提示方药有效，湿邪尽去，但正气尚未全复，故而有乏力感，再投以黄芪、山药补足正气，及时把握病情的虚实变化。诸药合用，脾得健运，湿邪乃化，分清泌浊，泄泻止，病乃愈。

内伤发热：益气健脾除热

杨某，男，5 岁。2018 年 6 月 26 日初诊。

主诉：自觉发热、手心热半个月。现症状：患儿近半个月来自觉发热，手心热，体温 37.1℃ 左右，食少纳呆，汗出，夜间爱哭闹，状态不佳，小便尚可，大便如球，易于急躁，舌红少苔，脉略缓。中医诊断：内伤发热。辨证：气虚发热。小儿素体虚弱，中气不足，阴火内生所致。治法：益气健脾，甘温除热。处方：黄芪 2g，党参 2g，茯苓 2g，炒白术 2g，柴胡 2g，陈皮 2g，当归 2g，焦神曲 3g，炒麦芽 3g，焦山楂 2g，香附 2g，煅牡蛎 6g，甘草 1g。智能颗粒，7 剂，每日 2 次，开水冲服。

7 月 2 日二诊：手心热减轻，体温正常，食欲增加，仍汗出，大便通畅，夜间较平稳，舌脉同前。上加浮小麦 3g。智能颗粒，7 剂，每日 2 次，开水冲服。

7 月 9 日三诊：已无手心热，食欲好，一般状态佳。上方去煅牡蛎。14 剂，每日 2 次，服法同上。

病案分析　内伤发热，多起病较缓，病程较长，热势轻重不一，但以低热为多，或自觉发热（或五心烦热）而体温并不升高。张仲景《金匮要略·血痹虚劳病脉证并治》以小建中汤治疗手足烦热，可谓是后世甘温除热治法的先声。宋代钱乙《小儿药证直诀》在《内经》五脏热病学说的基础上，提出了五脏热证的用方，并将肾气丸化裁为六味地黄丸，为阴虚内热的治疗创立方剂。金元四大家之一的李东垣首创"甘温除大热"治法，立"补中益气汤"治疗内伤热中、阴火上冲之证。明代秦景明《症因脉治·内伤发热》最先明确提出"内伤发热"这一病证名称，新拟定的气虚柴胡汤及血虚柴胡汤，可供治疗气虚发热及血虚发热参考。清代李用粹《证治汇补·发热》将内伤发热分为郁火发热、阳郁发热、骨蒸发热、气虚发热、阳虚发热、阴虚发热、血虚发热、痰证发热、伤食发热、瘀血发热、疮毒发热 11 种，对发热的类型进行了详细归纳。

本病案患者为小儿，体质特点为稚阴稚阳之体，脾常不足，肺常不足，肝常有余。该患儿病机为脾胃气虚，失于健运，饮食停滞，阴火内生。心包经之劳宫穴在手心之中，内伤发热多见手心热；食少纳呆为脾胃虚弱之征；气虚，不能摄津，多见汗出；脾胃虚弱，土虚木乘，故而夜间爱哭闹，易急躁等。脾胃气虚为本，饮食停滞为标，标本兼顾，治以益气健脾，甘温除热，兼以消食导滞。处方以"补中益气汤"加减而治，黄芪、党参、茯苓、甘草，甘温裨益脾胃，脾胃健运，升降自如，则火气下降，除热敛汗；柴胡升发阳气，疏肝利胆，气机通畅，夜寐能安；香附、陈皮，理气醒脾，使补而不滞，神曲、山楂、麦芽，起健脾开胃之用。小儿"脏气清灵，随拨随应"，诚如是矣。二诊患者手心热减轻，体温正常，食欲增加，仍汗出，大便通畅，夜间较平稳，故以上方加浮小麦以止汗、除热。三诊患者已无汗出和手足心热，食欲好，一般状态佳故以上方去煅牡蛎，余药同前治疗，巩固疗效，患者诸症消失，电话随访至今，未复发。

郁证：益气健脾养心

曹某，女，29 岁。2016 年 5 月 5 日初诊。

主诉：心情抑郁，胸胁胀满，多梦 1 个月。现症状：因思虑过度而发病，多思，健忘，心情抑郁，善太息，胸胁胀满，偶有右胁肋部胀痛，纳呆，乏力，倦怠，二便可，失眠多梦。舌淡红苔薄黄，脉弦。中医诊断：郁证。辨证：心脾两虚。肝郁气滞，疏泄失常，脾失健运，心失所养，气血阴阳失调。病位涉及心、脾、肝。治法：益气健脾养心。处方：太子参 20g，黄芪 20g，茯苓 20g，白术 15g，当归 15g，川芎 10g，香附 20g，乌药 15g，陈皮 15g，枳壳 15g，厚朴 15g，荔枝核 20g，焦神曲 15g，酸枣仁 20g，龙眼肉 30g，合欢花 20g，龙齿 30g，甘草 15g。7 剂，每日 1 剂，水煎 400ml，分早、晚 2 次温服。

5 月 12 日二诊：药进 7 剂，心情明显改善，右胁肋部胀痛消失，胸胁轻微胀满，仍时有太息，纳尚可，寐可，二便可。上方加郁金 15g。继续服用 7 剂。

5 月 19 日三诊：心情明显改善，胸胁胀满、胀痛症状消失，余症皆明显减轻。继服上方 7 剂。其后，玫瑰花、枸杞子，代茶饮。

医嘱：保持心情愉悦，注意饮食有节、起居有常。

病案分析　中医学关于"郁证"最早的论述，见于《素问·六元正纪大论》，分为"土郁""金郁""水郁""木郁"及"火郁"五气之郁，不仅对五郁的临床症状进行详尽的描述，同时也提出"木郁达之，火郁发之，土郁夺之，金郁泄之，水郁折之，然调其气。过者折之，以其畏也，所谓泻之"的治疗原则。张仲景《金匮要略》中，详尽记载"脏躁""梅核气"病证，其所创甘麦大枣汤及半夏厚朴汤沿用至今，疗效显著。朱丹溪《丹溪心法》更进一步提出"气郁""湿郁""火郁""血郁""痰郁""食郁"六郁，并将本病的病机总结为"气血冲和，万病不生，一有怫郁，诸病生焉，故人身诸病，多生于郁"，其所创立的越鞠丸及六郁汤有着良好的治疗效果。明清之后，郁证概念内含较为局限，仅指由于情志不舒，气机瘀滞所致，以心情抑郁，情绪不宁，胸部满闷，胁肋胀痛，或易怒易哭，或咽中如有异物梗阻等为主要临床表现的一类疾病。

郁证，常见于西医学的抑郁或焦虑型神经症、癔病、更年期综合征及反应性精神病等病。

郁证的病因有二类：一是"因郁致病"，七情内伤，情志抑郁，或忧愁思虑，或悲哀过度等因素，导致气机升降失调，脏腑功能活动失常而发病；二是"因病致郁"，阴阳失于平衡，气血津液失常，脏腑功能失调，可导致情志异常。病位和心、肝、脾关系密切，心主神明，故郁证之发，皆可影响心神；情志抑郁，则肝气不舒；忧愁思虑，则脾运失健；悲哀过度，则心肺之气受损。气郁日久，可致气滞血瘀；或气郁化火，心肝火盛；或气滞不行，津凝成痰等。故郁证治疗大法，总以安定心神、宣通郁结、调畅气机、怡情易性最为重要。

本病案患者源于思虑过度，伤及心脾，脾气虚而失于健运，心血虚而神失所养，兼有肝郁气滞而发病。处方中以归脾汤为主，太子参、黄芪、茯苓、白术，以益气健脾；当归、川芎、酸枣仁、龙眼肉，以养血安神；香附、荔枝核，以疏解肝郁；陈皮、枳壳、乌药、厚朴、焦神曲，以理气和中；合欢花、龙齿，以安神助眠；诸药合用，肝气得舒，脾气得健，心血得养，而诸症皆除。二诊患者心情明显改善，右胁肋部胀痛消失，胸胁轻微胀满，仍时有太息，纳尚可，寐可，二便可，故上方加郁金以疏肝解郁。三诊患者心情明显改善，胸胁胀满、胀痛症状消失，余症皆明显减轻，继服上方治疗以巩固疗效。

鼻鼽：益气抗敏通窍

单某，女，54岁。2018年1月23日初诊。

主诉：鼻塞，喷嚏，遇风寒流涕2个月。现症状：多年来经常鼻塞、喷嚏、流涕，最近2个月复发，遇风寒喷嚏频发，鼻塞，流清涕，头痛且胀，小腿酸胀，发凉，二便如常，寐可。舌淡红，苔白，脉沉缓。头CT及鼻窦CT回报正常。西医诊断：过敏性鼻炎。中医诊断：鼻鼽。辨证：特禀体质，肺气素虚，肺开窍于鼻，外感风寒，寒为阴邪，伤及阳气，故而诱发。治法：益气抗敏通窍。处方：黄芪15g，白术15g，防风10g，银柴胡15g，乌梅10g，丹皮15g，川芎20g，僵蚕10g，蝉蜕10g，辛夷15g，苍耳子10g，菖蒲15g，白芷10g，甘草15g。7剂，每日1剂，水煎450ml，日3次温服。

1月30日二诊：鼻塞、流清涕等症状减轻，喷嚏减少，饮食二便如常，睡眠欠佳，肩背不适感，舌脉同前。上方加五味子10g，羌活15g，葛根20g。7剂，服法同上。

2月6日三诊：上述症状基本痊愈。耳鸣多年，牙齿松动，舌淡红，苔白，脉沉缓。上方继服7剂，以巩固疗效。

医嘱：服用煎剂之后，常服玉屏风散，以益气补肺，可获全功。另加耳聋左慈丸，服用1个月，治肾虚耳聋。

病案分析 鼻鼽是以突然和反复发作的鼻塞、喷嚏、流清涕等为特征的常见多发病，常见于西医学的变应性鼻炎和非变应性鼻炎等。"鼽"最早见于春秋战国时期的《礼记·月令》："季秋行夏令，则其国大水；冬藏殃败，民多鼽嚏。"《素问·金匮真言论》论及："故春善病鼽衄，仲夏善病胸胁，长夏善病洞泄寒中，秋善病风疟，冬善病痹厥。"金元四大家之一的刘完素在《素问玄机原病式·六气为病》给予恰当的解释："鼽者，鼻出清涕也""嚏，鼻中因痒，而气喷作于声也"。

鼻鼽的病因病机，多见于特禀体质，肺气、肺阳素虚，卫表不固，风寒、风热外邪乘虚而入，犯及鼻窍；或脾气不足，失于健运，脾气不能散精于肺；或肾阳虚弱，影响及肺等所致。其病位在鼻，肺、脾、肾之气虚、阳虚为本，鼻窍不利为标。辨证属肺气虚寒为主者，宜益气温肺、祛散风寒；属脾气不足为主者，宜益气健脾、升清化湿；属肾阳虚弱为主者，宜益气温阳、固肾纳气。

本病案之患者鼻鼽反复发作，又有下肢发凉等症状，为素体肺之阳气不足；每遇外感风寒即鼻塞、喷嚏、流涕，为诱发病因。治法为益气升阳，抗敏通窍。处方中黄芪、白术、防风为玉屏风散，黄芪益气，补益脾肺，功善固表止汗；白术健脾益气，助黄芪以加强益气固表；防风祛风解表，防风得黄芪，祛邪而不伤正，散中寓补，黄芪得防风，固表而不致留邪，补中寓疏。银柴胡、防风、乌梅、五味子，为著名中医大师祝谌予的脱敏煎，取银柴胡、防风之散与乌梅、五味子之敛，散者祛其邪，收者顾其本，对过敏性疾患有良效。僵蚕、蝉蜕为升降散之升阳良药，僵蚕得天地清化之气，轻浮而升阳中之阳；蝉蜕为清虚之品，能祛风而胜湿；二药加入，俾升发鼻窍之阳。菖蒲利气通窍，"气窍无阳气为之运动而不通者，屡见用之"。苍耳子、辛夷、白芷、川芎为苍耳子散君臣之药，具有散风通窍之功效。丹皮味苦微寒，郑师习用于过敏性疾病。多方结合，诸药配伍，以益气升阳为主，以散风解表为辅，有收有散，有补有泄，临床加减化裁治疗鼻鼽，每多取效。二诊患者鼻塞、流清涕等症状减轻，喷嚏减少，饮食二便如常，睡眠欠佳，肩背不适感，上方加五味子益气敛肺，加入羌活、葛根以解表。三诊患者自觉上述症状基本痊愈。继续服用以巩固疗效。

心悸：益气养血复脉

病案1

王某，男，63岁。2014年11月11日初诊。

主诉：心悸、胸闷、乏力2～3年。现症状：患者近2～3年来经常出现心悸，时作时止，全身乏力较明显，夜间曾有胸闷，时有脘腹胀满，睡眠多梦，纳呆，大便溏，小便可。舌淡红胖大，苔白，脉促。既往史：频发性室性早搏（期前收缩），糜烂性胃炎多年。查体：心率108次/分，偶有早搏。心电图：室性早搏，不完全性右束支传导阻滞。西医诊断：心律失常（室性期前收缩）。中医诊断：心悸。辨证：心脾两虚证。治法：益气养血复脉。处方：黄芪20g，太子参20g，白术20g，茯苓20g，麦冬20g，白芍20g，山萸肉20g，山药20g，枳壳15g，焦山楂15g，焦神曲15g，炒麦芽15g。14剂，每日1剂，水煎400ml，早晚分服。三七粉3g，每日1次冲服。

11月25日二诊：心悸好转，仍有乏力感，偶有胸闷、腹胀，饮食较好，大便不成形，每日三四次，上方加丹参15g，白蔻仁20g，砂仁10g。

12月16日三诊：心悸、乏力、胸闷、腹胀及大便溏泻均好转，睡眠多梦、易惊，舌淡红胖大，苔白，脉沉略细，已无早搏。11月11日方加丹参15g，川芎15g，炒枣仁20g，合欢花20g，首乌藤20g，继进7剂，水煎服，诸症尽除。

医嘱：节饮食，畅情志，慎起居，继服参松养心胶囊以巩固治疗。

病案分析　心悸是气血阴阳亏虚，或气滞、痰饮、瘀血阻滞，心失所养，引起心中跳动，惊慌不安，不能自主的一种疾病。心悸因惊恐、劳累而发，时作时止，不发时如常人，病情较轻者为惊悸；若终日悸动，稍劳尤甚，全身情况差，病情较重者为怔忡。《灵枢·口问》："心动则五脏六腑皆摇。"心悸的病因，可由于感受六淫之邪，内舍于心；饮食嗜食膏粱厚味，蕴热化火生痰，或劳倦太过伤脾，气血生化之源不足；或平素心虚胆怯，又有七情所伤，内扰心神，或久病失养，气血阴阳亏虚，心失所养，发为心悸。病位在心，与肺、肝、脾、肾脏关系密切。病性主要为虚、实两端。治疗原则"虚则补之，实则泻之"，多以益气养血、滋阴温阳，兼以活血、化痰、通络等。郑师认为：气血调和，则心神安定。心气不足或心血亏虚，心失所依，如鱼失水，均可致心惊而悸动不安。治疗上当重视调和气血，养心复脉。

心悸，常见于西医学的各种原因引起的心律失常，如心动过速、心动过缓、早搏、心房颤动或扑动、房室传导阻滞、病态窦房结综合征、预激综合征及心功能不全、神经官能症等疾病。

本病案患者盖因思虑过度伤及心脾，脾胃虚弱，气血生化乏源，心气不足，无力统摄脉道，心之阴血亏虚，心神所养，则发心悸、气短、胸闷、多梦。脾胃气虚，运化失职，则乏力，腹胀，纳呆，便溏。病久及肾，肾水不能上济于心，则加重心悸、失眠多梦。治法以益气养血复脉为主。方中黄芪、太子参、茯苓、白术、山药补益肺脾肾三脏之气，丹参、川芎、三七养血、活血；炒枣仁、合欢花、首乌藤养心血、安心神；白蔻仁、砂仁、枳壳、焦三仙理气化湿，助脾胃运化以资气血生化之源；麦冬、白芍、山萸肉滋养上、中、下三焦之气阴。全方以补益心脾为主，心之气、血、阴兼补，兼调肝、脾、肾诸脏，诸药合而用之，补益不留滞，消导不伤正，共奏益气养血复脉之功，心悸自然得止。

病案 2

佟某，女，42 岁。2017 年 4 月 18 日初诊。

主诉：心悸、乏力 1 周。现症状：患者 1 周前劳累后心悸反复发作，活动后加重，休息可缓解，乏力明显，时伴有胸闷气短，心前区不适，手足凉，饮食如常，睡眠欠佳，大便不成形，日 2～3 次。舌淡红，有齿痕，脉结。既往有心律不齐病史。血压：130/70mmHg，心率：50 次/分，律不齐。心电图：窦性心动过缓。西医诊断：心律失常。中医诊断：心悸。辨证：气虚痰凝血瘀。治法：益气通阳，祛痰化瘀。处方：太子参 20g，黄芪 15g，炙甘草 15g，五味子 10g，麦冬 20g，桂枝 10g，生地 20g，干姜 6g，丹参 15g，川芎 15g，赤芍 15g，瓜蒌 20g，橘红 20g，厚朴 15g。7 剂，每日 1 剂，水煎 400ml，早晚分服。

4 月 25 日二诊：心悸、胸闷、气短明显改善，乏力减轻，饮食如常，大便日 2 次，略溏，舌淡红，有齿痕，脉沉缓。上方加砂仁 10g，以温中化湿行气，继服 14 剂，水煎服。嘱其避风寒，畅情志，节饮食，注意休息。

其后，患者自觉症状大为好转，不愿再服汤剂，给予参松养心胶囊服用。

病案分析　心悸发作时常伴有胸闷、气短，甚则喘促，晕厥等症状，每因情志不遂、或劳累过度而诱发。郑师认为，正气亏虚是心悸的主要因素，如气虚、血虚、阴虚、阳虚均可作为发病之本；标实主要为痰浊、瘀血、或气滞、寒凝。其中，以痰、瘀最为突出，痰浊闭塞胸阳，或痰火扰乱心神，或瘀血阻滞心脉，或痰瘀互结于心，均可导致心悸的发生。心悸的病位在心，与肝、脾、肾密切相关，辨证首先当辨虚实，治疗上以益气、养血、滋阴、温阳为主，兼以活血、化痰、通络等。

本病案患者为中年女性，劳累过度，"劳则气耗"，心气不足，无以运血，心阳亏虚，推动无力，则好发心悸、气短、脉结。气虚津液运行无力，津停成痰，痰阻脉道，脉道不畅，血行瘀滞，痰浊瘀血互结，阻滞心脉故胸闷。气虚则乏力，动则耗气故活动后症状加重。气虚日久阳亦虚，阳气不足，肢体经脉失于温煦，则手足发凉。结合舌脉，辨证为阳气亏虚，痰阻血瘀之证。治以炙甘草汤为主方加减，方中太子参益气健脾、黄芪益气升阳，二者为补气之长，气旺则血行瘀除痰去。桂枝温经通脉，助阳化气，配炙甘草辛甘化阳，配干姜辛行温通，温心阳，通血脉。丹参、川芎、赤芍养血活血，瓜蒌、橘红、厚朴化痰行气。生地滋阴养血，"补五脏内伤不足，通血脉，益气力"，五味子、麦冬益气养阴，三药合用，一补一润一敛。二诊患者心悸、胸闷、气短明显改善，乏力减轻，饮食如常，大便日 2 次，略溏，故以上方加砂仁，以温中化湿行气，全方诸药，温补中佐以清热，补血中佐以行气活血，温阳不助热，补血不碍血，滋而不腻，散中有收，气血充足，则痰浊、瘀血不易生，再适当配伍行气活血祛痰之药，则心脉通畅，心血得养，心气得充，心神得宁，心悸自止。

胸痹心痛：益气和胃通痹

李某，女，68 岁。2017 年 10 月 10 日初诊。

主诉：心前区闷痛、气短、心悸反复发作 2 年余。症见：胸闷、心痛，气短，心悸，时作时止，活动或进餐后加重，饱餐后前胸、后背连及胃脘部胀闷疼痛，恶心，纳呆，寐可，大便溏，小便常。舌淡红，苔白腻，脉沉缓而涩。心电图：T 波异常改变。既往史：糖尿病、高血压。西医诊断：冠心病心绞痛。中医诊断：胸痹心痛。辨证：心脾胃同病。脾胃气虚为本，脾虚生痰，痰阻血瘀、心脉痹阻为标。治法：益气健脾和胃，祛痰活血通痹。处方：太子参20g，茯苓20g，百合20g，乌药15g，檀香6g（后下），砂仁10g（后下），丹参20g，川芎15g，赤芍15g，瓜蒌20g，薤白15g，厚朴15g，半夏15g，焦神曲15g，元胡15g，炙甘草15g。7剂，每日1剂，水煎400ml，早晚分服。

10月17日二诊：服药后胸部及胃脘部疼痛明显减轻，余证悉减，仍气短，便溏，加白术15g。14剂，水煎服。

10月31日三诊：诸症均缓解，复查心电图：T波基本恢复正常。效不更方，上方随证稍有增减，继进28剂，诸症尽除。

医嘱："愈后防复"，继服人参健脾丸及丹七片以资巩固，随访至今未再复发。

病案分析　"胸痹"病名最早见于《灵枢·本藏》，其病变包括心、肺二脏。《内经》对"真心痛""厥心痛"等有较为详尽的论述。《金匮要略·胸痹心痛短气病脉证治》明确称之为"胸痹心痛"，提出其病脉为"阳微阴弦"，体现病因病机纲领为"阳微"阳气虚衰；"阴弦"阴寒气盛，为后世辨证之津梁，并有瓜蒌薤白半夏汤及九痛丸治疗九种心痛。胸痹心痛多见于西医的冠心病心绞痛，心肌梗死。

病因病机多由年老体虚、饮食不当、情志失调、寒邪内侵、气滞血瘀等所致，辨证论治多以气滞心胸、痰瘀阻滞、寒凝心脉、气虚血瘀、阳虚寒凝、心肾阴虚等为主，其病位主要在心，本虚标实，本虚以气虚、阳虚、阴虚、血虚多见，标实以气滞、痰浊、瘀血、寒凝多见，又常相互为病，虚实错杂，故治法各异。

在解剖方面，心与脾胃位置相近；在经脉连属方面，足太阴脾经，"属脾络胃""注心中"，交手少阴心经；在病变方面，胃脘痛等脾胃病变常与心痛相混杂，故常将其互相关联。如《灵枢·经脉》："脾足太阴之脉……是动则病舌本强，食则呕，胃脘痛，腹胀善噫，得后与气则快然如衰，身体皆重。是主脾所生病者，舌本痛，体不能动摇，食不下，烦心，心下急痛……"从上下文分析，胃脘痛、心下急痛者，皆与脾的气血失调有关。孙思邈《备急千金要方·心腹痛》曰："九种心痛：一虫心痛，二注心痛，三风心痛，四悸心痛，五食心痛，六饮心痛，七冷心痛，八热心痛，九来去心痛。"后世亦有认为此九种心痛，主要在胃，但心胃同病不可轻视。

临床实践中，冠心病心绞痛、心肌梗死患者可见以胃脘疼痛为首诊症状；或心痛同时出现胃脘不适、腹胀便溏等症状；或饮食不当导致冠心病心绞痛发作者。故治疗胸痹心痛，如有食少纳呆，胃脘不适，乏力倦怠，腹胀便溏等症状，辨证为心脾胃同病，治法以益气健脾和胃为主，兼以祛痰活血理气，临床疗效显著。

本例患者因年老体弱，元气虚衰，脾胃运化失职，升降失常，致气滞血瘀，痰浊内停，痹阻心脉。方中以益气健脾和胃之四君子汤（太子参、茯苓、白术、甘草）为君，以祛痰活血之丹参百合瓜蒌汤（丹参、百合、乌药、檀香、砂仁、瓜蒌、薤白、半夏、川芎、赤芍）为臣，以厚朴下气导滞而疏通气机、元胡行气活血而止心胃痛、焦神曲助脾胃运化而消食导滞为佐使，诸药并用，补益元气，健脾和胃，活血化瘀，祛痰化浊，理气行滞，使心胃痛得以痊愈。二诊患者服药后胸部及胃脘部疼痛明显减轻，余症悉减，仍气短，便溏，加白术以燥湿健脾。三诊患者诸症均缓解，复查心电图：T波基本恢复正常。故效不更方，上方随症稍有增减，全方补中有通，扶正祛邪，兼顾标本，百试多效，可以为信。

胸痹心痛：益气祛痰通痹

吕某，男，49岁。于2018年8月7日初诊。

主诉：胸闷、气短2年，加重月余。患者2年前反复发作胸闷、气短，于2017年10月18日行冠脉造影检查示：左前降支动脉狭窄＞75％，植入一枚支架，并服西药维持治疗。近1个月胸闷、气短加重，无明显胸痛，伴有乏力感，胃脘嘈杂、反酸，为求中医治疗遂来诊。现症状：胸闷、气短，时作时止，乏力，胃脘嘈杂，烧心反酸，形体肥胖，饮食、二便如常，眠可。既往史：高血压、糖尿病病史，长期吸烟、饮酒史。舌淡红，苔白腻，脉沉缓。查心电图：ST-T改变。西医诊断：冠心病心绞痛。中医诊断：胸痹心痛（痰浊血瘀证）。治法：益气活血，化瘀祛痰。处方：黄芪15g，党参20g，茯神20g，丹参20g，百合20g，乌药15g，砂仁10g，川芎15g，赤芍15g，红花10g，香附20g，瓜蒌20g，薤白10g，半夏15g，黄连10g，厚朴15g，陈皮15g，甘草15g。7剂，每日1剂，水煎300ml，早中晚分服。

8月14日二诊：胸闷、气短略改善，仍时有发作，乏力，胃脘不适减轻，饮食及二便如常，舌脉同前。效不更方，上方继服7剂，水煎服，并予三七粉3g/次，每日1次，冲服，以加强活血化瘀之力。

8月21日三诊：患者胸闷、气短症状明显好转，偶有胸闷、乏力，胃脘不适明显好转，饮食、二便如常，眠可，舌淡红，苔白腻，脉沉缓。上方加菖蒲15g，竹茹15g，加强祛痰之力；当归15g以养血活血，继进14剂。

9月11日四诊：患者诸症尽除，无胸闷、气短及乏力、胃脘嘈杂、烧心反酸等不适症状，舌淡红，苔薄白，脉缓。嘱其继服麝香保心丸以巩固治疗，适当运动，避风寒、畅情志、减重，戒烟酒，控制好血压、血糖。

病案分析 胸痹心痛的病位在心，却与肝（胆）、脾（胃）、肾密切相关。其病因病机复杂，总属本虚标实之证，以气血阴阳亏虚为本，以阴寒、气滞、痰浊、血瘀为标，多由饮食不节、情志所伤、劳伤等，导致心肝脾肾亏虚，脏腑功能失调，产生气滞、血瘀、痰浊等病理产物，同时又作为致病因素，导致气滞血瘀或痰瘀互结等交互为患，既可以单一病理因素引起，又可多个病理因素夹杂致病，最终导致血脉痹阻，心脉瘀滞不通而发病。

郑师根据"气病百病生""百病多有痰作祟"及"痰瘀同源"理论，认为在气虚的基础上，津血运行无力，津聚成痰，血滞成瘀，痰瘀内停，脉络壅滞，痰瘀交阻，形成痰阻血瘀临床最为多见的虚实夹杂证，而痰与瘀作为两种常见的病理因素，二者胶结日久又可蕴而成毒，变生另一种病理产物，形成"痰瘀毒蕴"多个病理因素相兼为病。

有研究表明，痰、瘀、毒交结而引起脉络损伤的特点与冠状动脉内皮损伤及炎症反应的病理改变多有相似，痰瘀一旦夹杂毒邪侵袭血脉，易起病急骤，直中脏腑，熏灼脉络，腐肌伤肉，类似炎症反应所致易损斑块破裂，正所谓"无邪不有毒，热从毒化，变从毒起，瘀从毒结"。痰、瘀、毒等致病因素可随气的升降导致病变脏腑证候变化多端，阻滞于心脉表现为胸闷、胸痛，阻滞于中焦脾胃可表现为胃脘部不适……故在胸痹心痛的辨证治疗上，需谨守病机，辨本虚标实，细辨病理因素是单一致病抑或相兼为病，在扶正益气的基础上，给以或祛痰、或活血、或行气、或解毒或多法兼而用之。

本病案患者平素饮食不节，嗜食肥甘厚味，脾胃受伤，"脾为生痰之源"，脾胃气虚，失于健运，痰湿内生，故有气短、乏力、形体肥胖。"气为血之帅"，气行则血行，气虚无以运血，且津血同源，同行于脉道，均赖气之推动，气虚痰浊内生，脉道不畅，血行瘀滞，则瘀血与痰浊阻滞心脉故胸闷。痰瘀胶结日久化生热毒，阻滞胃脘则胃脘嘈杂、反酸。谨守气虚痰瘀毒蕴结的病机特点，治疗上给以益气活血，化瘀祛痰兼以解毒。方中黄芪、党参补气，"气旺则血行"，黄芪善补胸中大气，大气旺则痰化、瘀通、毒散，即"大气一转，其结乃散"之谓，二者共为君药；瓜蒌、薤白、半夏化痰散结，陈皮、乌药、香附、厚朴、砂仁、茯神理气化痰，见痰休治痰，以理气为先，且气行则血行，以助化瘀祛痰之功，共为臣药；丹参、红花、川芎、赤芍活血化瘀，黄连清热解毒，针对痰瘀毒三种病理产物逐一化解，百合清心安神，共为佐药；甘草解毒，调和诸药，为使药。全方益气行气，化痰理气，活血养血，扶正解毒，寒温并用，在行气血、化痰瘀、祛毒邪的同时不忘顾护正气，通中有补，祛邪而不伤正。二诊、三诊中随证加减，以加强化瘀祛痰之力，诸药相辅相成，既治其标，又疗其本，故而显效。

皮痹：益气补肺蠲痹

丁某，女，24 岁。于 2018 年 4 月 11 日初诊。

主诉：腰腹、大腿皮肤大片淡紫暗色沉着斑 12 年。2006 年年初，在某院诊疗，疑似硬皮病，皮肤病理：符合轻度硬皮病改变，自身抗体类正常。后去北京协和医院特需专家门诊：同意上述诊断意见，服用医院内制剂复松片（鬼箭羽、当归、红花、川芎等）治疗。皮肤色素斑呈片状，逐渐增大，现腰腹部、大腿后外侧均有，自觉畏寒肢冷，不痛不痒，余无异常。舌淡红少苔，脉沉缓。某院实验室检查：抗核抗体（ANA）：阳性（+），核颗粒型（HX）：1∶320（+）。皮肤病理诊断报告：符合硬皮病。西医诊断：线状硬皮病。中医诊断：皮痹。辨证：肺气卫气失和，皮肤络脉气血阻滞。治法：益气补肺，化瘀通络，温阳散寒。处方：黄芪 15g，红景天 10g，茯苓 20g，炒白术 15g，桑白皮 15g，大腹皮 15g，川芎 15g，赤芍 20g，红花 10g，鸡血藤 20g，杜仲 15g，甘草 15g。14 剂，每日 2 次，开水冲服。

4 月 25 日二诊：服药后无不适感觉，饮食二便正常，月经刚刚结束，但曾有过半年未来月经，形体肥胖，卵巢子宫彩超结果：多囊卵巢综合征。舌脉同前。上方加陈皮 20g，丹皮 15g，杜仲改 10g。21 剂，每日 2 次，开水冲服。

7 月 11 日三诊：服药后症状好转，饮食二便正常，舌脉同前，手足偏冷。上方去红花，赤芍改 15g，加当归 10g，牛膝 10g。14 剂，每日 2 次，开水冲服。建议做血常规、自身抗体系列。血常规结果无明显异常。抗核抗体（ANA）：1∶100 核仁型。

8 月 22 日四诊：皮疹颜色变浅，但有新皮疹（左下肢前侧），口中异味，饮食二便如常，舌淡红薄苔，脉缓。复查：抗核抗体（ANA）：阳性，核颗粒型：>1∶100（+），核仁型：1∶100（±）。上方加焦神曲 15g，茯苓皮 15g。14 剂，每日 2 次，开水冲服。

2019 年 1 月 23 日五诊：某院皮肤病理示符合硬斑病，抗核抗体：1∶100。无新生皮疹，手足温和，饮食二便如常，眠可，舌淡红少苔，脉弦缓。上方去杜仲、红景天。14 剂，每日 2 次，开水冲服。

医嘱：注意防寒保暖，避免潮湿，情志和调。

病案分析 "皮痹"病名首见于《素问·痹论》："以冬遇此者为骨痹……以秋遇此者为皮痹""皮痹不已，复感于邪，内舍于肺"，指出其病因是由风、寒、湿三气所致，外在表现为皮肤络脉痹阻，内在病位在肺。并指出皮痹症状：痹"在于皮则寒"。《圣济总录·诸痹门》详细地阐述皮痹的病因病机及症状："风寒湿三气杂至，合而为痹。以秋遇此为皮痹。盖肺主皮毛，于五行为金，于四时为秋，当秋之时，感于三气，遂为皮痹。盖正言其时之所感者尔，固有非秋时而得之者，皮肤不营，而为不仁，则其证然也。"

"皮痹"相当于西医的硬皮病，本病是一种以皮肤炎性、变性、增厚和纤维化进而硬化和萎缩为特征的结缔组织病，根据皮肤受侵犯的程度，硬皮病可以分为局限性硬皮病和弥漫性硬皮病。本病案所见西医病理的硬斑病，属于局限性硬皮病。

生理方面，肺主皮毛，脾主肌肉，肺与脾相表里。肺宣发肃降，脾散精"灌溉四旁"。肺脾条达，则腠理开合有度，水谷精微得以布散周身，外达皮毛，濡养肌肤。肺与肾金水同源。肺主呼气，肾主纳气。肺为水之上源，肾为主水之脏。如《医医偶录》所言："肺气之衰旺，全恃肾水充足。"此外，卫气为人体肌表之屏障，源于中焦，宣于上，达于下，《灵枢·本藏》言其能"温分肉，充皮肤，肥腠理"，是肺脾肾三脏与皮毛之间的重要枢纽。

皮痹病因多为先天禀赋，卫表不固，营血不足，外感风寒湿邪，痹阻肌表所致，病机多与肾阳不足，寒湿凝聚，气滞血瘀，阻滞络脉相关。病位在皮肤，肺外合皮毛，故病久可内含于肺，累及他脏。病证有虚实之分，实证以寒湿内阻、气滞血瘀为主；虚证以肺卫不固、脾肾阳虚、气血亏虚为主。如肺失宣降，脾失健运，肾阳虚衰，则气血化生无缘，阳虚寒凝，温煦失司，气血运行不畅，血液不能外达肌表，而致肌肤失荣，枯槁晦暗。常见虚实错杂，故治法各异。

本病案患者幼年患病，今已12载。初期多为卫表不固，营卫失和，风寒湿之邪，流注肌肤。随病程延长，逐渐累及阳气，络脉阻滞，温煦失司，气血运行不畅。故处方中黄芪、红景天、茯苓、白术以补益肺气、调和卫气；杜仲温阳，并酌加川芎、红花、鸡血藤以活血化瘀通络，配以桑白皮、大腹皮"以皮治皮"，纵观全方表里同治，内外兼顾。二诊患者服药后无不适感觉，饮食二便正常，故上方杜仲减量加陈皮、丹皮，意在祛湿活血并重，若湿邪不去则经脉难通，瘀血闭阻则湿邪难除。三诊患者服药后症状好转，饮食二便正常，手足偏冷。上方去红花，赤芍减量，另外加入当归、牛膝以活血散瘀。四诊患者皮疹颜色变浅，但有新皮疹（左下肢前侧），口中异味，饮食二便如常，故上方加焦神曲以消食、茯苓皮以利水消肿。五诊患者无新生皮疹，手足温和，饮食二便如常，眠可，故上方去杜仲、红景天，余药同前治疗以巩固疗效。在临床实践中，中医治疗皮痹独具特色。依据"肺主皮毛""卫气和则分肉解利，皮肤调柔，腠理致密"理论，常以补益肺气、调和卫气为原则，并结合中医学"取象比类"思维，"同声相应，同气相求"之意，配合"以皮治皮"之法，多用大腹皮、桑白皮、牡丹皮、茯苓皮、陈皮等取效。电话随访至今，该患者现病情控制平稳，原皮肤沉着斑明显渐淡，且无新生皮疹出现。

尪痹：益气补肾蠲痹

病案1

张某，女，8岁。2019年1月16日初诊。

主诉：两年半前，被某院诊断为"幼年型类风湿关节炎"。当时关节肿痛，指关节明显，用益赛普（注射用重组人Ⅱ型肿瘤坏死因子受体-抗体融合蛋白）注射，甲氨蝶呤等西药口服，已停用2个月。现指关节略肿疼痛，易汗出，手足偏凉，遗尿，个子比同龄小儿略矮，饮食二便如常，舌淡红少苔，脉缓。检查结果：类风湿因子（RF）33.60↑，抗链球菌溶血素"O"、血沉无明显异常；血常规：淋巴细胞 52.6%↑，其余各项均正常。西医诊断：幼年型类风湿关节炎。中医诊断：尪痹。辨证：肾阳不足、风寒湿痹。以肾中阳气不足为本，风寒湿邪痹阻经脉为标。治法：补肾阳，养气血，祛风湿，通经络。处方：黄芪 6g，炒白术 5g，防风 3g，独活 5g，寄生 6g，菟丝子 5g，穿山龙 6g，炒薏苡仁 6g，茯苓 5g，益智仁 6g，桑螵蛸 5g，乌药 3g，元胡 5g，白芍 5g，鸡血藤 5g，甘草 3g。14 剂，每日 1 剂，早晚开水冲服。

1 月 30 日二诊：一般症状平稳，指关节已无肿胀，略痛，走路时足趾略痛，饮食二便均好。舌淡红少苔，脉缓。上方加牛膝 3g，木瓜 5g。14 剂，服法同上。

2 月 13 日三诊：前几日膝关节疼痛，近几日好转，体力有恢复，汗出减少，饮食二便正常，仍时有遗尿，舌脉同前。上方加山药 6g。21 剂，服法同上。

3 月 6 日四诊：已无关节疼痛，时膝关节略觉乏力，饮食二便如常，夜尿 3 次，时有遗尿，舌淡红少苔，脉缓。今日查尿常规未见异常。上方益智仁改 5g，加红景天 3g。28 剂，服法同上。

医嘱：注意保暖，预防感冒，避免风寒湿邪侵袭。

病案分析 "痹证"病名最早见于《内经》，《内经》明确提出本病的病因病机、证候分类、转归及预后。《素问·痹论》提出痹证的病因：外感病因如："风、寒、湿三气杂至，合而为痹。其风气胜者为行痹，寒气胜者为痛痹，湿气胜者为着痹也。"内因则有"饮食自倍""饮食居处""营卫不和""经络时疏""阴阳盛衰"等。外感病因是痹证发病的重要条件；内因是痹证发病的内在因素。根据邪气侵犯部位，又有五体痹、脏腑痹之称，如五体："以冬遇此者为骨痹，以春遇此者为筋痹，以夏遇此者为脉痹，以至阴遇此者为肌痹，以秋遇此者为皮痹。"脏腑痹："凡痹之客五脏者，肺痹者，烦满喘而呕。心痹者，脉不通，烦则心下鼓，暴上气而喘，嗌干善噫，厥气上则恐。肝痹者，夜卧则惊，多饮，数小便，上为引如怀。肾痹者，善胀，尻以代踵，脊以代头。脾痹者，四支解堕，发咳呕汁，上为大塞。肠痹者，数饮而出不得，中气喘争，时发飧泄。胞痹者，少腹膀胱按之内痛，若沃以汤，涩于小便，上为清涕。"此外，《内经》也有"周痹""众痹"之论。如《灵枢·周痹》："周痹者，在于血脉之中，随脉以上，随脉以下，不能左右，各当其所。"众痹"此各在其处，更发更止，更居更起，以右应左，以左应右，非能周也。更发更休也"。

尪痹之病名，出自著名中医大家焦树德，主要包括西医的类风湿关节炎、强直性脊柱炎等，因其反复迁延、缠绵难愈，顽固难治，故称尪痹。

尪痹病因病机，内因为主，正气不足、肝肾亏虚、脾虚湿盛是其内在因素和病变基础；外因多为感受风寒湿邪，亦有感受风湿热邪者。初则伤于肌表关节，久则伤及筋脉入络，最后影响内脏。风、寒、湿、热等邪气滞留肢体筋脉、关节、肌肉，经脉闭阻，不通则痛；久病入络，聚湿生痰，痰瘀互结，络脉阻滞，则愈加难治。辨证论治多以风寒湿痹、风湿热痹、痰瘀闭阻、肝肾亏虚为主，临床辨证应根据热象之有无，首先辨清风寒湿痹与热痹。风寒湿痹中，风邪偏盛者为行痹，寒邪偏盛者为痛痹，湿邪偏盛者为着痹。其治疗原则是祛风、散寒、除湿、清热和舒筋通络。病久耗气伤络，则注意调养气血，补益肝肾，化痰行瘀，畅达经络；若寒热并存，虚实夹杂者，当明辨标本虚实而兼顾之。

本例患者为其母 38 岁所生，先天禀赋不足，尚在年幼，属稚阴稚阳之体，阳稚阴柔，肾中阳气未充，气血羸弱，骨质未坚。治疗应审之又慎，需顺应体质禀赋，不可同成人一概而论。治法应以益气补肾温阳为主，兼以祛风除湿蠲痹。方中以玉屏风散（黄芪、白术、防风）治疗肺卫不固之表虚自汗；以缩泉丸（益智仁、乌药、山药）治疗肾气不足，膀胱虚冷之小儿遗尿；

以独活、寄生祛风湿、通经络；以菟丝子补肝肾，强筋骨；以元胡、穿山龙搜风通络、活血止痛；以白芍养血活血，以甘草调和诸药。此外，甘草与酸甘化阴之芍药相配，又可养阴柔筋，起到缓急止痛作用。二诊患者一般症状平稳，指关节已无肿胀略痛，走路时足趾略痛，饮食二便均好。故上方加牛膝、木瓜以祛风通络止痛，牛膝、木瓜为下肢痹证疼痛必用。三诊患者前几日膝关节疼痛，近几日好转，体力有恢复，汗出减少，饮食二便正常，仍时有遗尿，故上方加山药补益肝脾肾。四诊患者已无关节疼痛，时膝关节略觉乏力，饮食二便如常，夜尿3次，时有遗尿，上方益智仁减量，加红景天健脾益气，活血化瘀。诸药相伍，标本兼顾，使风、寒、湿邪俱除，气血得充，肝肾强健而痹痛止。此法可谓标本兼顾，内外同治，效果颇佳。

病案 2

崔某，女，31岁。于2018年11月21日初诊。

主诉：腰骶、胸椎等部位疼痛，夜间明显年余。现症状：腰骶、胸椎等部位疼痛，僵硬感，下肢、股内侧疼痛，夜间尤其后半夜明显，翻身转侧不利，甚至影响睡眠，下肢发凉，恶风汗出，饮食二便如常。舌淡红少苔，脉弦缓。某院检查：双侧骶髂关节炎，HLA-B27（＋）。西医诊断：强直性脊柱炎。中医诊断：尪痹。辨证：肝肾不足兼寒湿痹证。肝肾不足，气血亏虚为本，寒湿之邪痹阻经脉为标。治法：益气补肾，温阳散寒，蠲痹止痛。处方：黄芪15g、炒白术15g、狗脊20g、寄生20g、续断15g、杜仲15g、菟丝子20g、土鳖虫10g、元胡20g、白芍20g、红花10g、鸡血藤20g、牛膝15g、甘草15g。7剂，每日1剂，水煎400ml，早晚分服。

11月28日二诊：症状明显好转，腰骶部疼痛大为减轻，仍有胸骨牵连后背疼痛，大便略稀，睡眠较好，舌淡红少苔，脉弦缓。上方加山药20g、川芎10g。14剂，每日1剂，服法同上。

12月22日三诊：已无腰骶疼痛，最近跳绳过劳，自觉后背、肩关节、胸骨后疼痛，饮食二便如常。舌淡红薄苔，脉缓。上方去土鳖虫10g，加葛根25g、威灵仙20g。14剂，每日1剂，服法同上。

12月26日四诊：腰骶、股内侧坐久疼痛，胸骨后略有疼痛，饮食二便如常，舌脉同前。上方加巴戟天20g、川芎15g、白豆蔻20g（后下）。14剂，每日1剂，服法同上。

2019年1月9日五诊：症状明显好转，时股内侧疼痛，下肢发沉，饮食二便如常，眠可。舌脉同前。上方去白豆蔻，加陈皮15g、茯苓20g、木瓜30g、熟地20g。7剂，每日1剂，服法同上。

医嘱：本病病程较长，缠绵难愈。今症状改善，可不用汤剂，改用朱良春国医大师研制的益肾蠲痹丸，每次1袋，每日2次，口服。防风、防寒、防潮，注意保暖，不可过劳。

病案分析　著名中医大家焦树德教授首创"尪痹"病名，西医的类风湿关节炎、强直性脊柱炎等均在该病范畴。

强直性脊柱炎属自身免疫性风湿病范畴，病因尚不明确，是以脊柱为主要病变部位的慢性病，累及骶髂关节，引起脊柱强直和纤维化；病变发展至胸椎和颈椎椎间小关节，椎间盘间隙发生钙化，纤维环和前纵韧带钙化、骨化、韧带骨赘形成，使相邻椎体连合，形成椎体间骨桥，呈最有特征的"竹节样脊柱"。

尪痹（强直性脊柱炎）病因多由于先天禀赋，或素体虚弱，正气不足，复感风、寒、湿、热之邪所致。病位主要以脊柱为中心，旁及其他关节筋肉，甚者脏腑。病机多属本虚标实，本虚多为肝肾禀赋亏弱，正气不足，初病即见气虚；标实多为风寒湿之邪，或瘀血阻滞经络，久则多见痰瘀阻络。病变标本错杂，相互为病，故治法各异。

本病与一般痹病不同点在于：肝肾禀赋亏弱在本，风寒湿邪久羁不愈，气血运行不畅日甚，久则痰浊瘀血阻痹经络，若失治误治，或调护失当，复感外邪，邪气由经络而至脏腑，可出现脏腑痹。症状特点为颈椎、胸椎、腰骶疼痛为主，静则气血郁滞而疼痛反重，动则气血略通而疼痛转轻。

本病案患者先天禀赋不足，正气不足，复感风寒湿三气，日久邪气留连于脊柱、筋肉，荣卫运行不畅，气血阻滞经络。故治以益气补肾，温阳散寒，蠲痹止痛。以黄芪、炒白术益气扶正为君药，以狗脊、寄生、杜仲、巴戟天补肝肾，祛寒湿为臣药，以元胡、川芎、白芍、红花行气活血止痛为佐药，以土鳖虫搜风通络、鸡血藤养血活血通络，甘草调和药性为使药。下肢疼痛不利，配以牛膝、木瓜入腰膝除痹痛，上肢及肩颈项不适，湿邪阻滞中焦下焦，配以茯苓等健脾除湿，随症加减。二诊患者自觉症状明显好转，腰骶部疼痛大为减轻，仍有胸骨牵连后背疼痛，大便略稀，睡眠较好，上方加山药以健脾、加川芎以祛风活血止痛。三诊患者已无腰骶疼痛，最近跳绳过劳，自觉后背、肩关节、胸骨后疼痛，饮食二便如常，上方去土鳖虫，加葛根舒筋通络、威灵仙祛风除湿止痛。四诊患者自觉腰骶、股内侧坐久疼痛，胸骨后略有疼痛，饮食二便如常，上方加巴戟天以温肾阳、白豆蔻健脾除湿。五诊患者症状明显好转，时股内侧疼痛，下肢发沉，饮食二便如常，眠可，故上方去白豆蔻，并加陈皮、茯苓以行气利水，木瓜舒筋通络，熟地滋肝肾阴亏。纵观全方，祛邪扶正，标本兼顾，使气血足而风湿除，肝肾强而痹痛止。此案取法于此，收效明显。

吐血：益气健脾止血

付某，男，46 岁。于 2017 年 4 月 18 日初诊。

主诉：近半年吐血 3 次，住院时给予止血、输血治疗。现症状：吐血，少则一口，多则呕出，吐血缠绵不止，时轻时重，血色暗淡，伴有胃脘嘈杂，食少，时口苦，倦怠乏力，二便如常，腰酸，易急躁生气，眠差。舌淡红白腻苔，脉沉细弱。既往史：肝硬化门静脉高压病史 8年。西医诊断：上消化道出血。中医诊断：吐血。辨证：脾不统血。脾气虚弱不能摄血，导致血液妄行。治法：健脾益气止血。处方：黄芪 20g，茯苓 20g，炒白术 15g，香附 15g，枳壳 15g，白及 15g，地榆炭 15g，焦神曲 15g，炙甘草 15g。7 剂，每日 1 剂，水煎 400ml，早晚分服；三七 3g，冲服，每日 1 次。嘱患者忌饮酒，忌辛辣，忌生冷硬食。

4 月 25 日二诊：药进 7 剂，患者病情好转，不再吐血，已无胃部症状，但仍腰酸，舌脉同前，上方加山萸肉 20g、山药 20g。7 剂，水煎服。

三诊：病情好转，已无口苦，但觉腰酸乏力，舌淡红，苔白，脉细弱，上方加党参 20g、枸杞子 20g。10 剂，水煎服，每日 2 次，每剂药服用一天半。

5 月 23 日四诊：腰酸乏力症状较前好转，舌脉同前。效不更方，处方同前，10 剂，煎服法同上。

五诊：患者病情大为好转，但时有乏力症状。调整处方剂量：黄芪 15g，白及 10g，香附 15g，余味未变，14 剂，颗粒剂，每日 1 剂，冲服。

六诊：患者病情大为好转，效不更方，处方同前，冲服，服用 2 个月余。

8 月 8 日七诊：患者胃部无不适症状，但时有乏力、身痒症状，舌淡红，苔白腻，脉弦缓，上方加党参 20g、蝉蜕 15g。14 剂，每日 1 剂，冲服。

9 月 28 日八诊：患者偶有进食后胃部不适，无胃痛、吐血，乏力较前好转，无身痒，纳可，寐可，二便可。舌淡红，苔白腻，脉弦缓，上方去蝉蜕，14 剂，每日 1 剂，冲服。

10 月 12 日九诊：患者近半年无胃痛、吐血等症状，无明显腰酸乏力，舌淡红苔白，脉弦缓。处方：黄芪 15g，白及 10g，炒白术 10g，枳壳 10g，袋装颗粒，每日 1 剂，冲服，继进 30 剂，诸症尽除。

随访一年余，患者时常服以此方，注意情志、饮食、起居，未再复发。

病案分析 早在《内经》即对血的生理及病变有较深入的认识，有关篇章对呕血、血溢、血泄等病证多有记载，并对引起出血的原因及部分血证预后有所论述。《金匮要略·惊悸吐衄下血胸满瘀血病脉证治》最早记载了泻心汤、柏叶汤等治疗吐血的方剂，沿用至今。后世，《济生方·失血论治》认为失血可由多种原因导致："所致之由，因大虚损，或饮酒过度，或强食过饱，或饮啖辛热，或忧思恚怒。"而对血证的病机，则强调因于热者居多。《景岳全书·血证》对血证的内容作了比较系统的归纳，将引起出血的病机提纲挈领地概括为"火盛"及"气虚"两个方面。《先醒斋医学广笔记·吐血》提出了著名的治吐血三要诀，强调了行血、补肝、降气在治疗吐血中的重要作用。《血证论》为论述血证专书，对各种血证的病因病机、辨证论治均有许多精辟论述，该书所提出的止血、消瘀、宁血、补血之治血四法，确实是通治血证之大纲。

病因病机多由感受外邪、情志失调、饮食不节、劳倦过度、久病等所致，脉络损伤或破血妄行，血液溢出脉外出血。辨证论治以胃热壅盛、肝火犯胃、气虚血溢为主；其病位主要在胃，涉及肝脾，本虚标实。本虚以气虚、阴虚、血虚为多见；标实以胃热、肝火、瘀血为多见，又常相互为病，虚实夹杂，故治法各异。

胃与肝脾有密切关系，脾胃以膜相连，《难经·四十二难》中"脾裹血，温五脏"，这里的裹指包裹血液，勿使外溢，后世多解释为脾统血，尤重气的固摄作用。《金匮要略》说"五脏六腑之血，全赖脾气统摄"，故吐血者，皆与脾的气血失调相关。肝之经脉，"属肝络胆夹胃"，故肝病横逆脾胃，或脾胃虚弱，肝木偏盛，由大怒诱发，气火伤及胃络，可致呕血，如《灵枢·百病始生》："怒则气上，甚则呕血及飧泄。"临床实践中，肝硬化并发食管胃底静脉曲张破裂出血患者，多有此证。

本例患者肝病日久，肝病传脾，脾气虚弱，不能统摄血液，以吐血、胃脘不适症状就诊，伴有明显倦怠乏力等症状，辨证为脾胃气虚，治疗以益气健脾为主，兼以止血。方中以益气健脾之黄芪为君，四君子汤之茯苓、白术、甘草为臣，以地榆炭、白及、三七止血，以香附、枳壳疏肝理气，焦神曲消食化滞为佐使，二诊患者不再吐血，已无胃部症状，但仍腰酸，上方加山萸肉、山药以滋肾阴。三诊患者病情好转，已无口苦，但觉腰酸乏力，故上方加党参补气、枸杞子补肾。四诊患者自觉腰酸乏力症状较前好转，效不更方，处方同前。五诊，患者病情大为好转，但时有乏力症状，以黄芪补气、白及止血、香附理气调中。六诊患者病情好转，效不更方，处方同前。七诊患者胃部无不适症状，但时有乏力、身痒症状，上方加党参补气、蝉蜕祛风止痒。八诊患者偶有进食后胃部不适，无胃痛、吐血，乏力较前好转，无身痒，纳可，寐可，二便可，上方去蝉蜕。九诊患者近半年无胃痛、吐血等症状，无明显腰酸乏力，减少黄芪用量，以炒白术健脾、枳壳行气，诸药并用，方中补中有通，标本兼治，使吐血得以痊愈。

紫斑：益气健脾止血

徐某，男，5 岁。2018 年 6 月 12 日初诊。
主诉：小腿出血点 1 周。现症状：1 周前发现双侧小腿多处出血点，偏红色，压之不褪色，无外伤碰撞，至某医院检查，血常规示：白细胞 10.25×10^9/L，血红蛋白 112g/L，血小板 54×10^9/L，余大致正常，凝血功能示大致正常，给予静脉滴注地塞米松以升血小板对症治疗。现无咳嗽，无发热，无牙龈出血及其他出血倾向，饮食较少，时感倦怠，二便正常，面色黄白，舌淡红少苔，脉缓。既往脾胃素虚，无过敏史。西医诊断：血小板减少性紫癜。中医诊断：紫斑。辨证：气不摄血。治法：益气健脾止血。处方：黄芪 5g，太子参 3g，炒白术 3g，茯苓 3g，陈皮 3g，仙鹤草 5g，茜草 5g，白茅根 5g，焦神曲 3g，甘草 3g。智能颗粒，7剂，每日 1 剂，早晚开水冲服。强的松（泼尼松）由 2 片/日，逐渐减量。

6 月 19 日二诊：出血点已见浅淡，无新发之处，舌红少苔，脉弦缓。上方加山药 2g，炒地榆 2g，侧柏叶 2g，以加强益气养血止血之力。7 剂，每日 1 剂，早晚开水冲服。

6 月 26 日三诊：双下肢出血点已是不明显，无新发，舌红苔薄，脉弦。强的松 0.5 片/日。血常规：血小板 110×10^9/L，余皆正常。患儿家属甚是喜悦，疗效之显著超出预期，上方去地榆，余药同前，继服 14 剂。

其后，医生出国，嘱停用强的松，患儿遵此方加减化裁，继服月余。注意饮食有节，避免过于寒凉，起居有常，劳逸适度。肌衄痊愈。随访至今未再复发。

病案分析　紫斑，也称之肌衄，多数指血液逸出肌肤之间，皮肤表现青紫斑点或斑块的病证，属于血证之一。常见于西医学的血小板减少性紫癜、过敏性紫癜、血液病等。

人体之血，主司于心，贮藏于肝，根源于肾，生成统摄于脾，赖气之推动、温煦、固摄，周而复始，循环流行。

紫斑，病在血分，发于肌肤，其发生与脾胃失健、气血失和、阴阳失调有密切关系。外感病因多见于疫疠之气，热伤营血所致，又名"葡萄疫"，以"紫癜点状如葡萄发于全身"而命名。内伤病因则多为饮食失宜、劳倦过度，伤及脾胃；情志过极，气郁化火；或瘀血阻滞，血不归经等所致。病机主要有热盛迫血、阴虚火旺及气虚不摄、瘀血内阻等。辨证分为实证和虚证两类，虚证多见气不摄血、阴虚火旺；实证多见热盛迫血、瘀血内阻。治以清热、养阴、凉血、或益气、化瘀为法。

本病案患儿平素脾胃虚弱，气血生化乏源，以致气不摄血，血逸脉外，而形成紫斑。治以益气健脾为主，佐以凉血止血。方中黄芪、太子参、炒白术、茯苓，以补益脾胃之气，俾气能摄血；辅以陈皮、焦神曲健脾和胃、行气宽中、消食化积；佐以茜草、仙鹤草及白茅根以凉血止血；甘草调和诸药为使，共奏益气健脾止血之功。二诊患者出血点已见浅淡，无新发之处，上方加山药、炒地榆、侧柏叶，以加强益气养血止血之力。三诊患者双下肢出血点已是不明显，无新发，余皆正常，上方去地榆，余药同前，以巩固疗效。

不寐：益气养血安神

王某，男，71 岁。于 2017 年 10 月 10 日初诊。

主诉：入睡困难 2 年余。现症状：入睡困难，思虑过度，神疲乏力，纳呆，大便溏，小便可。舌淡红，薄白苔，脉细。西医诊断：失眠。中医诊断：不寐。辨证：心肝脾同病。心肝血虚为主，兼有脾气不足。治法：益气养血安神。处方：炒酸枣仁 30g，茯神 20g，知母 10g，川芎 15g，五味子 10g，龙眼肉 20g，半夏 15g，合欢花 20g，首乌藤 20g，香附 20g，白术 15g，厚朴 15g，陈皮 20g，砂仁 10g，枳壳 15g，焦神曲 15g，甘草 10g。7 剂，每日 1 剂，水煎 400ml，早晚分服。

10月24日二诊：药进7剂，睡眠好转，时有腰酸，怕风怕冷，上方加菟丝子20g，7剂，服法同上。

10月31日三诊：诸症均有缓解，时有头晕耳鸣。上方加菖蒲15g，磁石30g，继进14剂，诸症尽除。

病案分析 不寐，是以经常不能获得正常睡眠为特征的一类病证。主要表现为入睡困难，或寐而不酣，时寐时醒，或醒后不能再寐，重则彻夜不寐，常影响正常工作、生活、学习和健康。

关于寤寐的生理现象，《灵枢·口问》解释："卫气昼日行于阳，夜半则行于阴。阴者主夜，夜者卧……阳气尽，阴气盛，则目瞑；阴气尽而阳气盛，则寤矣。"寤寐的产生是卫气运行随阴阳消长交替的结果，卫气昼行于阳，行于阳之时则寤，夜行于阴，行于阴之时则寐，昼夜交替卫气于阴阳之间循环往复，而人则寤寐交替。《灵枢·营卫生会》提出："老者之气血衰，其肌肉枯，气道涩，五脏之气相搏，其营气衰少而卫气内伐，故昼不精，夜不瞑。"年老之人，气血不足，营卫之气运行失常，可致白天瞌睡而入夜不寐。

对于不寐治疗大法及其方药，《灵枢·邪客》提出："补其不足，泻其有余，调其虚实，以通其道，而去其邪。饮以半夏汤一剂，阴阳已通，其卧立至。"五脏六腑为邪气所客，导致卫气运行失常，不能入于阴，而导致不寐。故以"调其虚实，以通其道，而去其邪"为治疗大法。方药以半夏秫米汤主之，"阴阳已通，其卧立至"，畅通卫气运行之道路，卫气不为所阻，复入于阴，可达到覆杯而卧的疗效。

本病案之不寐，如《内经》上文所述，患者年逾古稀，心肝脾功能减弱。脾藏营，营舍意，在志为思；肝藏血，血舍魂；心藏神，血养心。加之思虑过度，伤及心肝脾，脾气虚弱，营卫气虚；肝血不足，则魂不守舍；心血不足，神失所养，故见上症。治宜益气养血安神。方中重用酸枣仁为君药，以其甘酸质润，入心、肝之经，养血补肝，宁心安神；茯苓报木而生者曰茯神，重在宁心安神；知母苦寒质润，滋阴润燥，清热除烦；半夏具有通达阴阳，和胃祛痰之用，共为臣药，与君药相伍，以助安神除烦之功。并以川芎之辛散，调肝血而疏肝气，与酸枣仁相伍，辛散与酸收并用，补血与行血结合，具有养血调肝之妙；五味子安神敛阴，陈皮健脾祛痰，厚朴宽中理气，为佐药；甘草和中缓急，调和诸药为使药。二诊患者睡眠好转，时有腰酸，怕风怕冷，上方加菟丝子以温肾阳。三诊患者诸症均有缓解，时有头晕耳鸣。不寐常兼有头晕耳鸣，可用磁石、菖蒲。上方加菖蒲利湿化痰，开窍宁神，既可安神以治疗不寐，又可潜阳开窍以治疗耳鸣，一石二鸟，可获良效，磁石潜阳纳气，镇静安神。电话随访至今未复发。

汗证：益气养阴止汗

李某，男，31岁。于2017年8月8日初诊。

主诉：自汗，乏力1年余。现症状：自汗，汗出量较大，湿透衣服，动则尤甚，伴有盗汗，乏力，腰酸，无明显手足寒热，寐可，饮食如常，尿黄。舌淡红少苔，脉沉缓。平素生活不规律，经常熬夜。检查甲状腺功能及血糖等均正常。西医诊断：自主神经功能紊乱。中医诊断：汗证（自汗）。辨证：气阴两虚，卫气不固。治法：益气养阴，固表止汗。处方：黄芪20g，炒白术20g，防风20g，茯苓20g，浮小麦30g，煅牡蛎30g，山萸肉20g，枸杞子20g，菟丝子20g，甘草15g。7剂，水煎服，每日3次。

8月15日二诊：乏力减轻，仍有自汗盗汗，腰酸痛，饮食二便如常，舌脉同前。上方加白芍 20g，麻黄根 10g，每日 1 剂，连服 14 剂。

8 月 29 日三诊：已无盗汗，自汗、乏力、腰酸痛明显好转，舌脉如常。上方加山药 20g，继进 14 剂。

9 月 12 日四诊：诸症基本痊愈。"愈后防复"，嘱患者继服玉屏风散和生脉饮以巩固治疗，加强锻炼，增强体质。

病案分析　汗证有自汗、盗汗之分。醒时汗出较多，不因天热衣厚或运动等，称自汗；寐时汗出，醒来自止，称盗汗。汗证由于辨证不同，治法不一。如《临证指南医案·汗》曰"阳虚自汗，治宜补气以卫外""阴虚盗汗，治宜补阴以营内"。《景岳全书·汗证》提出："自汗盗汗，亦各有阴阳之证，不得谓自汗必属阳虚，盗汗必属阴虚也。"故临证中当细辨阴阳，更辨虚实，以求病之本。汗证多见虚证，但因肝火、湿热等邪热郁蒸所致者，则属实证。虚证当根据证候的不同而治以益气、养阴、补血、调和营卫；实证当清肝泻热，化湿和营；虚实夹杂者，则根据虚实主次而适当兼顾。汗证如无原发性疾病，或检查无明显异常，多属于西医的植物神经功能紊乱，无特效药物可治。

本例患者即属此例，概因平素生活不规律，经常熬夜，耗伤正气及精血，致气阴亏虚，营卫失调，气虚则腠理疏松，卫外不固，阴虚则虚热内生，津液外泄，故出现自汗、盗汗。动则耗气，气不摄津，故汗出更甚。乏力为气虚常见之征；腰酸为肾气不足之象。证候属于纯虚无实，治以益气养阴，固表止汗，方中黄芪、白术、防风为玉屏风散原方，益气补肺固表而为君；茯苓、山药健脾益气，山萸肉、枸杞子、菟丝子滋阴补肾，白芍敛阴和营，共为臣；浮小麦固表敛汗，煅牡蛎滋阴潜阳敛汗而共为佐；甘草益气和中，调和诸药而为使。诸药共奏益气养阴、固表止汗之功，方证一致，故而显效。二诊患者乏力减轻，仍有自汗盗汗，腰酸痛，饮食二便如常，舌脉同前。上方加白芍、麻黄根以敛阴敛汗。三诊，已无盗汗，自汗、乏力、腰酸痛明显好转，上方加山药益气养阴。四诊患者诸症基本痊愈，患者继服玉屏风散和生脉饮以巩固治疗。

水肿：益气温阳利水

杨某，女，63 岁。于 2017 年 10 月 17 日初诊。

主诉：颜面及双下肢浮肿 4 天。患者近 4 天天气转凉后出现双下肢凹陷性浮肿，晨起眼睑及颜面浮肿，为求中医治疗特来就诊。现症见：双下肢浮肿，按之凹陷，颜面、眼睑浮肿，畏寒肢冷，腰酸乏力，时后背痛，饮食正常，小便量可，大便溏，舌淡红，中心白苔，脉弦略数。既往史：高血压、脑梗死、高脂血症。检查：尿常规及甲状腺功能均正常。中医诊断：水肿。辨证：阳虚水泛。治法：益气补肾，温阳利水。处方：黄芪 15g，茯苓 20g，炒白术 15g，桂枝 10g，山药 30g，菟丝子 20g，枸杞子 20g，泽泻 20g，车前子 20g，炒薏苡仁 30g，川芎 15g，丹参 15g，炙甘草 15g。智能颗粒，14 剂，开水 100ml 冲服，早晚各 1 次。

10 月 31 日二诊：下肢及颜面浮肿略有减轻，睡眠良好，时头晕，舌淡红，中心白苔，脉弦略数。测血压：170/100mmHg。查：空腹血糖 6.38mmol/L，血脂各项均升高。上方加益母草 30g，夏枯草 30g，14 剂，开水冲服。嘱其口服代文（缬沙坦）以降压，监测血压。

11 月 14 日三诊：患者颜面及双下肢浮肿基本痊愈，无明显的乏力、腰酸后背痛等，略感头晕，饮食如常，睡眠可，舌脉同前。血压 160/100mmHg。上方加石决明 30g，14 剂，巩固疗效。血压控制不理想，加用络活喜（苯磺酸氨氯地平）联合降压，嘱患者注意保暖，清淡饮食，多休息，密切监测血压，病情变化随诊。

病案分析　水肿,《内经》称之为"水",并根据不同症状分为风水、石水、涌水等。《金匮要略》称为"水气病"。按病因病证分为风水、皮水、正水、石水、黄汗五类。论其病因,《素问·至真要大论》指出"诸湿肿满,皆属于脾"。《素问·水热穴论》认为:"故其本在肾,其末在肺。"水肿的病位主要在肺、脾、肾,基本病机是肺气失宣,脾失健运,肾失开合,膀胱气化失常,导致体内水液潴留,泛溢肌肤。肺脾肾三脏相互联系,相互影响,以肾为本,以肺为标,而以脾土为制水之脏,盖脾主中州,职司气化,为气机升降之枢纽,若脾阳不足,健运失职,则湿滞而为痰为饮为水。治法上,《证治汇补·水肿》总结前贤经验,认为:"宜调中健脾,脾气实,自能升降运行,则水湿自除,此治其本也。"《金匮要略·水气病脉证并治》曰:"诸有水者,腰以下肿,当利小便,腰以上肿,当发汗乃愈。"治疗水肿,无非是"开鬼门,洁净府",即利小便,发其汗。

本病案患者阳气素虚,累及于肾,气化失常,则双下肢凹陷性水肿,伴见腰酸、畏寒肢冷;阳气亏虚,运血无力或失于温煦,血行迟滞,瘀滞胸中,故见后背痛。治应益气温阳利水,以黄芪加苓桂术甘汤为主方。方中黄芪益气升阳,茯苓健脾利湿,桂枝温阳化气,苓桂相配为温阳化气利水常用之组合;炒白术健脾化湿,桂、术同用,为温阳健脾常用之组合;炙甘草合桂枝辛甘化阳,助温补中阳之力,合白术益气健脾,培土而制水;泽泻、车前子淡渗利水;菟丝子、枸杞子温养肾气,炒薏苡仁助脾气而利湿;佐以川芎、丹参以行气活血。二诊患者水肿减轻,但头晕,血压高,加益母草活血利水,夏枯草清肝明目。三诊水肿已愈,仍头晕,血压高,加石决明以平肝潜阳,并调整降压药物。全方共奏益气补肾、温阳化水之功。治疗此例水肿全程,郑师重用益气补肾及助阳化气之法,而非独以利水治法,盖阳气渐充,而水邪得化;过于利水则有损阳之弊。

燥痹:益气滋阴生津

王某,女,48岁。2016年9月27日初诊。

主诉:口干,鼻干,眼干4年。现症状:口干,鼻干,眼干,冬天明显,乏力倦怠,时偏头痛,手足温和,饮食尚好,晨尿有泡沫,大便2日1次。舌淡红边紫暗有裂纹而干,脉沉缓。西医诊断:干燥综合征。中医诊断:燥痹。辨证:肺脾肝肾同病。三焦气化失司,肺脾肝肾气津两虚,津液输布失常,不能濡润脏腑官窍。治法:益气滋阴生津。处方:黄芪15g,白术15g,茯苓20g,沙参20g,麦冬20g,石斛20g,玉竹15g,黄精20g,天花粉15g,枸杞子20g,川芎15g,香附20g,甘草15g。14剂,每日1剂,水煎400ml,早晚分服。三七粉每次3g,每日1次,冲服。

10月18日二诊:症状略有好转,仍口干,无头痛,大便日1次,饮食尚可,睡眠一般,舌脉同前。上方加山茱萸20g,龙眼肉20g。7剂,水煎服。

10月25日三诊:仍口干,唇燥,两目干涩,自觉腿沉,余症好转,舌脉同前。上方改黄芪20g,加山药30g。7剂,服法同上。

11月1日四诊:症状好转,腿自觉有劲,仍口干唇燥,晨起有痰,舌脉同前。上方加陈皮15g,菟丝子20g。14剂,服法同上。

11月22日五诊:口唇略干,晨起有痰,纳可,二便正常,睡眠较好,舌质淡红而干,根有薄苔,脉沉缓。血常规:白细胞$3.2×10^9$/L,血小板$92×10^9$/L。上方加太子参15g,地榆15g。14剂,水煎服。

12月13日六诊：口唇仍略干，饮食二便正常。舌脉同前。复查血常规正常。上方去菟丝子。14剂，水煎服。

其后，改为太子参、麦冬、石斛、玉竹、枸杞子各5～8g，加水1500毫升左右，煎煮20～30分钟，代茶饮。随访至今症状好转。

病案分析　20世纪80年代，国医大师路志正教授首创"燥痹"病名，其病变包括肺脾肝肾等脏腑。清代喻嘉言《医门法律》说："燥盛则干，夫干之为害，非遽赤地千里也，有干于外而皮肤皱揭者，有干于内而精血枯竭者，有干于津液而荣卫气衰，肉烁而皮著于骨者，随其大经小络所属，上下中外前后，各为病所。"病因多由于反复感受燥邪，或先天禀赋不足，阴津亏耗，不能濡润脏腑、四肢百骸；或因情志失调，肝郁化火，火热伤津成燥；也有因或过多服用燥热药物，积热酿毒，灼伤津液，化燥而成。

"燥痹"常见于西医学的干燥综合征（SS），为主要累及外分泌腺体的慢性炎症性自身免疫病。临床除有唾液腺和泪腺受损功能下降而出现口干、眼干外，尚有其他外分泌腺及腺体外其他器官的受累而出现多系统损害的症状。

《素问·阴阳应象大论》说："燥胜则干。"刘完素补充《内经》病机十九条，提出"诸涩枯涸，干劲皱揭，皆属于燥"。燥有外燥、内燥之别。外燥，多在秋季外感燥邪所致，易于伤肺。内燥，为体内津液耗伤而干燥少津的病机变化。多因久病伤津耗液，或大汗、大吐、大下，或亡血失精导致津液亏少，以及热性病过程中的热盛伤津等所致。由于津液亏少，不足以内溉脏腑，外润腠理孔窍，从而燥由内而生，临床多见干燥失润等病变。

内燥病变可发生于各脏腑组织，而以肺、胃、肾及大肠为多见，临床多见津液枯涸、阴虚内热之证，如肌肤干燥不泽，起皮脱屑，甚则皲裂，口燥咽干唇焦，舌上无津，甚或光红龟裂，鼻干，目涩少泪，爪甲脆折，大便燥结，小便短少等。如以肺燥为主，还兼见干咳无痰，甚则咯血；以胃燥为主，可见食少、舌光红无苔；以肠燥为主，则兼见便秘等；以肾燥为主，则见牙齿枯槁、毛发干枯等。无论外燥还是内燥，均以津液不足，脏腑组织失于滋润为特征。

内燥日久，则多累及气血。津能化气，津液在输布过程中，受到各脏腑阳气的蒸腾温化，可以化生为气。如《类经·阴阳类》说："请以釜观，得其象矣。夫水在釜中，下得阳火则水干，非水干也，水化气而去也；上加复则水生，非水生也，气化水而流也……水气一体，于斯见矣。而人之精气亦犹是也。"若津液亏虚，可致气衰少，从而导致津气亏虚之证。津血同源，血和津液皆为液态物质，与气相对而言，皆属于阴，均由水谷精微所化生，同具营养和滋润的功能，两者之间可以相互滋生、相互转化。若津液亏虚日久，则可导致血行瘀滞不畅，表现为津亏血瘀的病机变化。

本病案患者为内燥所致燥痹，病机特点为津液亏虚，气不生津，津不化气为主，兼有津亏血瘀，病位则在于肺脾胃肾，治宜益气滋阴生津。本方黄芪、白术、茯苓、甘草以益气生津，沙参、麦冬、玉竹、石斛、花粉以滋肺津而养胃液，黄精、枸杞子以滋肾养阴，川芎行血气以治头痛，香附疏肝气以防滋腻太过，三七活血化瘀以疗津亏血瘀，诸药并用，气生津复血畅。二诊患者症状略有好转，仍口干，无头痛，大便日1次，饮食尚可，睡眠一般，舌脉同前。予上方加山茱萸以补肾，龙眼肉以安神。三诊患者仍口干，唇燥，两目干涩，自觉腿沉，余症好转，舌脉同前。上方加大黄芪用量以增强补气之功效，加山药以益气养阴。四诊患者症状好转，腿自觉有劲，仍口干唇燥，晨起有痰，舌脉同前，上方加陈皮以化痰，菟丝子以补肾。五诊患者口唇略干，纳可，二便正常，睡眠较好，舌质淡红而干，根有薄苔，脉沉缓。予上方加太子参以益气生津，地榆止血。六诊患者仍有口唇略干，饮食二便正常。舌脉同前。上方去菟丝子，余药同前以巩固疗效，随访至今未复发。

便秘：益气滋阴通便

病案 1

郑某，男，56 岁。于 2018 年 5 月 16 日初诊。

主诉：便秘十余年。现症状：大便日 1 次或者两日一行（服用牛黄清胃丸治疗后），球状便，胃胀，乏力，气短，胸闷，饮食正常，夜尿排泄不畅，眠差，易早醒。舌质淡红胖大，苔黄白腻，脉弦缓。既往史：冠脉介入术 7 次，高血压、糖尿病。中医诊断：便秘。辨证：气阴两虚证。气虚传送无力，阴虚肠失濡润，气阴两虚导致便秘。治法：益气滋阴通便。处方：玄参 20g，生地 20g，麦冬 20g，太子参 15g，枳实 15g，厚朴 15g，当归 20g，火麻仁 30g，郁李仁 10g，香附 20g，焦神曲 15g，陈皮 20g，百合 20g，合欢花 20g，首乌藤 20g，五味子 10g，甘草 15g。14 剂，每日 1 剂，水煎服 400ml，早晚分服。三七粉每次 3g，日 1 次，冲服。益心舒颗粒，每次 1 袋，日 3 次，口服。

5 月 30 日二诊：大便日 1 次，形质较正常，粪便呈褐色，睡眠略好，胃胀好转，夜尿较多，排泄不畅，舌脉同前。上方加肉苁蓉 20g，党参 20g，郁李仁加至 15g。14 剂，服法同上。

6 月 13 日三诊：大便日 1 次，粪便呈褐色，饮食正常，胸闷气短、胃胀等症状明显好转，舌苔黄腻，脉沉弦。上方加炒麦芽 15g，砂仁 10g，鸡内金 10g。14 剂，服法同上。

6 月 27 日四诊：大便日 1 次，黄色软便，前略硬、后正常，睡眠 5 小时以上，舌苔白，脉沉弦。上方加石斛 20g，桃仁 20g，川芎 10g，丹参 20g。14 剂，服法同上。

7 月 11 日五诊：大便日 1～2 次，黄色软便，睡眠 5 小时左右，时头晕，舌脉同前。上方 14 剂，服法同上。益心舒颗粒，每次 1 袋，日 3 次，口服。

8 月 14 日六诊：诸症均缓解，效不更方，继进 14 剂，水煎服。

医嘱：可将上方粉碎为末，用蜂蜜混匀，制成 9g 丸剂，每次 1～2 丸，日 2～3 次。患者自制丸药，服用至今，大便通畅，饮食如常，睡眠较好。

病案分析 便秘是指排便次数减少，粪便量减少，粪便干结，排便费力等症状。超过 6 个月为慢性便秘。《内经》等对本病有较为详尽的论述。《素问·灵兰秘典论》说："大肠者，传导之官，变化出焉。"大肠主传导糟粕，故便秘的关键在于大肠传导失常。《素问·五脏别论》："魄门亦为五脏使，水谷不得久藏。"魄门即肛门，为大肠末端，其启闭功能受五脏之气的调节。故大肠传导糟粕，实为胃气通降、小肠泌别清浊功能的承接，尚与肺气的肃降、脾气的运化、肾气的推动和固摄作用有关。肺与大肠为表里，肺气肃降有助于糟粕的排泄；脾气运化，有助于大肠对食物残渣中津液的吸收；肾气的推动和固摄作用，主司二便的排泄。

西医所谓便秘，从病因上可分为器质性和功能性两类；按发病机制分为慢传输型和出口梗阻型便秘。

便秘作为病名，首见于《杂病源流犀烛》。病因多由于禀赋不足、外邪犯胃、饮食不节、情志失调、劳逸失度等所致。辨证当分清虚实，实者包括热秘、冷秘和气秘，虚者当辨气虚、血虚、阴虚和阳虚的不同。在治疗上实证予以通泄，虚证予以滋补。如《兰室秘藏·大便结燥》："金匮真言论云，北方黑色，入通于肾，开窍于二阴，藏精于肾；又云肾主大便，大便难者，取足少阴。夫肾主五液，津液润则大便如常，若饥饱失节，劳役过度，损伤胃气，及食辛热味厚之物而助大邪，伏于血中，耗散津液，津液亏少，故大便结燥。"《医学心悟》：大便闭结"有实闭、虚闭、热闭、冷闭之不同。如阳明胃实、燥渴谵语、不大便者，实闭也。若老弱人精血不足、新产妇人气血干枯，以致胃肠不润，此虚闭也。热闭者，口燥唇焦，舌苔黄，小便赤，喜冷恶热，此名肠结。冷闭者，唇淡口和，舌苔白，小便清，喜热恶冷，此名阴结。"

本病患者既往患糖尿病，其本在于气阴两虚。便秘，状如羊屎球，为阴液不足，燥结大肠，大肠失于濡养，水不行舟；伴有乏力倦怠等，乃气虚推动无力，辨证为气阴两虚证，故治法以益气滋阴通便为主，本方以太子参、增液汤（生地、玄参、麦冬）益气养阴、滋阴通便，为君药；当归、百合滋阴润肠，郁李仁、火麻仁润肠通便为臣；枳实破气，厚朴下气通腑，陈皮、香附行气，焦神曲理气消食为佐；甘草调和诸药为使，有效达到通便的作用，疗效显著。二诊患者大便日1次，形质较正常，粪便呈褐色，睡眠略好，胃胀好转，夜尿较多，排泄不畅，舌脉同前。上方加肉苁蓉补肾阳、党参益气，郁李仁加量润肠通便。三诊患者大便日1次，粪便呈褐色，饮食正常，胸闷气短、胃胀等症状明显好转，舌苔黄腻，脉沉弦。上方加炒麦芽、砂仁、鸡内金以消食。四诊患者大便日1次，黄色软便，前略硬、后正常，睡眠5小时以上，舌苔白，脉沉弦。上方加石斛、桃仁、川芎、丹参以滋阴、活血、通便。五诊患者大便日1~2次，黄色软便，睡眠5小时左右，时头晕，舌脉同前。诸症好转，继续予上方治疗。六诊患者症均缓解，效不更方，继续予上方治疗以巩固疗效。

病案2

司某，女，44岁。于2018年6月12日初诊。

主诉：便秘、腹胀半年。现症状：大便秘结，大便4~5日一行，排便困难，排出费力，粪便量少，腹胀，口中异味，疲乏感，纳呆，小便正常，寐可，间断口服中药治疗无明显好转，曾行肠镜检查未发现异常。舌淡红，边有瘀斑，脉沉弦。既往史：脾切除病史。西医诊断：习惯性便秘。中医诊断：便秘。辨证：气阴两虚证。治法：益气滋阴，润肠通便。处方：黄芪20g，太子参15g，玄参20g，生地20g，麦冬20g，枳实15g，厚朴15g，当归20g，桃仁20g，火麻仁30g，郁李仁10g，柏子仁20g，川芎15g，甘草15g。7剂，每日1剂，水煎400ml，早中晚分服。

6月19日二诊：大便仍几日一行，腹胀，纳呆，舌脉同前。上方加槟榔10g，火麻仁加至50g，郁李仁加至15g。7剂，水煎服。

7月3日三诊：大便一日一行或两日一行，量少，排便费力，时觉恶心，喜食冷食，时腹胀。上方加陈皮20g，竹茹15g，另予芒硝5g日一次冲服，继进7剂。

7月10日四诊：大便一日一行，腹胀明显减轻，无恶心，饮食正常，舌淡红，边有瘀斑，脉沉弦。上方加焦神曲15g，10剂，水煎服，巩固治疗。

7月31日五诊：大便一日一行，余症尽除。

医嘱："愈后防复"，继服麻仁滋脾丸以资巩固，嘱其养成良好的排便习惯，饮食节制，多食蔬菜，宜清淡，忌膏粱厚味。

病案分析 "六腑传化物而不藏"，大肠为六腑之一，其化物而不藏，便秘的病位在大肠，为大肠传导失司所致。造成大肠功能失司的原因主要有推动力不够，大便无力排出；肠道津液干涸，润滑不利，大便干结难出；大肠传导受阻不能排出。而习惯性便秘主要就是气虚无力排便和血虚津亏不能濡润肠道。虽然便秘的病因病机复杂多端，但究其一点乃不通所致，其病性有寒热虚实之分，病久者往往寒热错杂，虚实夹杂。便秘的病位虽在大肠，却与肺、脾、胃、肝、肾等脏腑密切相关。肺之肃降，脾之运化，胃之降浊，肝之疏泄，肾之气化功能正常，则气血津液生化有度，运行和调，气血津液充足盈溢，而魄门自然顺畅通调，便秘即可消除。故郑师强调便秘以"肺脾气虚，津亏肠燥"为病机之关键。故治疗便秘应寓通于补，攻补兼施，以"益气滋阴，润肠通便"为治疗原则。

本病案所患乃肺脾气虚，津亏肠燥引起之便秘，肺主宣发肃降，且与大肠相表里，肺气虚则大肠推动无力，故排便费力，大便量少。脾虚运化无权，化源不足故疲乏无力，腹胀纳呆。肠道津液不足，无水行舟，则大便秘结，几日一行。治疗以益气滋阴通便为主，方中黄芪、太子参补脾肺之气；玄参、生地、麦冬滋阴润燥；当归、桃仁、火麻仁、郁李仁、柏子仁润肠通便；枳实、厚朴、川芎行气导滞；甘草合中，调和诸药。方证相合，故而见效。二诊患者大便仍几日一行，腹胀，纳呆，舌脉同前。上方加槟榔以破气消积，增加火麻仁、郁李仁用量，以加强润肠通便之力。三诊患者大便一日一行或两日一行，量少，排便费力，时觉恶心，喜食冷食，时腹胀，上方加陈皮以增强理气之功，竹茹清热止呕，另予芒硝日一次冲服以软坚泻下。四诊患者大便日一次，腹胀明显减轻，无恶心，饮食正常，舌淡红，边有瘀斑，脉沉弦。上方加焦神曲以助脾胃运化，巩固治疗。

月经先期：益气养血调经

吴某，女，28岁。2017年1月10日初诊。

主诉：月经先期，经血过多1年。现症状：月经提前7日以上，经血过多，有血块，乏力，气短，饮食量少，嗳气，时而恶心，大便溏泻，小便可，睡眠多梦。舌淡苔白，脉细弱。西医诊断：子宫不规则出血。中医诊断：月经先期。辨证：脾气虚证。脾气虚弱，统摄无权所致。治法：补脾益气，摄血调经。处方：黄芪20g，太子参20g，茯苓20g，白术20g，川芎15g，香附20g，柴胡15g，升麻10g，陈皮15g，龙眼肉30g，芡实20g，莲子20g，白豆蔻20g，砂仁10g（后下），炙甘草15g，阿胶10g（烊化）。7剂，每日1剂，水煎400ml，早晚分服。

1月17日二诊：药进7剂，诸症较前缓解，舌脉同前，效不更方，继进7剂，水煎服。

1月24日三诊：症状较前缓解，舌脉同前，继进7剂，水煎服。

2月3日四诊：诸症皆缓解，自述多食面食后，出现纳差，舌脉同前，加神曲15g。5剂，水煎服。电话随访，月经周期基本正常。

病案分析 月经先期，即月经周期提前1～2周者，亦称"经水先期"。月经先期的病名，见于《竹林女科证治》。病机主要是由于各种因素导致冲任不固，经血失于制约，月经提前而至，多由血热，热扰冲任致血海不宁；或气虚不能统摄，或肾虚闭藏失职致冲任不固所致。血热又有实热和虚热之分。实热者，多由素体阳盛，或过食辛热助阳之物，或外感热邪，以致热扰冲任，血海不宁，月经先期而致，亦由情志不畅，肝郁气滞，郁而化火，以致冲任伏热，扰及血海而致月经先期。虚热者，可由素体阴虚或久病失养，或失血伤阴，或房劳多产伤精耗血而致阴虚，阴虚生内热，热扰冲任发为先期。气虚又有脾、肾之分，脾气虚者多由饮食不节，劳倦过度损伤脾气，统摄无权，冲任不固而致经血先行而下。《景岳全书·妇人规》中曰："若脉证无火而经早不及期者，乃由心脾气虚，不能固摄而然。"《罗氏会约医镜》曰："先期而至者，多属血热有火，此固一说……有中气脱陷，及门户不固而妄行者，则所重在脾在肾，不得尽言为火……"肾气虚者多由青春期肾气未盛，或更年期肾气日衰，或流产损伤，或脾气日久伤及肾气，均可致肾气不固，封藏失职，冲任失去制约而月经提前。

月经先期，常见于西医学排卵型功能失调性子宫出血及黄体不健和盆腔炎症所致的子宫出血。

月经先期的辨证重在观察月经量、色、质的变化，并结合全身证候及舌脉，辨其虚、热。辨证论治多以阴虚血热证、肝郁血热证、阳盛血热证、脾气虚证、肾气虚证等为主。一般而言，月经先期，伴见量多、色淡、质稀者属气虚，其中兼有神疲肢倦、气短懒言等为脾气虚，兼有腰膝酸软、头晕耳鸣等为肾气虚；伴见量多或少、色红、质稠者属血热，其中兼有面红口干、尿黄便结等为阳盛血热，兼有两颧潮红、手足心热者为阴虚血热，兼有烦躁易怒、口苦咽干等为肝郁血热。

《证治准绳·女科》说："妇人幼童，天癸未行之间，皆属少阴；天癸既行，皆属厥阴；天癸既绝，乃属太阴。"《景岳全书·妇人规》说："调经之要，贵在补脾胃以滋血之源，养肾气以安血之室，知斯二者，则尽善矣。"脾胃为后天之本，为血的生化之源，冲脉又隶属阳明，故补脾胃以滋其源，冲脉盛，血海满，月事才能以时下。《医述·月经门·引汪石山语》中："调经莫于先养血，养血莫于先调气。"气为血之帅，血随气升，气升则血逆而上升，气陷则血随而下崩，气热则血热，气寒则血寒，况且百病皆生于气，妇人尤甚也。

本病案为脾气虚证月经先期，兼见纳少便溏，倦怠嗜卧，或神疲乏力，气短懒言，面色黄白，舌淡苔薄，脉细弱无力，为脾气不足，健运失常，进而气不摄血，导致月经提前。治宜健脾益气，固冲摄血。方中以益气健脾之补中益气汤合参苓白术散，黄芪、太子参、茯苓、白术，重在益气以摄血，为君药；莲子、砂仁、芡实、白豆蔻以健脾除湿，川芎、香附、陈皮以调和气血，为臣药；柴胡、升麻以升举清阳，疏发肝胆之气；龙眼肉补益心脾、养血安神，甘草调和诸药为佐使。诸药并用，使脾虚不得固摄，经行先期得以痊愈。二诊患者诸症较前缓解，舌脉同前，效不更方，继续治疗。三诊患者症状较前缓解，舌脉同前，继续予上方口服治疗以巩固疗效。四诊患者诸症皆缓解，自述多食面食后，出现纳差，舌脉同前，加神曲以增强消食之功效。电话随访，月经周期基本正常。

腰痛：益气补肾壮骨

田某，女，59岁。2018年6月12日初诊。

主诉：腰背酸痛及颈部不适半个月。现症状：近半个月来因劳累而出现腰背酸痛及颈部不适，脱发明显，乏力倦怠，饮食尚可，大便不成形，小便可，睡眠欠佳，舌质红少苔，脉沉缓。未用药治疗。既往史：2型糖尿病及高血压病史多年，现口服多种药物治疗，血压维持在140/90mmHg。中医诊断：腰痛。辨证：肾精亏虚证。肾中精气亏虚，腰府筋骨失其濡养，而发生腰背疼痛。治法：益气补肾，填精壮骨。处方：太子参15g，茯苓20g，炒白术15g，甘草15g，熟地20g，山萸肉20g，山药20g，枸杞子15g，制首乌15g，桑椹子20g，川芎15g，龙眼肉20g，陈皮15g。7剂，每日1剂，水煎服，早晚各150ml。

6月19日二诊：腰背酸痛减轻，颈部仍有不适，仍脱发、大便略稀，上方加杜仲25g，狗脊20g，盐巴戟20g，以加重益肾填精及强腰壮骨之功。7剂，服法同上。

6月26日三诊：腰痛、背痛明显减轻，大便成形，脱发减少，上方去制首乌15g，14剂，服法同上。

医嘱："愈后防复"，继服腰痛丸以资巩固，注意腰部保暖，适度运动，不可久立久坐，多晒太阳，积极防治骨质疏松。

病案分析 腰痛，是指腰部感受外邪，或因劳伤，或由肾虚而引起气血运行失调，脉络绌急，腰府失养所致的以腰部一侧或两侧疼痛为主要症状的一类疾病。腰痛一病，《内经》早有论述，如《素问·脉要精微论》："腰者，肾之府，转摇不能，肾将惫矣。"概要说明肾虚腰痛的特点。张仲景《金匮要略》始用中药复方对腰痛进行辨证论治，创肾虚腰痛用肾气丸、寒湿腰痛用甘姜苓术汤治疗，两方一直为后世所沿用。《丹溪心法·腰痛》指出，腰痛病因有"湿热、肾虚、瘀血、挫闪、痰积"，并强调肾虚的重要作用。《证治汇补·腰痛》指出："唯补肾为先，而后随邪之所见者以施治，标急则治标，本急则治本，初痛宜疏邪滞，理经隧，久痛宜补真元，养血气。"腰痛需分清标本先后缓急的治疗原则，对临床很有意义。

慢性腰痛，常见于西医学的腰椎间盘脱出、腰椎退行性病变、骨质疏松症、风湿性腰痛、腰肌劳损等。

腰为肾之府，欲肾之精气所溉，故以肾虚为本，风寒湿热、气滞血瘀为标。肾虚腰痛的临床表现特点是发病较缓，腰痛以酸软为主，喜按喜揉，腿膝无力，遇劳则甚，常反复发作；或偏阳虚，多伴有畏寒肢冷，舌淡胖大有齿痕，脉沉缓；或偏阴虚，多伴有手足心热，口燥咽干，舌红少苔，脉弦细数。虚者补肾壮腰为治，实者祛邪活络为法，临证分清标本缓急，分别选用散寒、除湿、清热、理气、化瘀、益精、补肾等法，若虚实夹杂，又当攻中兼补，或补中兼攻，权衡施治。配合膏贴、针灸、按摩、理疗等法可收到较好的效果。注意劳逸结合，保护肾精，注重劳动卫生，避免外伤、感受外邪等，有助于预防腰痛的复发。

本病案患者有糖尿病及高血压病史，疑似骨质疏松，旧病已有肾中精气不足为本，又因过劳，"劳则气耗"，更伤肾气，而致腰痛，牵引颈背部不适。补肾之法，有益气、填精、滋阴、助阳之不同。本病案辨证为肾中精气不足为主。《景岳全书·补略》提出："补方之制，补其虚也。凡气虚者，宜补其上，人参、黄芪之属是也。精虚者，宜补其下，熟地、枸杞之属是也……其有气因精而虚者，自当补精以化气；精因气而虚者，自当补气以生精。"故治以益气补肾，填精壮骨。方中太子参、茯苓、炒白术、甘草为四君子，重在益气以生精；熟地、山萸肉、山药为地黄丸之三补，为补肾中精气而设；枸杞子、制首乌、桑椹子，加强补肾填精之功；川芎行气活血以止痛，陈皮健脾行气以宽中，免补药之滋腻；龙眼肉养血安神，为随症加减而用。如此，缓则治本，精气兼顾，则腰痛可愈。二诊患者腰背酸痛减轻，颈部仍有不适，仍脱发、大便略稀，上方加杜仲、狗脊、盐巴戟以增强益肾填精及强腰壮骨之功效。三诊患者腰痛、背痛明显减轻，大便成形，脱发减少，上方去制首乌，余药同前以巩固疗效。

月经先期：益气补肾调经

吴某，女，45岁。2018年6月20日初诊。

主诉：月经提前，经期较长3个月。现症状：最近3个月来，月经提前1周以上，且经期较长，每次近10日，经色紫暗，有小血块，自觉腰酸痛，乏力倦怠，平素怕冷，大便秘结，性情急躁，睡眠尚可，饮食如常。舌质淡红，苔薄，脉沉缓。既往史：银屑病病史多年。中医诊断：月经先期。辨证：肾气虚兼肝郁证。治法：益气补肾，疏肝养血。处方：太子参20g，茯苓20g，炒白术15g，甘草15g，熟地20g，山萸肉20g，山药20g，菟丝子20g，杜仲15g，当归15g，柴胡15g，香附20g，郁金15g。7剂，每日1剂，水煎400ml，每次200ml，每日2次。

6月27日二诊：本次月经如期而至，4日经血干净，腰酸症状减轻，大便正常，但仍感乏力，上方去郁金，加黄芪25g，重益气健脾之功。7剂，服法同上。

7月4日三诊：症状明显好转，续口服上方药物巩固治疗。继进14剂，月经周期如常，体力增加，诸症明显减轻。

医嘱："愈后防复"，继服人参归脾丸以资巩固，随访临床痊愈。

病案分析 月经先期，病机概要责之血热、气虚，详见上文。肾气虚弱，肾虚则冲任不固，不能制约经血，遂致月经提前而至。《医学正传·妇人科上·月经》说："况月经全借肾水施化，肾水既乏，则经血日以干涸，以致或先或后，淋沥无时。若不早治，渐而至于闭塞不通，甚则为瘕血膈劳极之证，不易治也。"

本例患者45岁，已近更年期，天癸渐虚，肾气亏虚，冲任不固，故有月经先期之病，证属肾气虚兼肝郁证。辨证要点：月经先期，伴有腰酸痛，乏力倦怠，平素怕冷，脉沉缓等，为肾气虚；性情急躁，大便秘结等，为肝气郁，气郁及血，则经色紫暗，有小血块。治法当以益气补肾为主，疏肝养血为辅。方中太子参、茯苓、炒白术、甘草，再加黄芪，重在益气；熟地、山萸肉、山药、菟丝子、杜仲，为补肾益精之要药；柴胡、香附、郁金，有疏肝解郁之力；当归以养血补虚。全方"因人制宜"，补中有通，兼顾标本，可以收效。二诊患者本次月经如期而至，4日经血干净，腰酸症状减轻，大便正常，但仍感乏力，故予上方去郁金，加黄芪以增强益气健脾之功效。三诊患者症状明显好转，续口服上方药物巩固治疗。电话随访至今，月经周期如常，体力增加，诸症明显减轻。

肝积：益气养肝抗癌

林某，男，50岁。2014年7月15日初诊。

主诉：肝癌术后半个月，右侧胁肋胀痛1周。现症状：右侧胁肋胀痛，嗳气，口苦，无烧心反酸，便秘，粪便如羊屎，饮食量少，寐可。舌质红，苔白，脉弦。既往史：家族聚集性乙肝6年，糜烂性胃炎病史多年。辅助检查：γ-谷氨酰转肽酶：117U/L。西医诊断：原发性肝癌。中医诊断：肝积。辨证：正气不足，肝络瘀滞不通，肝体失却柔润，疏泄失职。治法：益气养肝抗癌。处方：太子参20g，茯苓20g，炒白术15g，柴胡15g，香附20g，郁金15g，青皮10g，莪术10g，当归15g，丹参20g，枳壳15g，厚朴15g，火麻仁30g，砂仁10g，鸡内金10g，甘草15g。7剂，每日1剂，水煎400ml，早晚分服。

7月22日二诊：症状略有好转，自觉夜间1点许，右胁部发热感，胀痛，口苦，纳可，大便通畅。舌脉同前。上方加枸杞子20g，生地20g，山萸肉20g，丹皮15g，栀子15g。7剂，服法同上。

7月29日三诊：自觉右胁部手术部位不适，时针刺样痛，时烦，纳可，二便可。舌淡红，苔白，脉弦略数。处方：太子参20g，茯苓20g，炒白术15g，柴胡15g，香附20g，郁金15g，青皮10g，莪术10g，当归15g，川芎10g，白芍20g，生地20g，枸杞子20g，山萸肉20g，栀子15g，淡豆豉20g，砂仁10g，鸡内金10g，甘草15g。14剂，服法同上。

8月19日四诊：肝区偶有刺痛，略口苦，纳可，大便可，夜尿较频，舌淡红，苔白，脉弦滑。上方去栀子、淡豆豉、柴胡，加桑椹子20g，覆盆子20g。14剂，服法同上。

9月23日五诊：肝区偶有刺痛，略口苦，纳可，略有入睡困难，尿赤，舌淡红，边有淡瘀斑，脉弦滑。7月29日方加白茅根30g，合欢花20g，首乌藤20g。14剂，服法同上。

10月16日六诊：仍有右胁不适，时而刺痛，口苦，大便溏泻，睡眠欠佳，舌质红苔薄，脉弦滑。处方：太子参20g，黄芪15g，茯神20g，炒白术15g，香附20g，郁金15g，青皮10g，莪术 10g，元胡 20g，川芎 15g，白芍 20g，枳壳 15g，丹皮 15g，栀子 10g，合欢花 20g，五味子 10g，焦神曲 15g，甘草 15g。14 剂，服法同上。

10 月 28 日七诊：仍肝区不适，口有异味，纳可，大便黄色成形，睡眠欠佳。舌淡红，苔少，脉弦滑。处方：太子参 20g，茯苓 20g，炒白术 15g，柴胡 15g，香附 20g，郁金 15g，白芍 20g，丹参 20g，枳壳 15g，厚朴 15g，焦三仙各 15g，白豆蔻 20g，白扁豆 15g，合欢花 30g，首乌藤 20g，甘草 15g。14 剂，服法同上。

11 月 11 日八诊：肝区略不适，时刺痛，纳可，寐可，二便正常。舌淡红少苔，脉弦略数。上方加元胡 15g，红花 10g。14 剂，服法同上。

11 月 25 日九诊：最近十余日，睡眠不好，入睡困难，肝区不适，饮食可，二便正常。舌淡红苔白腻，脉弦略数。处方：酸枣仁 30g，白芍 20g，知母 15g，百合 30g，太子参 20g，茯苓 20g，炒白术 20g，香附 20g，枳壳 15g，川芎 10g，合欢花 20g，首乌藤 20g，五味子 10g，甘草 15g。14 剂，服法同上。其后，诸症好转，断续服用中药。

2015 年 3 月 17 日：右胁隐痛，食欲不振，口臭，胃脘胀满，排气则舒，便秘，睡眠欠佳，舌质红苔白，脉弦滑。处方：太子参 20g，茯苓 20g，白术 15g，丹参 20g，莪术 15g，青皮 15g，当归 20g，川芎 15g，砂仁 10g，内金 15g，白芍 20g，麦冬 20g，白豆蔻 20g，焦三仙各 15g，莱菔子 15g，甘草 15g。14 剂，服法同上。

5 月 12 日：自觉右胁隐痛，乏力，性情急躁易怒，饮食一般，睡眠尚可，舌质红少苔，脉弦。上方去莱菔子、焦三仙，加黄芪 20g，红景天 15g。服法同上。

11 月 24 日：右胁相应背部胀闷隐痛，无口苦，最近容易急躁，睡眠较浅，多梦，便秘，舌质红胖大边暗，脉弦数。处方：黄芪 20g，太子参 15g，茯苓 20g，白芍 15g，香附 20g，郁金 15g，当归 15g，丹参 20g，川芎 15g，莪术 10g，青皮 10g，百合 20g，丹皮 15g，栀子 15g，合欢花 20g，首乌藤 20g，甘草 15g。服法同上。

2016 年 3 月 16 日：自觉右胁痛，空腹 2 小时血糖升高，消瘦，乏力，睡眠欠佳，睡 3~4 小时，多梦，舌质红苔白，脉弦。处方：炒枣仁 30g，白芍 20g，百合 20g，枸杞子 20g，山药 20g，黄芪 20g，黄精 20g，香附 20g，郁金 15g，合欢花 30g，山萸肉 20g，龙眼肉 30g，首乌藤 20g，五味子 10g，甘草 15g。服法同上。

4 月 5 日：右胁胀痛，时而刺痛，牵引胃脘，时而反酸，大便干结，呈球状，两日一行，某院胃镜检查：反流性食管炎，浅表性胃炎伴有胆汁反流。舌质红少苔，脉弦滑。处方：柴胡 15g，当归 20g，白芍 20g，香附 20g，郁金 20g，半夏 15g，枳实 15g，陈皮 20g，竹茹 15g，茯苓 20g，蒲公英 20g，浙贝母 15g，白蔹 15g，厚朴 15g，甘草 15g。上方加减化裁，共服 28 剂，胃部症状基本痊愈。

9 月 6 日：最近右胁胀闷隐痛，乏力困倦，心情不好，晨起口苦，大便时溏，舌质红苔白腻，脉弦滑。处方：柴胡 15g，白芍 20g，香附 20g，郁金 20g，莪术 15g，陈皮 20g，茯苓 20g，丹参 20g，川芎 15g，太子参 20g，枳壳 15g，砂仁 10g，内金 10g，白豆蔻 20g，甘草 15g。14 剂，服法同上。

10 月 25 日：复查肝相关指标均比较正常，有 1 项肿瘤抗原指数较高。右胁胀闷不舒，手足心热，夜间明显，胃胀嗳气，时而口苦，大便不成形，每日一行，睡眠少，舌质红白苔，脉弦滑。上方加鳖甲 10g，龟甲 10g，山药 20g，炒薏苡仁 30g。服法同上。

12 月 20 日：因工作辛劳，心烦，入睡困难，睡眠表浅，头痛，右胁隐痛，时而胀满，嗳气少，舌质红苔白，脉弦滑数。处方：炒枣仁 20g，川芎 15g，白芍 20g，香附 20g，郁金 15g，栀子 15g，丹皮 15g，合欢花 20g，首乌藤 20g，龙眼肉 30g，当归 15g，丹参 15g，莪术 10g，青皮10g，黄芪20g，太子参15g，茯神20g，白术15g，甘草15g。14剂，服法同上。

2017年4月11日：最近因工作等因素，性情急躁，右胁隐痛，手足心热，食欲不振，腹胀，大便一般，睡眠质量差，舌质红胖大苔白，脉弦滑。处方：沙参20g，枸杞子20g，当归15g，生地20g，麦冬20g，香附20g，郁金15g，茯神20g，元胡15g，生龙骨30g，珍珠母15g，炒白术20g，龙眼肉30g，合欢花20g，炙甘草15g。14剂，服法同上。

6月20日：最近工作繁忙，右胁隐痛胀闷月余，嗳气较少，饮食不振，便秘，两日一行，睡眠欠佳。舌质红苔白腻，脉弦滑。处方：丹参20g，川芎15g，白芍15g，香附20g，郁金15g，莪术10g，青皮10g，丹皮15g，太子参20g，茯苓20g，炒白术15g，枸杞子20g，砂仁10g，焦神曲15g，栀子15g，甘草15g。服用月余，症状好转。

7月25日：症状较稳定，复查肝脏各项指标均无明显异常。自觉时而乏力，上火，容易急躁，舌质红少苔，脉弦滑。上方加山萸肉20g，山药20g，内金10g。14剂，服法同上。

10月17日：右胁隐痛，按压觉舒，嗳气较少，容易急躁，腰部疼痛，乏力，二便如常，睡眠较少，舌质红少苔，脉弦。处方：太子参20g，黄芪15g，茯神20g，炒白术15g，川芎10g，丹参15g，香附20g，郁金15g，熟地20g，山药20g，枸杞子20g，麦冬20g，山萸肉20g，焦神曲15g，甘草15g。服用2个月余，症状好转。

12月19日：最近复查，肝有小灶强回声，行介入治疗。自觉右胁胀闷隐痛，易急躁，饮食二便如常，眠差，舌质红少苔，脉弦略数。处方：黄芪15g，太子参20g，炒白术15g，茯神20g，香附20g，郁金15g，莪术15g，枸杞子20g，山萸肉20g，麦冬20g，石斛20g，陈皮15g，元胡15g，百合20g，白芍15g，五味子10g，甘草15g。服法同上，症状改善。西黄丸，日2次口服。

2018年5月15日：最近自觉右胁隐隐不适，胀闷感，晨起口苦，乏力感，大便时干，饮食较好，睡眠一般，舌质红薄苔，脉弦。上方加栀子10g。21剂，服法同上。6月26日加减化裁，口苦好转，上方栀子改为15g，加丹皮15g。继服。

9月18日：住某院查：9月7日胃镜，糜烂性胃炎；9月10日肝新发病灶1cm，微创手术切除。现症状：无明显右胁疼痛，食欲欠佳，乏力，大便正常，入睡困难，睡眠较浅，舌质红白苔，脉弦滑。处方：黄芪15g，太子参20g，茯神20g，炒白术15g，香附20g，郁金15g，蒲公英20g，浙贝母15g，栀子15g，莪术10g，合欢花20g，百合20g，五味子15g，甘草15g。14剂，服法同上。

9月28日：服用上方，症状略有好转，胃脘不适，食欲欠佳，乏力，舌苔略薄，脉弦滑。上方加白豆蔻20g，焦神曲15g。14剂，服法同上。

10月16日：最近胃部症状好转，但右胁不适，时刺痛，口苦，大便略溏，睡眠欠佳，舌质淡红，脉弦滑。处方：黄芪15g，太子参20g，茯神20g，炒白术15g，香附20g，郁金15g，青皮10g，莪术10g，元胡20g，川芎15g，白芍20g，合欢花20g，枳壳15g，焦神曲15g，丹皮15g，栀子10g，五味子15g，甘草15g。

11月20日：胃脘胀饱感，嗳气少，右胁不适，时刺痛，口苦减轻，时咳，有黄痰，量少，大便稀溏，睡眠一般。舌脉同前。上方加陈皮20g，厚朴15g，黄芩15g。药粥：山药、炒薏苡仁、莲子、芡实、大枣。服用近1个月。

12月20日：服药近1个月，症状好转，舌苔白腻，脉弦。上方加白豆蔻15g，砂仁10g。服法同上。

2019年3月18日：随访，复查结果、病情比较稳定，仍在工作中。

病案分析　肝的肿瘤,中医学古称"肝积""肥气"。见于《灵枢·邪气脏腑病形》:"肝脉……微急为肥气,在胁下若覆杯。"首次论述了本病的病名、病位、病性。《难经·五十四难》明确表述:"肝之积,名曰肥气。"对于治疗原则,《素问·至真要大论》提出,病证属实、病程较短,则"客者除之""留者攻之""逸者行之";病证属虚、病程较长,则"衰者补之""坚者软之"。尤其《素问·六元正纪大论》指出:"大积大聚,其可犯也,衰其大半而止。"《内经》祛邪攻积、兼顾其正气的治疗原则,至今仍有效地指导着临床。

肿瘤的治疗,关键在于把握扶正祛邪的治则。①攻补应用合理:肿瘤早期,肿块生长迅速,邪气亢盛,正气未衰,谓之实证,应以祛邪治之,西医手术、化疗、放疗皆为祛邪之法。中医学有"以毒攻毒"治疗,如砒霜治疗白血病等。非正气大虚者,误用扶正,则有"虚虚实实"之弊。②辨清先后主次:对虚实错杂证,应根据虚实的主次与缓急,决定扶正祛邪运用的先后与主次。肿瘤手术、化疗、放疗治之,伤及人体正气,或肿瘤未能祛之,亦可损伤正气,皆可致实中夹虚,或虚中夹实。以正虚为主的虚实夹杂证,当扶正兼祛邪,即扶正为主,辅以祛邪;以邪实为主的虚实夹杂证,当祛邪兼扶正,即祛邪为主,辅以扶正。或先扶正后祛邪,即先补后攻,适用于正虚为主,机体不能耐受攻伐者;或先祛邪后扶正,即先攻后补。适用于邪盛为主,兼扶正反会助邪;或正虚不甚,邪势方张,正气尚能耐攻者。

"肝积",相当于西医的肝癌,病因多由情志失调、饮食内伤等所致肝脾受损、气机阻滞、瘀血内停、毒邪蕴结、日久渐积而成癥积。虽因饮食、情志等因素而起,但其发病机制,更与正气不足有关。故《活法机要》认为"壮人无积,虚人则有之"。基本病机以肝郁、脾虚、瘀血、癌毒为主,四者并存,互为因果,贯穿肝癌的发生、发展与转移全过程。辨证论治多以肝气郁结、气滞血瘀、湿热聚毒、肝肾亏虚等为主,其病位主要在肝,本虚标实,虚实错杂,故治法各异。

肝主疏泄,调畅气机;肝藏血,调节血量,防止出血。故肝之肿瘤,重在气血二字,以益气活血为主;要在调肝实脾,以疏肝健脾为主。临床实践中,肝癌患者多以肝区疼痛为首诊症状,或同时出现腹胀、纳差、乏力倦怠、发热、出血等症状。故治疗肝积,如兼有食少纳呆、胃脘不适、腹胀便溏、夜间刺痛等症状,辨证肝郁、脾虚、血瘀证,"见肝之病,当先实脾",治法以益气健脾、养肝理气为主,辅以抗癌中药,临床疗效显著。

本病案之患者因家族聚集性乙肝而致肝癌,素有肝气不足,脾胃虚弱,气滞血瘀,又有癌毒结聚,而成积证。故本方以益气之黄芪、四君子汤(太子参、茯苓、白术、甘草)为君药;以柴胡、香附、郁金调肝理气活血,莪术、青皮破气消积,以枳壳、厚朴、砂仁、内金健脾理气消食,共为臣药;或以枸杞子、山萸肉、山药等补肾滋水涵木,或以鳖甲、龟甲软坚散结等,当归、丹参养肝活血、祛瘀止痛。全方重在调和气血,以助疏肝,以养肝血,以健脾和胃,该患肝癌术后存活近 5 年,依赖于中医药学之治疗,值得临床推广应用。

消渴:益气温阳治消

刘某,男,49 岁。2017 年 5 月 3 日初诊。

主诉:多饮、多尿,反复发作 8 年,加重 1 周。现症状:多饮、多尿,伴心悸,乏力,腰膝酸软,畏寒肢冷,饮食控制,小便清长,大便溏泻,寐可。舌淡胖有齿痕,脉沉缓。空腹血糖:6.8mmol/L,糖化血红蛋白:7.1%。西医诊断:2 型糖尿病。中医诊断:消渴。辨证:脾肾两虚。治法:益气温阳,温补脾肾。处方:太子参 20g,黄芪 20g,白术 20g,防风 10g,山药 30g，补骨脂 20g，肉豆蔻 20g，诃子 15g，莲子 20g，枳壳 15g，白扁豆 15g，芡实 20g，炒薏苡仁 30g，白芍 20g，甘草 15g。7 剂，每日 1 剂，水煎 400ml，分早、晚 2 次温服。

　　5 月 10 日二诊：多饮、多尿症状略缓解，轻微乏力，纳、寐可，小便清长，大便调。舌淡胖有齿痕，脉沉。上方去诃子、肉豆蔻，加陈皮 15g，砂仁 10g。10 剂，水煎服。服法同上。

　　5 月 22 日三诊：诸症均明显缓解，纳、寐可，二便调。舌淡胖苔薄白，脉沉。上方去补骨脂，继服 15 剂，诸症尽除。

　　医嘱：消渴病需要长期维持治疗，尚需节饮食、多运动、少操劳、好心情。

　　病案分析　"消渴"病名，首见于《素问·奇病论》："夫五味入口，藏于胃，脾为之行其精气，津液在脾，故令人口甘也。此肥美之所发也，……肥者令人内热，甘者令人中满，故其气上溢，转为消渴。治之以兰，除陈气也。"根据病机及症状的不同，《内经》还有消瘅、膈消、肺消、消中等名称的记载，将"过食肥甘厚味、脾胃积热内蕴"概述为本病的病因病机，同时也提出了"治之以兰，除陈气也"的治法，为后世治疗本病的纲领。对于本病的治疗，则首创于《金匮要略·消渴小便不利淋病脉证并治》，"男子消渴，小便反多，以饮一斗，小便一斗，肾气丸主之"。《外台秘要·消中消渴肾消方》云："《古今录验》论消渴病有三：一渴而饮水多，小便数，有脂似麸片甜者，此是消渴病也；二吃食多，不甚渴，小便少，似有油而数者，此是消中病也；三渴饮水不能多，但腿肿脚先瘦小，阴痿弱，数小便者，此是肾消病也，特忌房劳。"对消渴的临床特点作了明确的论述。后世医家王肯堂则更进一步将此病分为"渴而多饮为上消""消谷善饥为中消""渴而便数有膏为下消"，并以"当补肾水阴寒之虚，而泻心火阳热之实，除肠胃燥热之甚，济身中津液之衰，使道路散而不结，津液生而不枯，气血和而不涩"为治则，更规范了本病的治疗。

　　消渴病的"多饮、多食、多尿、消瘦"的临床表现，包括西医学的糖尿病等。但二者不能等同，如西医学的尿崩症，也具有多尿、烦渴的临床特点，亦属消渴范畴。

　　消渴病的病因多由于先天禀赋不足；后天长期过食肥甘、醇酒厚味及辛辣香燥；情志失调，操劳过度等所致。基本病机是气虚、阴虚为本，燥热、痰瘀为标，病位主要在肺、脾胃、肾，故益气养阴、清热润燥、祛痰化瘀为治疗大法。

　　本病案患者嗜食肥甘厚味，郁而化热，脾胃积热内蕴，发为"消渴"；久病脾肾亏耗，先天之本精气亏耗，后天之本生化乏源，气虚发展，累及阳气，消渴愈加。治法以益气温阳、温补脾肾为主。处方中太子参、黄芪、茯苓、白术、山药，以益气健脾补肾；白扁豆、芡实、莲子、炒薏苡仁、枳壳，以健脾化湿；补骨脂、肉豆蔻，以温补肾阳；防风配合黄芪、白术以益气固表止汗，诃子配合芡实、补骨脂、肉豆蔻等以温肾助阳止泻，诸药合用，可臻益先天之肾，补后天之脾，脾肾双补之效。患者在二、三诊中，便溏症状逐步消失，且诸症皆改善，故逐步将固涩之药去除，略增理气之剂，使气机调畅，消渴渐复。

胃脘痛：行气疏肝和胃

病案 1

　　肖某，男，50 岁。2017 年 11 月 28 日初诊。

　　主诉：胃脘胀痛半年。现症状：患者近半年来经常出现胃脘部胀痛，嗳气少，时伴有恶心呕吐、烧心反酸，大便正常，平素工作压力大，作息不规律，经常熬夜，性情急躁，二便如常，舌淡红薄苔，脉弦。中医诊断：胃脘痛。辨证：肝气犯胃。治法：行气疏肝，健脾和胃。处方：柴胡 15g，白芍 20g，香附 20g，郁金 15g，半夏 15g，紫苏梗 20g，陈皮 20g，厚朴 15g，竹茹 15g，元胡 20g，砂仁 10g，焦神曲 15g，甘草 15g。7 剂，每日 1 剂，水煎 300ml，早中晚分服。嘱其调节作息时间，调畅情志。

12 月 5 日二诊：胃脘痛明显减轻，仍时有恶心呕吐，反酸，大便成形，日 2～3 次，舌脉同前。上方加旋覆花 10g，7 剂，服法同上。

12 月 12 日三诊：胃脘胀痛明显缓解，晨起偶有恶心，大便成形，日 2～3 次，舌淡红少苔，脉弦。上方加代赭石 30g，党参 20g，7 剂，服法同上。

12 月 19 日四诊：胃胀痛已无，无反酸，偶有恶心，舌脉同前。继服上方 7 剂，服法同上。

12 月 26 日五诊：已无胃脘胀痛及烧心、反酸等，偶有干呕，明显减轻。舌淡红少苔，脉弦。上方加白豆蔻 15g，继服 14 剂，以巩固疗效。

随访基本痊愈。嘱其注意饮食调节，畅情志，慎起居，适当锻炼，可减少胃脘痛的发生。

病案分析　胃脘痛的病因病机主要归纳为：①外邪侵袭，邪气客胃；②饮食不节，损伤脾胃；③情志不舒，肝气犯胃；④久病入络，胃腑血瘀；⑤禀赋不足，久病失养，脾胃虚弱。因脾与胃相表里，共司水谷之运化，共调气机之升降，故胃病多涉及脾。胃脘痛的病因病机复杂，可概括为"不通则痛""不荣则痛"，审证求因，治病求本。

本病案患者平素性情急躁，工作压力大，肝气不舒，肝气横逆犯胃引起胃脘胀痛，如《沈氏尊生书·胃痛》："胃痛，邪干胃脘病也……唯肝气相乘胃，肝气横逆犯胃尤甚，以木性暴，且正克也。"胃气以降为顺，今肝气横逆而犯则胃气上逆，可见恶心、呕吐。《素问玄机原病式·六气为病》云："酸者肝木之味也。由火盛制金，不能平木，则肝木自甚，故为酸也。"故多可见反酸之症。因五志多化火，患者可见肝胃郁热的表现，亦多见烧心之症。结合舌脉四诊合参，为肝气不舒、横逆犯胃之证。方中以柴胡、香附、郁金行气疏肝而解郁，白芍养肝敛阴，且与甘草相配可缓急止痛，共为君药；紫苏梗、陈皮、厚朴调畅气机、下气消痰；半夏、竹茹、砂仁化湿止呕，共为臣药；佐以焦神曲助脾胃运化；甘草调和诸药。郁金清肝热，竹茹清胃热，既可治疗肝胃郁热引起的呕吐、反酸之症，配白芍之酸寒又可制约陈皮、半夏、厚朴等药的温燥之性。诸药相合，有升有降，寒温并用，肝脾胃同调，胃痛可止。二诊患者胃脘痛明显减轻，仍时有恶心呕吐，反酸，大便成形，日 2～3 次，舌脉同前。上方加旋覆花以降气止呕。三诊患者胃脘胀痛明显缓解，晨起偶有恶心，大便成形，日 2～3 次，舌淡红少苔，脉弦。上方加代赭石以重镇降逆、加党参以补气。四诊患者胃胀痛已无，无反酸，偶有恶心，舌脉同前。继服上方以巩固疗效。五诊患者已无胃脘胀痛及烧心、反酸等，偶有干呕，明显减轻。舌淡红少苔，脉弦。上方加白豆蔻 15g 以增强止呕之功效，巩固疗效。

病案 2

刘某，女，43 岁。2018 年 6 月 12 日初诊。

主诉：胃脘痛反复发作 3 年，加重 3 天。现症状：3 天来，因恼怒胃脘痛复发，胀痛为主，饱食后或进冷食明显，嗳气较少，时有恶心，无呕吐，烧心反酸不明显，大便秘结，睡眠可，易急躁，舌质红少苔，脉弦。既往史：慢性胃炎。西医诊断：慢性胃炎。中医诊断：胃脘痛。辨证：肝胃不和。恼怒伤肝，肝失疏泄，气失条达，肝气郁结，横逆犯胃，气机阻滞，故致胃痛。治法：行气疏肝，和胃止痛。处方：柴胡 15g，当归 15g，香附 20g，郁金 15g，白芍 20g，元胡 15g，陈皮 15g，枳壳 15g，厚朴 15g，白豆蔻 15g，砂仁 10g，内金 10g，焦神曲 15g，甘草 15g。智能颗粒，7 剂，开水冲服，每日 1 剂，早晚二次。

6 月 19 日二诊：胃痛略有减轻，大便通畅，舌质红少苔，脉弦。上方加青皮 10g，炒莱菔子 15g，以加强行气导滞之力。智能颗粒，7 剂，服法同上。

6 月 26 日三诊：胃痛已然四日未发作，略有胀饱感，大便通畅。上方 7 剂，服法同上。

医嘱：继服胃苏颗粒以资巩固。注意舒畅情志，忌辛辣生冷饮食，不要熬夜，适度运动为宜。

病案分析 胃脘痛，为临床常见病，从《内经》到历代医家皆有论述。病名为胃脘痛，实则与肝胆、脾、胰、小肠、大肠，乃至与心、肺皆密切相关。在解剖方面，胃与脾，以膜相连；胃上脘，俗称"心口窝"，与心相邻；胃与肝胆、胰腺，皆居中焦；胃下接小肠、大肠。在经脉连属方面，足阳明胃经，"属胃络脾"；足太阴脾经，"属脾络胃"；"注心中"；手太阴肺经，"起于中焦，下络大肠，还循胃口"（以上皆出自《灵枢·经脉》）；"大肠、小肠，皆属于胃，是足阳明也"（《灵枢·本输》），在生理功能方面，胃与脾（胰）互为表里，纳运相和、升降相因、燥湿相济；肝主疏泄，调节脾升胃降；胆主藏泻胆汁，与胃腐熟消化相关；胃肠皆为六腑，传化物而不藏，以通降为和。因此，临床辨识胃脘痛，当注意鉴别诊断，如冠心病心绞痛及心肌梗死、急性胰腺炎、急性阑尾炎等，多见以胃脘痛为首诊症状，必须提高警惕，防止疾病混淆。另一方面，胃脘痛的病机，也与肝气郁结、胆汁淤积、脾病及胃、小肠泌别失常、大肠腑气不通等有着密不可分的关系。

本病案之胃脘痛，为肝气郁滞，影响及胃，肝胃不和所致。《难经》云："见肝之病，则知肝当传之与脾，故先实其脾气，无令得受肝之邪，故曰治未病焉。"郑师临床经验，"见脾胃之病，则知为肝传之，故当先疏肝调气"，也是对经典之发扬。治法当以行气疏肝为主，肝气升降正常，则胃和痛止。处方中柴胡以疏肝之用，当归、白芍具柔肝之用，香附、郁金以调和肝之气血，陈皮、枳壳、厚朴以和降胃气，元胡以行气止痛，砂仁、内金、神曲有健脾消食和胃之效，甘草调和诸药，共奏行气疏肝、和胃止痛之功。二诊患者胃痛略有减轻，大便通畅，舌质红少苔，脉弦。上方加青皮、炒莱菔子以加强行气导滞之力。三诊患者胃痛已 4 日未发作，略有饱胀感，大便通畅。继续予上方治疗以巩固疗效。

不寐：行气解郁安神

病案 1

张某，女，33 岁。2015 年 12 月 5 日初诊。

主诉：失眠二三年。现症状：入睡困难，睡眠易惊，急躁易怒时加重，时乳房胀痛，痛经，月经周期正常，经色正常，量少，有血块，饮食正常，大便黏滞。舌淡红少苔，脉弦。西医诊断：失眠。中医诊断：不寐。辨证：肝气郁结证。治法：疏肝解郁，行气宁神。处方：柴胡 15g，当归 10g，白芍 15g，龙骨 30g，牡蛎 30g，陈皮 20g，茯神 20g，香附 20g，龙眼肉 20g，合欢花 20g，首乌藤 20g，五味子 10g，半夏 15g，夏枯草 20g，甘草 15g。7 剂，每日 1 剂，水煎 400ml，早晚分服。

12 月 12 日二诊：服药后睡眠较好，饮食二便正常，但自觉后背有粉刺，咽干，鼻腔涕中有血丝，偏头痛，舌淡红少苔，脉弦。上方加麦冬 20g，川芎 15g，栀子 10g，去龙骨、牡蛎。7 剂，每日 1 剂，水煎 400ml，早晚分服。

12月19日三诊：症状均有缓解，效不更方，继进14剂上方，诸症尽除。

医嘱："愈后防复"，继服解郁安神丸以资巩固，随访至今未再复发。

病案分析　不寐的病名，最早见于《难经·四十六难》，曰："老人血气衰，肌肉不滑，荣卫之道涩，故昼日不能精，夜不能寐也。故知老人不得寐也。"从气血虚衰、营卫不足而神失所养进行论述。《素问·逆调论》记载："胃不和则卧不安。"后世医家引申为凡脾胃不和，痰湿、食滞内扰，以致寐寝不安。《伤寒论》："少阴病，得之二三日以上，心中烦，不得卧，黄连阿胶汤主之。"从肾阴亏虚，心火亢盛，心肾不得相交而论不寐。清·唐容川《血证论》说："肝病不寐者，肝藏魂，人寤则魂游于目，寐则魂返肝，若阳浮于外，魂不入肝，则不寐，其证并不烦躁，清醒而不寐，宜敛其阳魂，使入于肝。"肝的疏泄失常、阴阳失调而阳不入阴而致不寐。不寐的病位在心，与肝、肾、脾胃等脏腑功能失调有密切关系。

临床实践中，肝气郁结证之不寐，常与急躁易怒、紧张情绪、压力过大等精神因素有关，肝的疏泄功能失常，常可影响到脾胃升降失调，出现食少纳呆，胃胀，嗳气，或恶心，反酸，或便秘等。治法宜行气疏肝、解郁安神为主，根据具体情况辅以健脾和胃，临床疗效显著。

本病案之患者因长年情绪易激动，致肝气郁结，气机失调，气血失和，导致不寐。故以疏肝解郁，行气宁神之治法。处方以柴胡入肝，和解气机升降，龙骨、牡蛎重镇安神，引阳入阴，为君药；香附疏肝解郁、茯神宁心安神，当归、白芍养血和血，龙眼肉、五味子、首乌藤、合欢花益心宁神，为臣药；以半夏、陈皮健脾化痰，夏枯草解郁散结，清泻肝火为佐药，甘草益气健脾为使药，调和诸药。全方以行气疏肝解郁为主，调和气血为辅，使不寐得以痊愈。二诊患者服药后睡眠较好，饮食二便正常，但自觉后背有粉刺，咽干，鼻腔中有血丝，偏头痛，舌淡红少苔，脉弦。上方去龙骨、牡蛎，加麦冬生津、川芎止痛、栀子以泻火。三诊患者症状均有缓解，效不更方，继续予上方治疗，诸症尽除。

病案2

白某，女，55岁。2017年8月1日初诊。

主诉：少寐多梦1年余。现症状：患者于3年前因交通事故受惊吓后，出现睡眠质量不佳，睡眠时间约4小时，时惊恐，多梦，平素性情多愁善感。现症见：少寐多梦，情志抑郁，手足心热，饮食及二便如常，舌红少苔，脉沉弦。既往体健。查体心肺腹均未见异常。西医诊断：神经官能症。中医诊断：不寐（肝气郁结）。其主要病机为情志抑郁日久致气郁不畅，日久耗伤心血，心失所养，神失所藏而致不寐。治法：行气解郁，养心安神。处方：柴胡15g，生龙骨30g，生牡蛎30g，香附20g，郁金15g，菖蒲15g，远志10g，茯神20g，首乌藤20g，百合30g，琥珀6g（冲服），川芎15g，淡豆豉30g，栀子15g。7剂，水煎300ml，每日1剂，早晚分服。

8月8日二诊：药后夜间睡眠稍有改善，仍多梦，可睡4～5小时，精神好转，饮食及二便可，舌脉同前。上方加炒枣仁30g，7剂。

8月15日三诊：夜间睡眠可达6小时，偶有多梦，精神改善，情志舒畅，未感手足心热，饮食二便可。舌红少苔，脉弦。大法不变，继服前方7剂。

8月22日四诊：患者睡眠可达6～7小时以上，睡眠质量佳，舌淡红，少苔，脉弦。嘱患者多与人交流，注意休息，养成良好的作息习惯。长期调养，未再用药。

病案分析　不寐在《黄帝内经》中称为"目不暝""不得眠""不得卧"，《难经》称为"不寐"。当今社会环境因素造成了由情志因素引发的不寐病症逐渐增多，成为不寐的主要病因。由肝气郁结，气血不畅，心失所养，多为起病之源，病情渐进，气郁日久化火，火扰心神，心神不安而不寐；或肝郁抑脾，痰湿内生，痰热内壅，胃气不和，胃不和则卧不安；或忧思伤脾，气血亏虚，血不养心，心失所养，神失所藏。究其不寐的病机实质为肝郁气滞，痰湿、痰热内壅，心气耗伤，心失所养所致。病变主要涉及肝、脾、胃、心，治疗上当心肝并治，兼顾脾胃，宁心安神，故调肝脾、安心神为不寐的根本大法。

本案例患者属性情内敛之人，因精神受刺激后肝气郁结，肝郁日久而耗伤心血，营血渐耗，心失所养，神失所藏，故少寐多梦。舌红少苔、脉沉弦为肝郁血虚之象。"治病必求于本"，故以行气疏肝、养心安神为治则。方中柴胡、香附、郁金疏肝解郁，菖蒲、远志、炒枣仁、首乌藤、百合、茯神共奏宁心安神之功。龙骨、牡蛎重镇安神，配伍柴胡为柴胡加龙骨牡蛎汤的基础药，共奏和解清热、镇惊安神之效。琥珀加强重镇安神之功，淡豆豉、栀子清心除烦，诸药相配使心神得养、得宁。同时久病成瘀，川芎、郁金兼有行气活血之用。全方共奏行气解郁安神之功。二诊患者药后夜间睡眠稍有改善，仍多梦，可睡4～5小时，精神好转，饮食及二便可，舌脉同前。上方加炒枣仁以增强安神之功效。三诊患者夜间睡眠可达6小时，偶有多梦，精神改善，情志舒畅，未感手足心热，饮食二便可。舌红少苔，脉弦。效不更方，继服上方口服治疗以巩固疗效。四诊患者睡眠可达6～7小时以上，睡眠质量佳，舌淡红，少苔，脉弦。继续口服上方以巩固疗效。

胃脘痛：行气温中止痛

董某，男，27岁。2015年12月1日初诊。

主诉：胃脘疼痛加重半年。症见：慢性胃炎病史多年。近半年胃脘隐痛，喜温喜按，嗳气，少烧心，反酸，大便秘结，2～3日一行，性情急躁易怒，睡眠欠佳，舌质红，苔白，脉弦缓。胃镜：慢性浅表性胃炎。中医诊断：胃脘痛。辨证：脾胃虚寒证，兼肝胃不和。治法：行气温中止痛。处方：柴胡15g，当归15g，白芍20g，香附20g，郁金15g，川楝子15g，小茴香15g，高良姜10g，茯苓20g，白术15g，枳壳15g，陈皮15g，白豆蔻20g，砂仁10g，内金10g，元胡15g，甘草15g，7剂，每日1剂，水煎450ml，日3次分服。

12月8日二诊：药进7剂，病情好转，胃脘痛明显减轻，时咳，有痰，量少，白色或兼黄痰，舌质红，苔白，脉弦缓。上方加党参15g，浙贝母15g，半枝莲15g，继进7剂，服法同上。

12月15日三诊：诸症均缓解，效不更方，继进14剂上方，诸症尽除。

病案分析 关于胃脘痛的论述，始见于《内经》。如《素问·六元正纪大论》："木郁之发……民病胃脘当心而痛，上支两胁，膈咽不痛，食饮不下。"《素问·至真要大论》也说："厥阴司天，风淫所胜，民病胃脘当心而痛。"说明胃痛与木气偏胜及肝胃失和有关。《素问·举痛论》阐发了寒邪入侵，引起气血壅滞不通而作胃痛的机理。金元时期，《兰室秘藏》立"胃脘痛"一门，论其病机，则多系饮食劳倦而致脾胃之虚，又为寒邪所伤导致。论其治法，大旨不外益气、温中、理气、和胃等。《太平惠民和剂局方》《太平圣惠方》《圣济总录》等书，采集了大量医方，其治胃痛，多用辛燥理气之品，如白豆蔻、砂仁、广藿香、木香、檀香、丁香、高良姜、干姜等。《医林改错》对瘀血滞于中焦，胀满刺痛者，采用血府逐瘀汤治疗，沿用至今。

胃脘痛的病因病机主要为外感寒邪，饮食所伤，情志不遂等，导致脾胃功能失常，脾失健运，胃失和降，升降失常。辨证论治以寒邪客胃、饮食停滞、肝气犯胃、肝胃郁热、瘀血停滞、脾胃湿热、胃阴亏虚、脾胃虚寒为主。本病的病位在胃，与肝、胆、脾、肠等关系密切。实证者，常见寒邪客胃、饮食停滞、肝气犯胃、肝胃郁热、脾胃湿热等证候；久则常见由实转虚，如寒邪日久损伤脾阳，热邪日久耗伤胃阴，多见脾胃虚寒、胃阴不足等证候，则属虚证。因实致虚，或因虚致实，皆可形成虚实并见，故治法各异。

解剖方面，胃处于腹中之上部，心居胸中之下部。在经络方面，"脾足太阴之脉……交出厥阴之前，入腹，属脾，络胃……注心中"。《医学正传·胃脘痛》说："胃之上口，名曰贲门，贲门与心相连。"《证治准绳·心痛胃脘痛》说："然胃脘逼近于心，移其邪上攻于心，为心痛者亦多。"心与胃的位置很近，胃痛可影响及心，表现为连胸疼痛，心痛亦常涉及心下，出现胃痛的表现，故应高度警惕，防止胃痛与心痛，尤其是防止胃痛与真心痛之间发生混淆。

本病案之患者由于久罹胃病，脾胃虚寒，胃失温煦；加之肝郁犯胃，导致气机升降失常，不荣、不通则痛。方中以高良姜温胃祛寒、香附疏肝理气为君药。以白豆蔻、砂仁温中健脾，炒白术、茯苓、内金以健脾和胃，柴胡、郁金、陈皮、枳壳以疏肝理气，川楝子、白芍、元胡以行气缓急止痛，调和诸药，共奏行气温中止痛之效。二诊患者病情好转，胃脘痛明显减轻，时咳，有痰，量少，白色或兼黄痰，舌质红，苔白，脉弦缓。上方加党参补气、浙贝母化痰、半枝莲清热解毒。三诊患者诸症均缓解，效不更方巩固疗效治疗。

腹痛：行气通腑止痛

于某，女，33岁。2018年5月9日初诊。

主诉：阑尾炎手术之后，自觉右下腹疼痛月余。现症状：1个月前阑尾化脓手术。刻下自觉右下腹疼痛，隐隐胀痛或压痛，下坠感，走路受影响，需弯腰慢行，月经半月（排卵期前后）见淡红色分泌物流出，乳房胀痛，情志不舒，易于急躁，饮食、睡眠一般。按诊：右下腹压痛（+），无反跳痛。舌淡红，苔白，脉弦。末次月经：2018年4月16日。CT检查：盆腔积液。西医诊断：阑尾炎术后。中医诊断：腹痛。辨证：下焦郁热，肠腑气滞。治法：行气通腑，清热散郁。处方：乌药15g，川楝子15g，荔枝核20g，大血藤20g，败酱草20g，马齿苋10g，柴胡15g，白芍20g，茯苓20g，炒白术15g，香附20g，郁金15g，元胡20g，丹皮15g，川芎10g，甘草15g。颗粒剂，7剂，每日1剂，开水冲服，日2次。

5月16日二诊：右下腹下坠感减轻，大便每日1～2次，饮食如常，睡眠可，舌脉同前。5月9日处方马齿苋加至20g。颗粒剂，14剂，开水冲服。

5月30日三诊：右下腹下坠感大为减轻，大便每日2次，不成形，饮食如常，舌脉同前，右下腹压痛（±）。上方继服14剂。

6月13日四诊：症状大为好转，时有右下腹不适感，大便每日2次，睡眠好，舌脉同前。5月9日处方减去川楝子，加生薏苡仁、山药各20g，车前子15g，以健脾利湿。上方继服14剂。

7月11日五诊：偶有右下腹不适感，末次月经6月17日，饮食、二便如常，舌淡红，有齿痕，脉弦。6月13日处方加青皮10g。颗粒剂，14剂，开水冲服。

服药2个月余，症状基本痊愈。其后随访，右下腹疼痛等症状消失。

病案分析 《内经》最早提出腹痛的病名，并提出腹痛可由寒热邪气客于胃肠引起。《金匮要略·腹满寒疝宿食病脉证治》对腹痛的病因病机和症状论述颇详，并提出了虚、实的辨证要点："病者腹满，按之不痛为虚，痛者为实，可下之。舌黄未下者，下之黄自去。"腹痛病因病机比较复杂，六腑皆在腹中，又有肝、脾在中焦，以及足三阴、足阳明、冲、任、带等诸多经脉循行，因此，凡外邪入侵、情志失常、饮食所伤、痰饮、瘀血、结石等原因，引起脏腑气机不利，经脉气血阻滞，均可发生腹痛。辨证要点首当分析虚、实、寒、热，论治当顺应六腑"以通为用""以降为顺"之原则，辨证求因，审因论治。

内科腹痛常见于西医学的急慢性胰腺炎、肠易激综合征、功能性消化不良、胃肠痉挛、阑尾炎、不完全性肠梗阻、肠粘连、肠系膜和腹膜病变、泌尿系结石、肠道寄生虫等。

本案例患者之病源在于肠痈（阑尾炎）术后，余邪未尽，下焦郁热，腑气失于通畅；肝喜条达而恶抑郁，其经脉布胁肋，循少腹。若情志不遂，木失条达，致肝郁疏泄失司，经气不利；与下焦郁热互结，则见右下腹疼痛，隐隐胀痛或压痛；又见乳房胀痛，月经半月（排卵期前后）见淡红色分泌物流出，中医学称之为"经间期出血"，亦为肝气郁结之征，故治以行气通腑，清热散郁。本方以乌药通理三焦气滞，荔枝核、川楝子行气止痛，尤善行肝、胃气痛，为君药；大血藤苦泄走散，败酱草消痈排脓，二药主治肠痈腹痛，马齿苋清热滑利而导郁热从大肠排出，共为臣药；柴胡、白芍入肝经，疏肝通经，茯苓、白术健脾利湿；香附、郁金行气活血，丹皮凉血散瘀，亦治肠痈腹痛，元胡、川芎活血止痛，为佐药；甘草调和诸药，为使药。服药 2 月余，下焦郁热清，大肠腑气通，肝气郁结散，少腹疼痛自愈。二诊患者右下腹下坠感减轻，大便每日 1~2 次，饮食如常，睡眠可，舌脉同前。上方马齿苋加量以清热解毒。三诊患者右下腹下坠感大为减轻，大便日 2 次，不成形，饮食如常，舌脉同前，予上方治疗以巩固疗效。四诊患者症状大为好转，时有右下腹不适感，大便每日 2 次，睡眠好，舌脉同前。予 5 月 9 日处方减去川楝子，加生薏苡仁、山药、车前子以健脾利湿。五诊患者偶有右下腹不适感，饮食、二便如常，舌淡红，有齿痕，脉弦。6 月 13 日处方加青皮以增强破气之功效。

郁病：行气疏肝通络

付某，女，37 岁。于 2017 年 4 月 19 日初诊。

主诉：胸膈满闷，气短，反复发作 4 个月，伴乳房胀痛 1 周。现症状：因生气后，胸膈满闷，气短，善太息，乳房胀痛，食少纳呆，寐差，二便可，急躁易怒。舌淡红苔薄黄，脉弦。西医心电图检查无明显异常。中医诊断：郁病。辨证：肝郁气滞证。郁怒伤肝，肝郁气滞，阻滞经络。病位于肝，气滞为病。治法：疏肝行气，活血通络。处方：柴胡 6g，白芍 10g，香附 10g，郁金 10g，陈皮 10g，厚朴 3g，茯苓 10g，炒白术 10g，川芎 6g，砂仁 3g，苏梗 10g，鸡血藤 15g，首乌藤 15，甘草 3g。颗粒剂，14 剂，每日 2 剂，开水冲服，早晚各一次。

4 月 27 日二诊：胸闷气短，乳房胀痛等症状缓解，食少纳呆。舌淡红苔薄黄，脉弦。上方去鸡血藤，加神曲 10g。继续服用 14 剂。

5 月 8 日三诊：诸症皆消失。效不更方，继服上方 14 剂。随访一切安好。

病案分析 郁病，在明清时期专指由于情志不舒、气机郁滞所致，主要表现为情志抑郁，胸部满闷，胁肋胀痛，或易怒易哭，或咽中如有异物梗塞等症状的一类疾病。

《金匮要略·妇人杂病脉证并治》记载女性多见的脏躁及梅核气两种郁病，当以调气治之，甘麦大枣汤及半夏厚朴汤沿用至今。《景岳全书·郁证》论及郁病的内涵："王安道释此曰：凡病之起，多由于郁。郁者，滞而不通之义。"首论因病致郁、因郁致病："凡五气之郁，则诸病皆有，此因病而郁也；至若情志之郁，则总由乎心，此因郁而病也。"着重论述怒郁、思郁、忧郁三种郁病。怒郁之治，宜解肝煎、神香散，或六郁汤，或越鞠丸；思郁之治，宜和胃煎加减主之，或二陈汤，或沉香降气散，或启脾丸皆可择用；忧郁之治，宜二陈汤、平胃散，或和胃煎，或调气平胃散，或神香散、或六君子汤之类以调之。

郁病常归属于西医学的抑郁症、抑郁或焦虑性神经症、癔症、更年期综合征及反应性精神病等。中医药治疗郁病有一定疗效，较严重者或可结合西药治疗。

本病案患者因郁怒伤肝，肝气郁滞，肝之经络气机阻滞，故见胸膈满闷，气短，乳房胀痛等症；肝气横逆乘及脾胃，胃失受纳，脾失健运，则食少纳呆。治法以疏肝行气、活血通络为主，兼以健脾和胃。全方化裁自逍遥散，以柴胡为君，疏肝解郁；以白芍、茯苓、白术、香附、郁金、川芎，助柴胡疏肝之郁滞，又有行气活血之效，为臣药；佐以陈皮、厚朴、枳壳、砂仁，均善理气，健脾和胃；更用苏梗、鸡血藤强通络之力，以首乌藤行安神助眠之功为使药，全方遵"木郁达之"之法，疗效显著。二诊患者胸闷气短，乳房胀痛等症状缓解，食少纳呆。舌淡红苔薄黄，脉弦。上方去鸡血藤，加神曲10g以增强消食之功效。三诊患者诸症皆消失，效不更方以巩固疗效。

梅核气：行气化痰散结

王某，女，50岁。2017年1月3日初诊。
主诉：咽中异物感1月余。现症状：咽中异物感，胸闷，胃脘痞塞，嗳气，寐可，二便如常，舌淡红，舌体胖大有齿痕，脉弦滑。西医诊断：慢性咽炎。中医诊断：郁病，梅核气。辨证：痰气互结证。肝气郁结，津聚为痰，与气相搏，结于咽喉。治法：行气散结，降逆化痰。处方：半夏10g，苏梗12g，厚朴12g，香附10g，陈皮6g，茯苓10g，枳壳6g，竹茹10g，砂仁3g，甘草3g。颗粒剂，14剂，每日2剂，开水冲服，早晚2次。

1月10日二诊：咽中异物感症状好转，时有胸部闷痛，无痰，怕冷，纳可，二便正常，舌脉同前，余证均缓解。上方加瓜蒌10g，薤白6g，川芎6g，丹参10g。颗粒剂，14剂，服法同上。

1月19日三诊：诸症皆好转，舌脉同前，效不更方，颗粒剂，14剂，服法同上。

2月7日四诊：诸症均好转，继服14剂，服法同上。随诊诸症尽除。

病案分析 张仲景《金匮要略·妇人杂病脉证并治》曰："妇人咽中如有炙脔，半夏厚朴汤主之。"《诸病源候论》曰："咽中如炙肉脔者，此是胸膈痰结，与气相搏，逆上，咽喉之间结聚，状如炙肉之脔也。"至宋代《南阳活人书》、明代《赤水玄珠》初次出现"梅核气"的病名。《医宗金鉴·订正仲景书·金匮要略》曰："咽中如有炙脔，谓咽中有痰涎，如有炙肉，咯之不出，咽之不下者，即今之梅核气病也。此病得于七情郁气，凝涎而生。故用半夏、厚朴、生姜，辛以散结，苦以降逆；茯苓佐半夏，以令行涎；紫苏芳香，以宣通郁气，脾气舒涎去，病自愈也。此证男子亦有，不独妇人也。"足厥阴肝经之循行，在上腹部，夹胃，属肝，络胆；向上通过膈肌，分布胁肋部，沿气管之后，向上进入颃颡（咽喉、上腭与鼻相通的部位）。故梅核气多为情志不遂，肝气郁结，津液不布，聚而为痰，痰气相搏，痰气互结于咽喉所致。病位主要在肝，或可及脾胃。临床可见胸胁满闷，咳嗽，恶心呕吐，或见咽中如有物阻，咯吐不出、吞咽不下。治宜行气散结，降逆化痰。

"梅核气"相当于西医慢性咽炎，或胃食管反流、咽喉反流，具有较高的发生率，对患者的正常生活造成影响，如有噎塞感，应做食管或咽喉镜检查。

本病案处方中半夏辛温入肺胃，化痰散结，降逆和胃，为君药；厚朴下气除满以助半夏散结降逆，枳壳行气开胸而宽中除胀，香附芳香辛行且善散肝气之郁结，共为臣药；茯苓甘淡渗湿健脾以助半夏化痰且陈皮理气健脾而燥湿化痰，砂仁理脾胃之气，苏梗善行气宽中且通利咽喉，竹茹清热化痰且降气止呕，共为佐药；甘草性平，调和诸药，为使药。全方辛苦合用，辛以行气散结，苦以燥湿降逆，使郁气得疏，痰涎得化，则痰气郁结之梅核气自除。二诊患者咽中异物感症状好转，时有胸部闷痛，无痰，怕冷，纳可，二便正常，舌脉同前，余证均缓解。上方加瓜蒌、薤白以行气化痰，川芎、丹参以活血止痛。三诊、四诊患者诸症皆好转，舌脉同前，效不更方以巩固疗效。临床也多将此方用于治疗胃神经官能症、食管痉挛等属于痰气互结证。

医嘱：预防调护，做好精神疏导，正确对待各种事物，避免忧思郁怒，保持心情舒畅；合理安排脑力劳动，适当进行体育锻炼及体力劳动，不可熬夜；不要饮酒吸烟，忌食辛辣食物等。

头痛：行气化痰开窍

王某，女，54 岁。2017 年 9 月 5 日初诊。

主诉：左半侧头痛、头昏半年。现症状：患者近半年来时感头痛，左半侧明显，伴头脑昏沉，与情志因素有关，耳痛，无流脓，时胸脘满闷，饮食如常，睡眠一般，便秘。绝经 2 年。形体肥胖，舌淡红苔白，有齿痕，脉弦。查：血压 115/80mmHg。中医诊断：头痛。辨证：痰蒙清窍证。治法：行气化痰，开窍止痛。处方：天麻 10g，橘红 20g，菖蒲 15g，远志 10g，川芎 20g，柴胡 15g，菊花 20g，白芍 15g，当归 15g，牛蒡子 20g，蔓荆子 20g，僵蚕 15g，蝉蜕 15g，茯神 20g，甘草 15g。14 剂，每日 1 剂，水煎 450ml，早中晚分服。嘱患者服药期间舒畅情志，少食荤腥，清淡饮食。

9 月 19 日二诊：患者头痛略缓解，痛势减轻，头晕、耳痛略有改善，时有乏力感，饮食二便如常，睡眠一般，舌淡红白苔，有齿痕，脉弦。上方加黄芪 15g，太子参 15g，以扶正健脾，7 剂，服法同上。

9 月 26 日三诊：头痛、头昏基本痊愈，耳痛、乏力明显减轻，舌脉同前。诸症均缓解，继续用药 1 周，方药同上，以巩固病情。嘱患者清淡饮食，调畅情志，适时劳作，注意休息。

病案分析 头痛的病名最早见于《阴阳十一脉灸经》。《内经》认为六经病变皆可导致头痛。头为“诸阳之会”，为“诸阳脉之所聚”，手、足三阳经均循头面，厥阴经亦上会于巅顶，外感内伤导致经脉循行异常，则头痛。张仲景《伤寒论》对太阳、阳明、少阳、厥阴病头痛分别进行论治。《东垣十书》将头痛分为外感头痛及内伤头痛，外感多因感受风、寒、湿、热等外邪，以风邪为主，内伤头痛多由肝脾肾三脏功能失调引起。郑师临证中主要从脏腑辨证及六经辨证入手，善于运用引经药，如太阳头痛，多加羌活、葛根；阳明头痛，多加白芷；少阳头痛，多加柴胡、黄芩；厥阴头痛，多加吴茱萸。在实际治疗中，注重辨外感和内伤，或祛邪，或扶正，从而使清阳之气上达于头。

本病案治患者头痛、头昏、耳痛以左侧为主，头之两侧、耳之前后为足少阳胆经循行之处，考虑为情志失调，痰浊上蒙清窍，阻滞少阳经脉故头痛、头晕、耳痛；肥人多痰湿，又胸脘满闷，舌苔白而有齿痕，皆为痰浊之征。四诊合参，为痰浊上蒙清窍之头痛头昏。治以行气化痰，

开窍止痛。行气与祛痰兼顾，不可偏废一方。方中天麻祛痰平肝，橘红配菖蒲、远志化痰以开窍，共为君药。川芎辛温升散，活血行气，走而不守，引药上行，为治头痛之要药，柴胡配白芍疏肝柔肝，当归养血柔肝以疏肝，菊花辛散苦泄以平抑肝阳、疏散风热而止痛，茯神宁心安神、利水除痰，牛蒡子、蔓荆子散风清热而轻浮上行，偏于清利头目、疏散头面之邪，共为臣药。取僵蚕、蝉蜕，升阳中之清阳，僵蚕得天地清化之气，能胜风除湿，清热解郁，解痉祛风止痛；蝉蜕止痉，味咸且甘，为清虚之品，能祛风而胜湿，涤热而解毒，为佐药。甘草和中补土，调和药性而为使。二诊诸症好转，感乏力，考虑生痰之源在脾，正气不足，清阳不升，故在前方的基础上加黄芪、太子参扶正健脾。全方行气与化痰兼顾，祛风散邪与平肝息风并用，内外兼治，标本兼顾，组方周全，疗效甚佳。二诊患者头痛略缓解，痛势减轻，头晕、耳痛略有改善，时有乏力感，饮食二便如常，睡眠一般，舌淡红白苔，有齿痕，脉弦。上方加黄芪15g，太子参15g，以扶正健脾。三诊患者头痛、头昏基本痊愈，耳痛、乏力明显减轻，舌脉同前。诸症均缓解，继续予上方药治疗，以巩固病情。

不寐：行气疏肝安神

高某，女，54岁。2018年6月26日初诊。

主诉：睡眠早醒2个月。现症状：近2个月因家中琐事纠缠，睡眠早醒，醒后良久再次入睡，睡眠时间4～5小时，次日时有头晕出现，饮食如常，二便尚可。舌质红，苔薄，脉弦缓。脑血流图示：未见明显异常。西医诊断：睡眠障碍。中医诊断：不寐。辨证：肝郁气滞证。治法：行气疏肝，解郁安神。处方：柴胡15g，白芍20g，香附20g，郁金15g，乌梅10g，五味子10g，陈皮20g，茯神20g，炒枣仁20g，合欢花20g，夜交藤20g，甘草15g。智能颗粒，7剂，开水冲服，早晚2次。

7月3日二诊：睡眠好转，已能连续睡眠5～6小时以上，时有早醒，舌质红，苔薄，脉弦缓。上方加当归15g，炒白术15g，龙眼肉20g，以加强益气养血安神之力。7剂，服法同上。

7月10日三诊：睡眠大有好转，可以连续睡6～7个小时，中间不再醒，舌质红，苔薄，脉弦。二诊原方继服7剂。

医嘱："愈后防复"，继服加味逍遥丸以资巩固。

病案分析　不寐，《内经》称为"不得眠""目不瞑""不得卧"等，《难经》最早提出"不寐"，清代才开始使用"失眠"来表述病名。《伤寒论》《金匮要略》记载用酸枣仁汤及黄连阿胶汤治疗，至今临床仍有应用价值。《古今医统大全·不得卧》较详细地分析了不寐的病因病机，并对临床表现及其治疗原则作了较为详细的论述。

不寐的病因病机多由于情志失调、饮食不节、久病气血亏虚、年迈营卫不足等所致，病机变化以肝郁气滞、痰热扰心、心脾两虚、心肾不交、心胆气虚等为主。见于肝郁气滞者，大多集中于学习、工作压力较大人群，如高三、大四学生，或白领一族；亦常见于绝经前后女性。经调查失眠患者大多与性格相关，如精神紧张、兴奋、抑郁、恐惧、焦虑、烦闷等精神情志因素常可引起。心主神明，肝主情志，心、肝两脏，与精神情志关系最为密切，故常相互影响。如《张聿青医案》所述："肝主左升，胆主右降，肝升则化为心血，胆降则化为相火。今肝经之气，郁而不舒，则左升失其常度，而心血无以生长；当升不升，肝木愈郁而愈实。肝为藏魂之地，又为藏血之海，经行血降，郁塞稍开，神魂稍定。而木气之升泄，仍难合度，心血日少，所以心虚若怯。"

本病案之患者为中年女性，绝经之后，平素性格急躁，尤因2个月来家中琐事纠缠，导致不寐。肝藏血，血舍魂，"魂之为言，如梦寐恍惚，变幻游行之境"。肝木之用在于疏泄，则周身气机通畅，气血调和，情志调和，寤寐正常。肝之疏泄不畅，肝气郁结，肝郁化火，邪火扰动，魂不安则不寐。不寐之早醒，大多因于肝郁、肝气、肝火。《伤寒论·辨厥阴病脉证并治》曰："厥阴病欲解时，从丑至卯上。"故凌晨1点到黎明，若阴阳自和，肝之气血调和，则疾病向愈；若阴阳失调，营卫失和，肝之气血不畅，则夜寐早醒。方中用柴胡、香附、郁金，入肝经、行肝气、理肝血，为君药；白芍、五味子、炒枣仁，酸温入肝以宁魂，陈皮调理气机以助解郁，为臣药；首乌藤、合欢花联合茯神，以养心安神为佐药；乌梅味酸，入肝经，为厥阴经之要药，合甘草调和诸药，可以为使药。郑师遵《素问·脏气法时论》"肝欲散，急食辛以散之，用辛补之，酸泻之"之旨，对于肝郁气滞 "从丑至卯上"之早醒，多用乌梅、五味子，以酸泻肝郁而疏解肝气。全方以行气疏肝解郁为主线，兼以养血安神，故可收效。二诊患者睡眠好转，已能连续睡眠5～6小时以上，时有早醒，舌质红，苔薄，脉弦缓。上方加当归、炒白术、龙眼肉以加强益气养血安神之功效。三诊患者睡眠大有好转，可以连续睡6～7个小时，中间不再醒，舌质红，苔薄，脉弦。继续予上方治疗巩固疗效。

郁病：行气解郁除烦

单某，女，52岁。2017年3月21日初诊。

主诉：焦虑、烦躁、失眠多梦四五个月。现症状：近四五个月经常出现焦虑，烦躁，心悸，咽中不适，胸闷，气短，失眠多梦，舌淡红略胖大，苔白腻，脉弦，现恐病情加重故来诊。彩超：甲状腺结节。中医诊断：郁病。辨证：肝郁气滞证，兼有心神不宁。治法：行气解郁，宁心除烦。处方：柴胡15g，白芍15g，香附20g，郁金15g，菖蒲15g，远志10g，半夏15g，厚朴15g，柏子仁20g，合欢花20g，首乌藤20g，小麦50g，炙甘草20g，淡豆豉30g，栀子10g。7剂，每日1剂，水煎450ml，早中晚分服。嘱其禁食辛辣油腻之品，舒畅情志。

3月28日二诊：服药后心悸、失眠多梦等症状减轻，仍觉咽中异物感，有黏痰，饮食二便如常，舌淡红略胖大，苔白腻，脉弦略滑。上方加橘红20g，苏梗20g，茯苓20g，增加化痰理气之品，14剂，服法同上。医嘱同前。

4月11日三诊：心悸、胸闷、气短、失眠多梦等明显缓解，焦虑感明显减轻，仍觉咽中异物感，有黏痰，自觉胃部不适，饮食二便可。舌脉同前。胃镜检查：食管及胃未见明显异常。依前方再加芳香化湿之品：白豆蔻20g，砂仁20g，焦神曲15g，7剂，服法同上。

4月18日四诊：患者精神良好，心悸、胸闷、气短消失，咽中异物感明显好转，睡眠良好，舌淡红，苔白腻，脉弦。效不更方，继前方再服7剂。嘱患者多与人交流，舒畅情志以善后。

病案分析　郁病多见于现代医学的焦虑症、神经衰弱、更年期综合征、精神类疾病等。《古今医统大全·郁证》曰："郁为七情不舒，遂成郁结，既郁之久，变病多端。"郁多从气来，"肝气怫郁，诸病皆生"。因此，郁证的治疗以调理气机为主。郁证早期以气机郁滞多见，日久可化热，伤气伤阴，亦可生痰生瘀。治疗的根本为调气，兼对血、津液的调节，气顺则血顺津布，气血通顺则五脏和调，阴平阳秘，精神乃治。

本病案的病因病机为情志不畅，肝失疏泄，肝气郁结，气机不畅，则易焦虑、烦躁；横逆则脾胃升降失常，运化失职，水液内停，聚而成痰，痰气交阻，则咽中异物感；气滞痰阻于胸中则胸闷、气短；肝气郁久化热，热扰心神则失眠多梦，心悸。以行气解郁，宁心除烦治之。处方中柴胡苦辛凉，入肝胆经，功擅条达肝气而解肝郁，为君药；香附、郁金疏肝理气，助柴胡解肝经之郁滞；白芍养血柔肝，与柴胡相伍一散一收，助柴胡疏肝。半夏、厚朴降气化痰，即"治痰先治气""气顺则痰消"。"情志之郁，则总由乎心"，肝郁及心，故加柏子仁、合欢花、首乌藤以养心安神；《灵枢·五味》说"心病者，宜食麦"，故佐以小麦、炙甘草益心气、安心神、和中缓急；肝郁日久，有化热心神被扰之象，加淡豆豉、栀子以清心除烦；菖蒲、远志加强化痰之力并助安神之功。二诊中患者咽中异物感明显，为痰气互结于咽部，吐之不出，咽之不下，为无形之邪，故于上方加入橘红、苏梗、茯苓，方中有半夏化痰散结、降逆和胃，厚朴下气除滞，茯苓甘淡渗湿，紫苏梗芳香行气、理气疏肝，橘红理气化痰。全方加重了化痰理气之力。郁证日久，其症变化多端，在三诊中患者有胃脘不适，考虑痰阻气滞于中焦，升降失常，运化失职，加入白豆蔻、砂仁、焦神曲以化湿邪、助运化，诸症可愈。

哮喘：降气祛痰平喘

病案 1

赵某，男，78 岁。2018 年 7 月 29 日初诊。

主诉：哮喘反复发作十余年。现症状：呼吸困难，喉中痰鸣，喘息，咳嗽，痰多，色黄，胸闷，气短，手足心热，夜尿多，大便正常，寐可。舌淡红有齿痕，右脉沉，左脉略滑。既往史：2009 年肺中叶切除。西医诊断：支气管哮喘。中医诊断：哮喘。辨证：痰浊壅肺为标，肺脾两虚为本。脾虚生痰，"伏痰"遇感引触，痰随气升，气因痰阻，痰气搏结，壅阻气道，肺失宣降所致。"急则治其标"，治法：降气祛痰平喘。处方：射干 15g，麻黄 3g，紫菀 20g，款冬花 20g，苏子 20g，橘红 20g，法半夏 15g，前胡 15g，厚朴 15g，黄芩 15g，麦冬 20g，五味子 10g，白果 10g，茯苓 20g，红景天 15g，甘草 15g。7 剂，每日 1 剂，加生姜 3 片，水煎 400ml，早晚分服。

8 月 12 日二诊：药进 7 剂，诸症好转，仍有喘息，咳嗽，痰多色黄，质黏稠。舌脉同前。病势缓和，标本兼治。上方加太子参 20g，浙贝母 20g，去五味子。7 剂，服法同上。

8 月 19 日三诊：诸症明显好转，仅晨起咳嗽，痰色黄。上楼时有气短，舌脉同前。上方加白前 15g，去麦冬。7 剂，服法同上。电话随访，诸症大减。

病案分析　哮喘，一般分为哮病、喘病，但哮多兼喘，并称"哮喘"。《医学正传·哮喘》明确区分哮喘："大抵哮以声响名，喘以气息言。夫喘促喉中如水鸡声者，谓之哮；气促而连属不能以息者，谓之喘。"

《内经》有"喘息""喘鸣""喘满"等记载，认为五脏病变皆可致喘，虽然尚无"哮"字，但有类似症状，如《素问·骨空论》："其上气有音者治其喉中央。"《金匮要略》仍将"哮"称为"上气"，如《金匮要略·肺痿肺痈咳嗽上气病脉证治》："咳而上气，喉中水鸡声，射干麻黄汤主之。"该篇明确哮与喘相兼，与水气痰饮有关，如"咳而上气，此为肺胀，其人喘，目如脱状，脉浮大者，越婢加半夏汤主之"。堪称后世顽痰伏肺为哮病凤根的渊薮。"哮喘"病名最早见于《丹溪心法·哮喘》，并认为"哮喘必用薄滋味，专主于痰"，提出"未发以扶正气为主，既发以攻邪气为急"的治疗原则。

哮病、喘病，多见于西医学的支气管哮喘、喘息性支气管炎、急性肺部过敏性疾患、肺部感染、肺炎、肺气肿、心源性哮喘等疾病。

本病发于肺，责于脾，究于肾，或者可在特定条件下发生。《景岳全书·喘促》曰："喘有夙根，遇寒即发，或者遇劳即发者，亦名哮喘。"夙根的实质，主要在于脏腑阴阳失调，素体偏盛偏虚，对津液的运化失常，肺不能布散津液，脾不能输化水精，肾不能蒸化水液，而致凝聚成痰。病机为痰气搏结，壅阻气道，肺失宣降。发作时以邪实为主，治当祛痰利气，攻邪治标。反复发作，则由实转虚，邪实与正虚错杂为患，治当补正祛邪兼施。由于肺气根于肾，如哮喘延久，肾气虚衰，并可出现肾不纳气或上实下虚的情况，故有"急则治肺，缓则治肾"的治则。

本病案患者因肺气久虚，遇热邪复发为热哮，致痰气搏结，壅阻气道，肺失宣降所致。处方以苏子降气汤合定喘汤加减化裁。苏子、半夏以降气祛痰，射干、麻黄以宣肺平喘，款冬花、紫菀化痰止咳，浙贝母、白果、黄芩、前胡、橘红清热化痰定喘，茯苓健脾渗湿，红景天、太子参益肺补气，麦冬、五味子收敛肺气，甘草调和诸药。全方宣降兼施，散收并用，肺脾同调，标本兼治，方可收效。二诊患者诸症好转，仍有喘息，咳嗽，痰多色黄，质黏稠。舌脉同前。予上方去五味子，加太子参以补气、浙贝母以化痰。三诊患者诸症明显好转，仅晨起咳嗽，痰色黄。上楼时有气短，舌脉同前。予上方去麦冬，加白前以降气化痰。

病案 2

纪某，女，51 岁。2017 年 10 月 31 日初诊。

主诉：咳痰、喘息，喉中有声 3 个月。现症状：自 7 月感冒后即出现反复咳嗽，咳痰，痰白黏稠，喘息，呼吸困难，喉中有声，胸闷，饮食二便如常，夜寐一般，舌淡红白苔，有齿痕，脉沉缓。口服多种西药不见好转，遂求中医诊治。既往史：过敏性鼻炎多年，鼻息肉术后。查：肺 CT 未见异常。西医诊断：过敏性哮喘。中医诊断：哮喘。辨证：风寒外束，痰浊壅肺。治法：降气化痰，止咳平喘。处方：苏子 15g，半夏 15g，前胡 15g，厚朴 15g，款冬花 20g，白果 15g，麻黄 5g，桑白皮 20g，陈皮 20g，茯苓 20g，瓜蒌 20g，紫菀 20g，五味子 10g，干姜 6g，细辛 5g，芦根 15g，甘草 15g。7 剂，每日 1 剂，水煎 400 毫升，早晚分服。嘱患者注意保暖，禁食肥甘厚腻、辛辣之品。

11 月 7 日二诊：呼吸困难明显好转，咳嗽、咳痰、喘息有所减轻，喉中已无痰鸣，饮食及二便如常，睡眠正常，舌脉同前。现症状减轻，上方去干姜、细辛，继服 14 剂。

11 月 14 日三诊：咳嗽咳痰、喘息明显缓解，无胸闷，睡眠好，舌淡红白苔，略有齿痕，脉沉缓。前方再服 1 周，以巩固疗效，嘱患者避免风寒及劳累，饮食适度。

病案分析 哮喘的病变脏腑主要涉及肺、脾、肾三脏，其病因病机为宿痰内伏于肺，因外感、饮食、情志、劳倦等触发，致痰阻气道，肺失肃降，肺气上逆，痰气搏击于咽喉，正如《证治汇补·哮病》说："因内有壅塞之气，外有非时之感，膈有胶固之痰，三者相合，闭拒气道，搏击有声，发为哮病。"郑师根据哮病的病因病机及发病特点，治疗上主要以降气祛痰平喘为原则，临证中善于运用苏子降气汤、定喘汤、射干麻黄汤、小青龙汤等加减，注重辨虚实、辨寒热、辨脏腑，发作时祛邪以治其标，平时扶正以固本。

本案中患者过敏体质，素体虚弱，加之病后调理不当，肺脾肾功能失调，肺不能布散津液，脾不能运化精微，肾不能蒸化津液，以致津液凝聚成痰，伏藏于肺，成为了发病的"夙根"，加之感受外寒，引动"伏痰"，痰随气升，气因痰阻，痰气壅塞于气道，故咳嗽、痰多、气急；肺气宣降失常则喘息；痰气相互搏击于咽喉故喉中有声；宿痰伏于肺，痰与气交阻于胸中，胸中气机不利则胸闷；舌淡红白苔，有齿痕，脉沉缓为气虚生痰湿之象。治疗上以苏子降气汤合小青龙汤加减，方中苏子降气平喘，化痰止咳；半夏降逆祛痰；厚朴降气平喘，宽胸除满；前胡宣肺下气，祛痰止咳，共为君药。麻黄宣肺平喘，解表散邪；白果敛肺定喘，祛痰止咳，两药合用，一散一收，既能增强平喘之功，又可防麻黄辛散太过耗伤肺气；款冬花、紫菀降气化痰止咳，桑白皮清肺化痰止咳，茯苓、陈皮、浙贝母加强化痰之力，共为臣药，协助君药加强平喘祛痰之功。五味子收敛肺气，干姜、细辛温肺化饮，芦根清热生津以防温散之药助热伤阴，共为佐药。甘草和中而调药，为使药之用。诸药合用，有散有收，寒温并用，兼顾内外，共奏降气化痰、止咳平喘之功，使外寒得解，痰湿得去，肺气得降，则咳痰喘诸证自除。

胃痞：降气消痞和胃

白某，女，46岁。2016年12月6日初诊。

主诉：胃胀，食管不适感半年余。现症状：胃脘痞胀，无痛，嗳气少，嗳气则舒，食管不适感，无烧心、反酸，二便如常，易急躁生气，睡眠欠佳。舌质红少苔，脉弦缓。胃镜：浅表性胃炎，胃多发息肉，胃底黏膜下肿物。西医诊断：浅表性胃炎，胃息肉。中医诊断：胃痞。辨证：肝胃不和。情志失调，肝气犯胃，气机升降失职，胃失和降，而成胃痞。治法：降气消痞和胃。处方：柴胡15g，白芍15g，香附20g，郁金15g，川楝子15g，半夏15g，厚朴15g，紫苏梗20g，茯苓20g，陈皮20g，枳实15g，白豆蔻20g，砂仁10g，当归10g，焦神曲15g，甘草15g。7剂，每日1剂，水煎400ml，早晚分服。嘱患者忌生冷，忌辛辣，忌饮酒。

12月13日二诊：药进7剂，患者3日前情绪激动，胃胀略有加重，善太息，嗳气则舒，大便黏滞，睡眠欠佳，舌质红少苔，脉弦缓。上方加荔枝核20g，香橼20g。14剂，服法同上。

2017年1月3日三诊：胃胀减轻，嗳气，食管有灼热感，大便日一行，成形，睡眠欠佳，舌质红少苔，脉弦缓。上方加蒲公英20g，浙贝母15g。7剂，服法同上。

1月10日四诊：症状大半减轻，食管少许辣感，时嗳气，二便如常，睡眠欠佳，舌质红少苔，脉弦缓。上方去川楝子，加党参10g。14剂，服法同上。

其后，患者不愿再用汤剂，以胃苏颗粒、枣仁安神胶囊口服。

随访疾病好转，患者个人注意饮食、情志、起居等，胃胀等症状已消失。

病案分析 胃痞在《内经》称为痞、满、痞满、痞塞等，如《素问·异法方宜论》的"脏寒生满病"，《素问·五常政大论》的"备化之纪……其病痞"，以及"卑监之纪……其病留满痞塞"等。《伤寒论》提出痞的基本概念，如"但满而不痛者，此为痞""心下痞，按之濡"，指出该病病机是正虚邪陷，升降失调，并拟定了寒热并用、辛开苦降的治疗大法，其所创诸泻心汤乃治痞满之祖方，一直为后世医家所用。"补土派"大家李东垣所倡脾胃内伤之说，尤其是《兰室秘藏》之辛开苦降、消补兼施的消痞丸与枳实消痞丸更是后世治痞的名方。

胃痞，多以胃脘痞满闷塞，脘腹不舒，胸膈胀满，心烦易怒，嗳气等症状就诊，常见于西医学中的慢性胃炎、胃神经官能症、胃下垂、消化不良等疾病。

病因病机多由表邪内陷入里，饮食不节，痰湿阻滞，情志失调，或脾胃虚弱等各种原因，导致脾胃损伤，升降失司，胃气壅塞，即可发生胃痞。辨证论治以邪热内陷、饮食停滞、痰湿内阻、肝郁气滞、脾胃虚弱为主，其病位主要在胃脘，与肝、脾密切相关，辨寒热虚实，病机有虚实之异，且多虚实并见。治疗原则是调理脾胃，理气消痞。实者施以理气和胃，虚者则重在补益脾胃。对于虚实并见之候，治疗宜攻补兼施，补消并用。

本病案患者因饮食不节，情志失调，导致脾胃损伤，升降失司，胃气壅塞，发为胃痞。方中柴胡、白芍、当归、香附、郁金疏肝理气；陈皮、枳实、甘草理气和胃，川楝子、郁金、白豆蔻、砂仁助理气解郁之功，焦神曲助脾胃运化而消食，诸药合用共奏疏降气消痞和胃之效。二诊患者 3 日前情绪激动，胃胀略有加重，善太息，嗳气则舒，大便黏滞，睡眠欠佳，上方加荔枝核、香橼以行气解郁，三诊患者胃胀减轻，嗳气，食管有灼热感，大便日一行，成形，睡眠欠佳，上方加蒲公英、浙贝母清热化痰。四诊患者症状大半减轻，食管少许辣感，时嗳气，二便如常，睡眠欠佳，上方去川楝子，加党参以健脾益气。上方随症加减，治疗胃痞等症消失，效果显著。

眩晕：降气化痰止眩

焦某，女，72 岁。2017 年 10 月 17 日初诊。

主诉：头晕，甚则视物旋转、恶心呕吐半月余。现症状：头晕头痛，甚则视物旋转、恶心呕吐，咳痰，量多，色白，视物模糊，倦怠乏力，纳可，大便时秘时溏，小便如常。舌淡红，苔白，挺舌歪斜，脉弦滑。既往史：高血压、脑梗死；右肺上叶切除，病理：良性。血压：160/95mmHg。西医诊断：高血压。中医诊断：眩晕。辨证：痰浊壅盛证。主要病机为痰浊壅盛，阻于中焦，肝风挟痰上扰清空所致，病位主要涉及肝、脾、肾三脏。治法：降气化痰，息风止眩。处方：半夏 15g，天麻 15g，白术 15g，陈皮 15g，茯苓 20g，泽泻 25g，竹茹 15g，枳壳 15g，菖蒲 15g，川芎 15g，丹参 20g，僵蚕 15g，甘草 15g。7 剂，每日 1 剂，水煎 400ml，日 3 次分服。

10 月 24 日二诊：头痛、恶心呕吐、咳痰等症状明显好转，仍时感头晕，视物模糊，饮食及二便如常，夜寐多梦，舌脉同前。血压 155/90mmHg。继服上方，加远志 10g 以祛痰开窍、宁心安神；菊花 15g 以清肝明目。7 剂，服法同上。

10 月 31 日三诊：头晕、头痛明显好转，视物模糊减轻，无恶心呕吐及咳痰，睡眠好，舌淡红，苔白，脉弦。血压 140/90mmHg。继服上方 14 剂，巩固疗效。

嘱患者禁服肥甘厚腻之品，注意情志调摄，监测血压。

病案分析　眩晕的最早记载见于《内经》，称之为"眩冒"或"眩"。病因病机可总结为六点：①肝风内动，风阳上扰清空。如《素问·至真要大论》："诸风掉眩，皆属于肝。"②痰饮致眩。如《金匮要略·痰饮咳嗽病脉证并治》："心下有支饮，其人苦冒眩，泽泻汤主之。"③正虚脑窍失养。如《灵枢·口问》："上气不足，脑为之不满，耳为之苦鸣，头为之苦倾，目为之眩。"④邪中致眩。如《灵枢·大惑论》："故邪中于项，因逢其身虚……入于脑则脑转，脑转则目系急，目系急则目眩以转矣。"⑤气血亏虚，内外风入脑。如《诸病源候论·风头眩候》"风头眩者，由气血亏虚，风邪入脑"的病源学说。⑥风热痰致眩。如《备急千金要方·风眩》："痰热相感而动风，风心相乱则瞀，故谓之风眩。"针对上述主要病因病机，历代医家多采用平肝息风、滋阴潜阳、健脾化痰、补益气血、祛邪止眩等相应之法，治病求本，贯穿始终。

西医多种疾病均可造成以眩晕为主要临床表现，如耳石症、高血压、梅尼埃病、椎-基底动脉供血不足、脑动脉硬化、贫血、神经衰弱等。

本病案患者为年老体衰，多种疾病，饮食调养失当，脾胃亏虚，运化失职，痰浊壅盛，阻于中焦，肝风挟痰上扰清空而发眩晕。故治疗上当降逆气、健脾胃、祛痰浊、息肝风。郑师以半夏白术天麻汤和泽泻汤为主方加减，方中半夏辛温苦降，燥湿化痰，降逆和胃。陈皮辛行苦降，调理肺脾气机，功善理气健脾，燥湿化痰，"善治痰者，不治痰而治气，气顺则一身津液亦随气而顺矣"。半夏得陈皮之助，则逆气得以顺降，化痰湿之力尤胜；陈皮得半夏之辅，则痰除而气自下，理气和胃之功显著。茯苓渗湿健脾，配伍白术燥湿健脾，二者共治生痰之本，使湿去脾旺，痰无由生，即所谓"见痰休治痰，善治者，治其生痰之源"。泽泻利水消饮，与白术为伍，一升一降，可导浊阴下行不再上扰清阳，脾健旺新饮难成而升降复常。天麻息肝风，平肝阳而止头眩，为治眩晕要药，李东垣《脾胃论》："眼黑头眩，风虚内作，非天麻不能除。"配伍僵蚕奏息风止痉，祛风通络之功。竹茹、枳壳、菖蒲加强行气化痰之力。郑师认为此患者尚有久病入络，痰浊兼有瘀血上阻清窍的表现，故方中佐以丹参、川芎以行气化瘀，甘草调和诸药。酌加菊花清肝明目，远志祛痰开窍而安神。全方共奏降气化痰，息风止眩之功，效果显著。二诊患者头痛、恶心呕吐、咳痰等症状明显好转，仍时感头晕，视物模糊，饮食及二便如常，夜寐多梦，舌脉同前。继服上方，加远志以祛痰开窍、宁心安神；菊花以清肝明目。三诊患者头晕、头痛明显好转，视物模糊减轻，无恶心呕吐及咳痰，睡眠好，继服上方，巩固疗效。